Fischer

Gesunde Haut in nur 8 Wochen

Gesunde Haut in nur 8 Wochen

Ihr Ernährungs-Programm bei Akne, Schuppenflechte, Rosazea & Co.

Karen Fischer

Aus dem Englischen übersetzt von Barbara Holle

TRIAS

Bibliografische Information der Deutschen Nationalbibliothek

Die Deutsche Nationalbibliothek verzeichnet diese Publikation in der Deutschen Nationalbibliografie; detaillierte bibliografische Daten sind im Internet über http://dnb.d-nb.de abrufbar.

Die australische Originalausgabe erschien 2008 unter dem Titel »The Healthy Skin Diet«.

1. Auflage 2022

TRIAS Verlag in Georg Thieme Verlag KG
Rüdigerstraße 14, 70469 Stuttgart, Germany
www.trias-verlag.de

Programmplanung: Uta Spieldiener
Projektmanagement: Sabine Ilg
Redaktion: Gabriele Gaßmann
Übersetzung: Barbara Holle
Bildredaktion: Christoph Frick
Umschlaggestaltung: CYCLUS · Visuelle Kommunikation, Stuttgart
Bildnachweis:
Umschlagmotiv: ©Maridav/stock.adobe.com
Inhalt: ©marylia17/stock.adobe.com (S. 8, 29, 157, 277, 335)

Printed in Germany

Satz: Ziegler und Müller, text form files, Kirchentellinsfurt
Druck: Westermann Druck Zwickau GmbH, Zwickau

ISBN 978-3-432-11252-7 1 2 3 4 5 6

Auch erhältlich als E-Book:
eISBN (epub) 978-3-432-11255-8

Die Autorin

Karen Fischer ist studierte Ernährungswissenschaftlerin und hat sich in den letzten 20 Jahren auf das Thema Hautgesundheit spezialisiert. Durch ihre persönliche Erfahrung mit Ekzemen, Psoriasis und verschiedenen Unverträglichkeiten begann sie, sich mit den Zusammenhängen zwischen Ernährung und Hautgesundheit zu beschäftigen. Das schwere Ekzem ihrer Tochter im Kleinkindalter war der Startschuss für ihre Mission, Menschen mit Hautkrankheiten mithilfe eines ernährungsmedizinischen Ansatzes zu helfen. Sie entwickelte Ernährungsprogramme und schrieb ihr erstes Buch »The Eczema Diet«, in dem sie ihre Erfahrungen teilte. Es folgte eine Linie mit hautfreundlichen Pflegeprodukten, die sich unter dem Namen »Skin Friend« an Menschen mit Hautproblemen und Nahrungsmittelunverträglichkeiten richtet. Inzwischen hat sie sechs Bücher veröffentlicht und wurde für »The Healthy Skin Diet« mit dem Australian Food Media Awards ausgezeichnet. Karen Fischer leitet die Eczema Life Clinic in Sydney. Weitere Informationen über die Autorin und ihre Arbeit finden sich auf ihrer Website www.eczemalife.com.

Inhalt

Kapitel 1
Der Zusammenhang von Ernährung und Haut

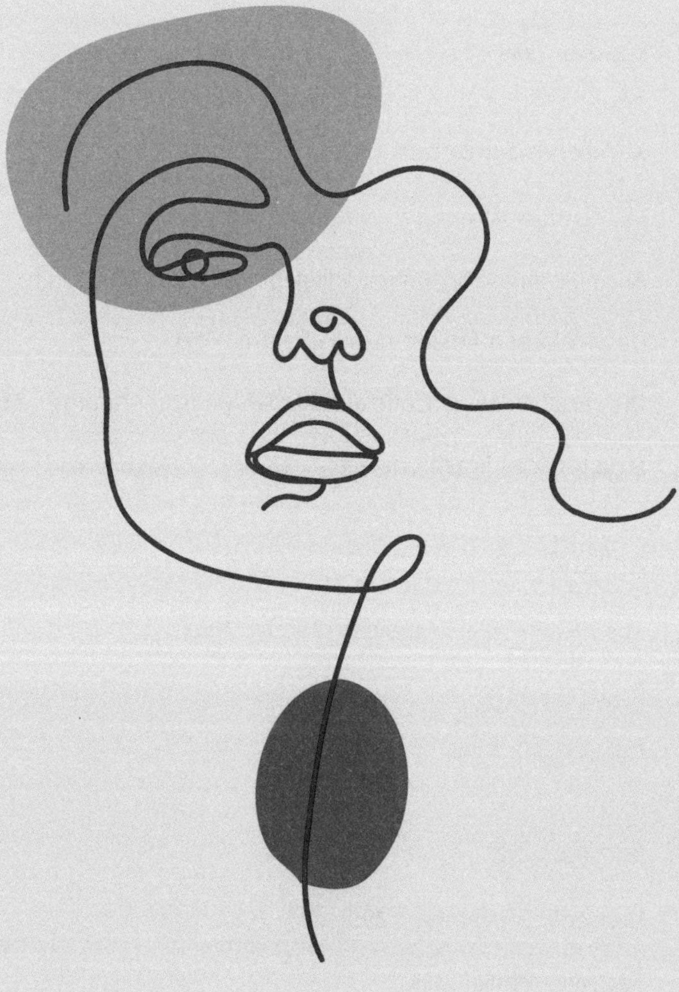

Ein paar Zeilen zur Motivation

Es muss gar nicht sein, dass Sie ständig unter schlimmen Hautproblemen wie Akne oder Schuppenflechte leiden. Es muss auch nicht dazu kommen, dass Sie bereits in jungen Jahren Falten oder Cellulite bekommen. Selbst wenn Sie sich jetzt nicht wohl in Ihrer Haut fühlen, können Sie nicht nur auf eine Verbesserung Ihres Hautbildes hoffen, sondern es wird Ihnen mit dem Programm dieses Buches tatsächlich gelingen. Sie werden sich an einer ebenso schönen Haut erfreuen können, wie diejenigen, mit denen es die Natur besonders gut gemeint hat. Ihre Haut wird sich in nur zwei Monaten vollständig erneuern. Falten werden sich verringern und Pickel werden verschwunden sein. Schon in ein paar Wochen wird Ihre Haut sehr viel besser aussehen, vorausgesetzt, Sie setzen die Anleitungen richtig um und geben Ihrer Haut alles, was sie braucht. Innerhalb eines Jahres wird sich sogar Ihr gesamter Körper, werden sich sämtliche Zellen und das gesamte Gewebe erneuert haben. Das liegt daran, dass der Körper jeden Tag sechs Milliarden Zellen vernichtet und durch neue ersetzt. Der Pickel, den Sie gerade im Moment haben, ist also nicht der gleiche wie vor einem Monat und schon gar nicht der vom vergangenen Jahr. Es hat sich lediglich nichts an den Ursachen Ihrer Hautprobleme verändert und sie treten deshalb immer und immer wieder auf.

In welchem Zustand Ihre Haut auch gerade sein mag – ob sie nun ganz passabel oder schlimm aussieht – Sie können Ihr Hautbild in nur acht Wochen so verbessern, dass Sie fantastisch aussehen werden.

Das Ernährungsprogramm ist so konzipiert, dass es Ihre Haut mit speziellen Bausteinen versorgt, denn Voraussetzung für eine schöne Haut ist ein gut funktionierender Körper – ein Organismus, der Schlacken effizient beseitigt, der die Nahrung richtig verdaut und die Nährstoffe in Lichtgeschwindigkeit im Körper verteilt. Selbst wenn Ihre Haut in gutem Zustand ist, können Sie von diesem Ernährungsprogramm profitieren, ist es doch auch der Gesundheit ganz allgemein und dem Wohlbefinden förderlich.

Um Ihnen zu zeigen, dass man keineswegs mit dem Gen für eine makellose Haut gesegnet sein und dass man sich vor allem ganz sicher nicht mit einem mittelmäßigen Hautbild abfinden muss, möchte ich Ihnen etwas über meine eigenen Herausforderungen in Sachen Haut berichten. Sie können mir glauben, davon gab es eine Menge.

Ich weiß, wie es ist, wenn man sich in seiner Haut nicht wohlfühlt, wenn man sich wünscht, unsichtbar zu sein. In meiner Highschool-Zeit hatte ich Storchenbeine, dünnes Haar und vorstehende Zähne (derentwegen ich eine Zahnspange tragen musste). Im Teenageralter, als meine fettige Stirn regelmäßig mit Pickeln übersät war, begannen dann auch noch meine Gesundheitsprobleme. Ich war nicht nur schüchtern, linkisch und verunstaltet, es ging mir sehr oft auch nicht gut. Ständig hatte ich das Gefühl, meine Nase liefe oder ich hatte Kopfschmerzen und dunkle Ringe unter den Augen. Vielleicht sind es einfach schlechte Gene, dachte ich. Wahrscheinlich lag es aber eher an meiner Ernährung, denn ich hasste gesundes Essen. Das ging sogar so weit, dass ich mich weigerte, selbstgekochte Mahlzeiten zu essen. Meine Eltern waren ratlos. Man hätte meinen können, meine Mutter hätte mir nicht genug zu essen gegeben, so dürr und kränklich sah ich aus. In ihrer Verzweiflung bekam ich von ihr Essensgeld, mit dem ich mir etwas Gesundes nach meinem Geschmack kaufen könnte und endlich ein bisschen zunehmen würde. Doch bis zum Ende meiner Schulzeit kaufte ich mir Fleischpasteten, Würstchen im Blätterteig, Chilichips, Erdbeermilch und reich zuckrige Eclairs. Der Hartnäckigkeit meiner Mutter war es zu verdanken, dass ich wenigstens zu Hause beim Abendessen etwas Gemüse zu mir nahm. Dafür aß ich aber nur Weißbrot und war geradezu süchtig nach Milchprodukten. Ich trank literweise Milch und verschlang fast jeden Tag zwei Schüsseln Eiscreme. Das war in den 1970er-Jahren (wir lebten damals in Darwin), zu einer Zeit also, als das Thema gesunde Ernährung noch lange nicht den Stellenwert hatte, den es heute hat.

Die Ernährungssünden holten mich unweigerlich ein, denn ich begann mich auch gesundheitlich zunehmend schlechter zu fühlen. Wenn ich als Teenager den Abwasch machte, schälte sich die Haut an meinen Händen so sehr, dass das rohe Fleisch zum Vorschein kam, und mein

Gesicht war ständig mit roten Flecken übersät. Als Twen witzelte ich: »Ich könnte zehn Jahre schlafen, so müde bin ich.«

Diese anhaltende Antriebslosigkeit war allerdings keineswegs zum Scherzen, und ich konsultierte deshalb eine Reihe von Ärzten, denen ich eine lange Liste von Symptomen herunterbetete. Die zahlreichen Untersuchungen, denen ich mich unterzog, ergaben keine Auffälligkeiten, und wieder erklärte man mir, es sei alles in Ordnung. »Aber ich bin doch ständig müde und so verdammt reizbar.«, dachte ich mir, »Und ist Ihnen meine mit Pickeln übersäte Stirn nicht aufgefallen?« Ein Arzt erwähnte zwar, ich sollte mich gesund ernähren, regte mich jedoch nicht dazu an, mich intensiver mit dem Thema zu beschäftigen. Er erklärte mir außerdem, dass ich mehr Energie haben könnte, wenn ich regelmäßig Sport treiben würde. Also zog ich mir meinen ausgebeulten Trainingsanzug (der mich praktisch von Kopf bis Fuß verhüllte) an und ging ins Fitnessstudio. Doch wie immer stellten sich schon nach dem ersten Work-out grippeartige Symptome ein, und ich fühlte mich in den Wochen darauf zu krank zum Trainieren. Vielleicht waren daran die vielen Giftstoffe schuld, die sich über die Jahre durch all das Fast Food in meinem Körper angesammelt hatten. Möglicherweise gewann aber auch nur meine faule Seite den inneren Kampf. Wie dem auch sei, es war vorhersehbar, dass ich die Motivation verlieren und zu meiner bewegungsarmen Lebensweise zurückkehren würde.

Einige Zeit später bekam ich eine Grippe. Nachdem ich mich sechs Wochen damit herumgequält hatte, beschloss ich, eine Ärztin für Naturheilkunde zu konsultieren. Sie betrachtete die Iris meiner Augen mit dem Iridoskop und sagte: »Sie müssen wahnsinnig müde sein!« Wir sprachen über meine Symptome, meine Ernährung und meinen Lebensstil, und sie kam zu dem Schluss, dass ich mich unbedingt gesünder ernähren müsse. Gegen meine chronische Erkältung gab sie mir eine faulig schmeckende Kräutermischung. Nachdem ich diese zwei Tage lang eingenommen und etwas mehr Obst und Gemüse gegessen hatte, fühlte ich mich besser.

Nach meinem Kampf mit der Dauererkältung beschloss ich, mich mit dem Thema Gesundheit auseinanderzusetzen. Ich wollte herausfinden, welche Nahrungsmittel mir dabei helfen könnten, meine Energiereserven zu mobilisieren und wie ich auch ohne Make-up gut aussehen könnte. Ganz langsam stellte ich meine Ernährung um, verzichtete auf meine heiß geliebten Milchprodukte und die Mousse au Chocolat und freundete mich mit Vollkornprodukten an. Außerdem begann ich wieder Sport zu treiben, ging die Sache diesmal aber langsam an und nahm dabei so lange wie möglich Rücksicht auf die natürliche Abneigung meines Körpers gegen Bewegung. Doch allmählich konnte ich mich steigern. Auch mit der gesunden Ernährung machte ich Fortschritte. Langsam begann ich mich besser zu fühlen. Inzwischen war ich 27 und schwanger und fühlte mich trotzdem vitaler als im Teenageralter. Mein Teint wurde klarer, und ich brauchte am Morgen nicht mehr bis zu vier Tassen Kaffee, um mein Gehirn auf Trab zu bringen.

In dieser Zeit machte ich meinen Bachelor in Gesundheitswissenschaften und absolvierte einen dreijährigen Diplomstudiengang in Ökotrophologie. Dadurch bekam ich Einblick in die Biochemie der Ernährung, die die Wirkung der Nährstoffe auf den Organismus untersucht. Dieses Hintergrundwissen half mir zu verstehen, wie die verschiedenen Diäten funktionieren und, was noch wichtiger ist, dass bestimmte Formen der Ernährung zwar (vor allem beim Abnehmen) sehr effektiv sein, dabei aber für die Gesundheit – und die Haut – ungemein schädlich sein können.

Dass ich mich als Ernährungswissenschaftlerin auf die Gesundheit der Haut spezialisiert habe, ist jedoch nicht meinen eigenen leidvollen Erfahrungen geschuldet. Vielmehr tat ich dies für meine Tochter, die zwei Wochen nach ihrer Geburt einen schlimmen Hautausschlag entwickelte. Mit Sorge erfüllte uns aber auch, dass Menschen, die unter Hautausschlägen leiden, Asthma entwickeln können, wenn die Ursache der Entzündung nicht behandelt wird. Meine Tochter litt bis zu ihrem siebten Lebensmonat unter diesem Ausschlag. Eine Diät, die ich eigens für sie entwickelt hatte, brachte nur vorübergehend Linderung. Wenn man sich nicht strikt daran hielt, kam der Ausschlag zurück.

Deshalb suchte ich nach einer besseren Lösung. Nachdem ich lange recherchiert hatte, fand ich schließlich eine effektive, dauerhafte Lösung für die entzündete Haut meiner Tochter, die nun schon seit Jahren frei von Ekzemen ist. Heute kann sie in jedem Schwimmbecken herumplanschen, ohne dass das Chlor ihre Haut reizt. Sie kann Tomaten, Trauben, Mangos und all die anderen stark salicylathaltigen Lebensmittel essen, die sie so gerne mag. Sie verträgt sogar Milchprodukte und kann zum ersten Mal in ihrem Leben auf Kinderpartys bunte Lollis lutschen, ohne einen Ausschlag zu bekommen.

Wie es das Schicksal wollte, waren meine Kenntnisse in der Hautgesundheit erneut gefordert, als uns der Nachbarshund Flöhe ins Haus geschleppt hatte. Nach dem vergeblichen Versuch, den Milben ohne chemische Keule den Garaus zu machen, griff ich schließlich doch zu einem Pestizid aus dem Supermarkt. Die Chemikalien lösten bei mir allerdings eine Psoriasis aus, die sich innerhalb eines Monats über den Hals und den gesamten Oberkörper ausbreitete. Meine Haut war schuppig, trocken und gerötet. Sie sah so schlimm aus, dass ich mich schämte, wenn ich ins Schwimmbad ging. Als sich die Schuppenflechte weiter ausbreitete, begann ich, soziale Kontakte zu meiden. Das war der Grund, warum ich schließlich das Anti-Psoriasis-Programm entwickelte. Nach nur einem Monat war meine Schuppenflechte vollständig verschwunden.

Eine entsprechende genetische Veranlagung, ein ausschweifender Lebensstil und eine ungesunde Ernährung – all dies kann sich negativ auf die Haut auswirken. Doch jeder von uns möchte auch Spaß am Leben haben und nicht um des guten Aussehens willen auf alles verzichten müssen. Ich bin überzeugt, Freude zu haben und sich zu verwöhnen, ist – wie auch zahlreiche wissenschaftliche Studien belegen – ein wirklich wichtiger Teil einer gesunden Lebensführung. Deshalb ist dieses Ernährungsprogramm so konzipiert, dass auch ein bisschen Alkohol und Kaffee erlaubt sind. Sie können also durchaus mit Ihren Freunden »um die Häuser ziehen« oder sich beim gemeinsamen Abendessen mit Ihrem Partner oder Ihrer Partnerin ein Gläschen Rotwein gönnen.

Als Gesundheitsberaterin besteht meine Aufgabe darin, meinen Klienten zu vermitteln, was sie für ihre Gesundheit tun können, und dabei beschränke ich mich nicht auf die bloße Wissensvermittlung, sondern gebe ihnen auch verschiedenste Handlungsanweisungen, die sie dazu animieren sollen, selbst aktiv etwas für die Verbesserung ihrer Haut zu tun. Das erfordert natürlich auch eine gewisse Anstrengung Ihrerseits, denn wie Sie wissen: Mit der Theorie allein ist es nicht getan. Vielmehr ist es der Prozess des aktiven Handels, durch den wir zu den gewünschten Resultaten gelangen. Die Gesundheit Ihrer Haut liegt in Ihren Händen. Egal welche genetischen Voraussetzungen Sie mitbringen, wenn Sie sich an das Ernährungsprogramm halten, werden Sie eine ebenso tolle Haut bekommen, wie die Menschen, mit denen es die Natur besonders gut gemeint hat. Selbstverständlich können Sie sich auch einfach darauf beschränken, das Buch zu lesen und daraus ein paar fantastische Tipps zur Hautpflege mitzunehmen. Doch ich vermute, damit werden Sie sich nicht zufriedengeben ... Mein Wunsch ist jedoch, dass Sie dieses Programm erfolgreich absolvieren und davon profitieren. Denn bedenken Sie: Mit einer klaren, gesunden Haut können Sie selbstbewusst durchs Leben gehen und müssen sich keine Gedanken über Äußerlichkeiten machen, die den ersten Eindruck stören könnten. Damit will ich Ihnen nicht sagen, machen Sie sich doch keine Gedanken, was andere über Sie denken, sondern ich will ganz offen sein und Ihnen sagen: Ja, Menschen können so erbarmungslos sein, dass man sich wünscht, einfach nur unsichtbar zu sein. Aber es ist wirklich ein großartiges Gefühl, wenn flüchtige Bekannte sich an Ihren Namen erinnern oder Ihnen wenigstens ein Kompliment wegen Ihres wunderbaren Teints machen. Auch Sie können das erleben.

Viel Erfolg und Gesundheit wünscht

Karen

FAQ

Frage »Meine Haut sieht ganz passabel aus, und ich ernähre mich auch gesund. Finde ich in diesem Buch auch Informationen zur Hautpflege?«

Antwort Ja, Sie finden hier zahlreiche Tipps zur Hautpflege und Lebensführung, mit denen Sie Ihr Hautbild zusätzlich verbessern können.

Frage »Ist das Ernährungsprogramm auch für Schwangere geeignet?«

Antwort Ja. Sie sollten allerdings vor der Einnahme von Nahrungsergänzungsmitteln Ihren Arzt konsultieren. Auf Vitamin-A-Präparate sollten Sie ebenso verzichten wie auf Präparate zur Entgiftung der Leber und auf rohen Fisch. Da die Diät weitgehend auf Milchprodukte verzichtet, empfiehlt sich allerdings die Einnahme eines Kalziumpräparats.

Frage »Ich nehme nicht gerne Nahrungsergänzungsmittel ein. Sind sie für das Ernährungsprogramm unverzichtbar?«

Antwort Nein, wenn Sie sich an den Diätfahrplan halten, ist die Einnahme von Nahrungsergänzungsmitteln nicht zwingend erforderlich.

Frage »Ich leide unter Rosazea. Ist das Ernährungsprogramm für mich geeignet?«

Antwort Ja. Im dritten Teil des Buches finden Sie spezielle Programme für Krankheitsbilder wie Akne, Cellulite, Dermatitis, Psoriasis und Rosazea (Hautrötung und krankhaft erweiterte Blutgefäße im Gesicht, S. 259). Sie müssen also lediglich im Register oder im Inhaltsverzeichnis nach Ihrem Krankheitsbild suchen, um Informationen und Empfehlungen für Ihre speziellen Bedürfnisse zu bekommen.

Frage »Sind schwarzer Tee und Kaffee im Rahmen des Ernährungsprogramms erlaubt?«

Antwort In den ersten drei Tagen sollte man auf Koffein verzichten. Danach können Sie Kaffee und Tee in Maßen genießen. Während eines heftigen Schubs sollten Sie jedoch lieber zu koffeinfreiem Kaffee oder Kräutertee greifen.

Frage »Kann man mit dem Ernährungsprogramm auch abnehmen?«

Antwort Ja. Auch wenn es sich bei diesem Ernährungsprogramm nicht um eine spezifische Abnehmdiät handelt, trägt es dazu bei, den Stoffwechsel ins Gleichgewicht zu bringen, die Fettverdauung und die Ausscheidung von Schlacken anzukurbeln und so an Gewicht zu verlieren.

Frage »Kann ich während des Programms im Restaurant essen?«

Antwort Ja. Empfehlungen für den Restaurantbesuch finden Sie im 8-Wochen-Ernährungsprogramm (S. 298). Sind Sie erst einmal mit den Grundprinzipien des Ernährungsprogramms vertraut, wird es Ihnen relativ leichtfallen, auch im Restaurant eine gesunde Wahl zu treffen. Der Haut zuträglicher sind natürlich die eigens dafür konzipierten Rezepte des Programms. Deshalb sollte man Restaurantbesuche auf ein Minimum reduzieren.

Das Ernährungs- und Lifestyle-Programm ist so konzipiert, dass es sich problemlos in Ihren Alltag integrieren lässt und so fester Bestandteil Ihrer Lebensweise werden kann. So unterscheidet es sich von Kurzzeitdiäten, die sich oft nur schwer über einen langen Zeitraum durchhalten lassen.

Wem hilft das Ernährungsprogramm?

Jedem! Und es ist so flexibel, dass es sich problemlos Ihrem Alltag anpassen lässt.

Haut- und andere gesundheitliche Probleme, bei denen das Programm von Nutzen sein kann

Hautausschlag/Dermatitis/Kontaktekzem, Psoriasis, Rosazea, Schuppen, Akne, Cellulite, Nesselsucht, vorzeitiges Altern und Falten, Stimmungsschwankungen und Reizbarkeit, Prämenstruelles Syndrom (PMS), Anfälligkeit für Schnupfen und Erkältungen, Hypoglykämie (ernährungsbedingt), Verdauungsprobleme, Candida albicans (Pilzinfektion), Darmparasiten, Erschöpfungssyndrom und Lethargie, Kopfschmerzen, Körpergeruch, Mundgeruch, Völlegefühl, Flatulenz, Blähungen, Lebensmittelunverträglichkeiten, fahler Teint, hartnäckiges Übergewicht, Tränensäcke, Augenringe, Pigmentflecken

Das Ernährungsprogramm beugt Entzündungen vor und wurde ursprünglich für Menschen entwickelt, die unter Problemen wie zum Beispiel Hautausschlag leiden. Darüber hinaus hat es sich jedoch auch als wirksam erwiesen bei Akne, Psoriasis, Kopfschuppen und Rosazea, aber auch bei Stimmungsschwankungen und Antriebslosigkeit. Da es die Produktion entzündungshemmender Prostaglandine anregt, ist es auch ideal bei Nasennebenhöhlenentzündungen, Heuschnupfen, Asthma, Arthritis und Allergien. Beachten Sie jedoch unbedingt, dass das Programm nicht zur Vorbeugung von anaphylaktischen allergischen Reaktionen konzipiert ist und Sie Lebensmittel, die diese Reaktionen bei Ihnen hervorrufen, auch weiterhin unter allen Umständen meiden sollten. Das Programm ist zudem für Herzkranke und Menschen mit Bluthochdruck geeignet, denn es verzichtet weitgehend auf rotes Fleisch (max. zwei Gerichte pro Woche), enthält Gerichte mit niedrigem glykämischem Index (GI) und ist reich an Antioxidantien, die das Herz schützen.

Selbstverständlich sollten Sie auch weiterhin Ihre Medikamente einnehmen und vor der Einnahme von Nahrungsergänzungen Ihren Arzt konsultieren. Es könnte unter Umständen zu unerwünschten Wechselwirkungen kommen.

Das Programm enthält eine Vielzahl von Rezepten mit niedriger glykämischer Last (GL) und eignet sich deshalb hervorragend für Menschen, die Probleme mit dem Blutzucker haben, etwa bei Typ-2-Diabetes oder Hypoglykämie (Unterzuckerung).

Leiden Sie unter Verdauungsproblemen mit Blähungen, Flatulenzen und Verstopfung, sind Sie mit dem Ernährungsprogramm ebenfalls auf der sicheren Seite, denn Sie finden auch Rezepte mit natürlichen verdauungsfördernden Inhaltsstoffen und Ballaststoffen, die die Ausscheidung von Schlacken anregen. Auch Parasiten und Pilze können den Darm schädigen und Hautprobleme verursachen. Deshalb ist das Ernährungsprogramm so konzipiert, dass es schädliche Mikroben im Darm deutlich verringert. Denn wer einen gesunden Darm hat, hat auch eine schöne Haut.

Schließlich trägt das Programm auch zur Verbesserung der Lebergesundheit bei, enthält es doch zahlreiche Nahrungsmittel, die die Leberentgiftung (inbesondere in Phase 2) anregen. Die Leberentgiftung vollzieht sich in zwei Phasen. In Phase 1 werden chemische Stoffe und Hormone in einen wasserlöslichen Zustand transformiert, in dem sie unter Umständen noch toxischer sind. Für die Ausscheidung dieser Substanzen bedarf es der zweiten Phase. Darüber hinaus wird in Phase 2 die Produktion von Glutathion, einer körpereigenen Substanz, die vor vorzeitigem Altern schützt, erhöht. Ist die Toxizität in Phase 1 hoch und ist der Phase-2-Metabolismus beeinträchtigt, fühlt man sich unter Umständen träge und unwohl. Dieser Reaktion können Sie mit dem Ernährungsprogramm entgegenwirken.

Die acht Regeln für eine gesunde Haut im zweiten Teil des Buches basieren auf den neuesten Erkenntnissen der Anti-Aging-Forschung. So kann Ihnen das Ernährungsprogramm auch zu einem besseren Hautbild und einer weicheren Haut verhelfen.

Der folgende Gesundheitscheck gibt Ihnen Aufschluss darüber, wie Ihnen das Ernährungsprogramm helfen kann. Beantworten Sie die Fragen, indem Sie, je nachdem, was am ehesten auf Sie zutrifft, die Zahl unter »häufig«, »selten« oder »nie« ankreuzen.

Gesundheitscheck

	häufig	selten	nie
Leiden Sie unter trockener Haut oder Hautausschlägen?	5	3	0
Sind Sie gestresst, neigen Sie zum Grübeln oder haben Sie einfach nur zu viel zu tun, um sich um sich selbst zu kümmern?	5	3	0
Leiden Sie unter Akne oder Pickeln?	5	3	0
Leiden Sie unter Asthma, Arthritis oder Gelenkschmerzen?	5	3	0
Bemühen Sie sich vergeblich, an Gewicht zu verlieren?	5	3	0
Leiden Sie unter Allergien und Unverträglichkeiten?	5	3	0
Haben Sie einen fahlen Teint oder zeigen Sie bereits Anzeichen einer vorzeitigen Alterung?	5	3	0
Leiden Sie unter dem Pramenstruellen Syndrom (PMS)?	5	3	0
Leiden Sie unter Schuppen, Mund- oder Körpergeruch?	4	3	0
Haben Sie dunkle Ringe unter den Augen?	4	2	0
Leiden Sie unter Cellulite?	4	2	0
Sind Sie reizbar, leiden unter Stimmungsschwankungen oder Depression?	4	2	0
Sind Sie morgens häufig antriebslos?	4	2	0
Leiden Sie unter Verstopfung, Blähungen, Völlegefühl und anderen Verdauungsstörungen?	4	2	0
Leiden Sie unter trockener Haut oder Hautausschlägen?	3	1	0
Haben Sie in den vergangenen sechs Monaten Antibiotika eingenommen?	3	1	0
Haben Sie Heißhunger auf Süßes oder auf Brot?	3	1	0
Brauchen Sie nachmittags einen Muntermacher, z. B. Kaffee oder etwas Süßes?	5	3	0
Gesamtpunktzahl			

Bei einer Gesamtpunktzahl von über 40 werden Sie nach dem achtwöchigen Ernährungsprogramm die deutlichsten Verbesserungen verspüren. Um den Prozess zu beschleunigen, sollten Sie darüber hinaus einige der empfohlenen Nahrungsergänzungen nehmen. Bei einer Punktzahl zwischen 20 und 39 können Sie ebenfalls sehr von dem Programm profitieren, können aber auf die Einnahme von Nahrungsergänzungen verzichten. Haben Sie weniger als 20 Punkte und leiden nicht unter Hautproblemen, sind Sie vermutlich recht gesund (oder Sie gehören zu den Glücklichen, mit denen es die Natur besonders gut gemeint hat). In diesem Fall könnte Ihnen das Programm einfach als Orientierungshilfe dienen, um einem vorzeitigen Altern vorzubeugen und sich Ihren beneidenswerten Gesundheitszustand zu erhalten.

Die menschliche Haut

Welcher Geist ist so leer und blind, der nicht erkennen kann, dass der Fuß vornehmer ist als der Schuh und die Haut schöner als das Gewand, mit dem sie bekleidet ist?

Michelangelo

Die Haut ist etwas absolut Lebensnotwendiges, ohne sie wären wir nicht lebensfähig. Sie schützt uns vor Bakterien, hilft bei der Regulierung der Körpertemperatur und verhindert, dass die inneren Organe herausfallen. Doch vermutlich verschwenden Sie kaum einen Gedanken an die Rolle Ihrer Haut – warum sollten Sie auch.

Der Haut schenken wir erst Aufmerksamkeit, wenn sie uns im Stich lässt – wenn sich erste Falten oder Pigmentflecken zeigen, wenn Hautausschläge oder Pickel auftreten oder sich an den Oberschenkeln Dellen bilden und man sich fragt, ob Falten und Dellen normale Alterserscheinungen sind. Ihre Haut signalisiert Ihnen damit jedoch lediglich, dass in Ihrem Körper etwas nicht in Ordnung ist, und sie hofft, dass Sie diesen ersten Warnsignalen Beachtung schenken.

Bevor wir uns ansehen, was Ihnen Ihre Haut signalisieren könnte, hier aber erst einmal die wichtigsten Fakten zum Thema Haut:

- Die Haut ist unser größtes Organ.
- Sie setzt sich aus drei Schichten zusammen: der Epidermis oder Oberhaut (der äußeren Schicht), der Dermis oder Lederhaut (der mittleren Schicht) und dem Unterhautfettgewebe (Subcutis).
- In der untersten Schicht der Epidermis werden laufend neue Hautzellen gebildet, die innerhalb von etwa vier Wochen an die Hautoberfläche wandern. Das ist eine gute Sache, bedeutet dies doch, dass mit den richtigen »Baumaterialien« in nur vier bis acht Wochen bessere Hautzellen produziert werden können.

Wussten Sie, dass Ihre Haut in der Zeit, die Sie brauchten, um dieses Kapitel zu lesen, 40000 tote Hautzellen abgestoßen hat? Vielleicht überlegen Sie angesichts dieser Menge gerade schon, ob Sie gleich mal Ihre Bettwäsche wechseln sollten.

Die Sprache des Körpers

Der Mensch drückt sich nicht nur mit Worten und Handlungen aus, auch der Körper kann »sprechen«. Wahrscheinlich ist Ihnen der Begriff Körpersprache geläufig, der auch die Augen und die Gesichtszüge mit einbezieht. Zur Körpersprache gehören jedoch auch Empfinden wie Schmerzen und Energielosigkeit. Abgeschlagenheit und Antriebslosigkeit können auf alles Mögliche – von Nährstoffmangel über falsche Körperhaltung bis hin zu den Warnzeichen einer Krankheit – hindeuten. Müdigkeit oder Erschöpfung sollte man also niemals kaschieren, indem man sieben Tassen Kaffee am Tag in sich hineinschüttet. Ist etwas zu heiß für unsere Haut, werden wir durch Schmerzen gewarnt. Kopfschmerzen können ein Zeichen dafür sein, dass der Körper Flüssigkeit braucht. Rückenschmerzen können von einer falschen Körperhaltung herrühren, dahinter kann sich aber auch eine schwere Erkrankung, wie zum Beispiel Krebs, verbergen. Deshalb ist es extrem wichtig zu lernen, auf die geheime Sprache des Körpers zu hören.

Was will Ihnen Ihre Haut signalisieren?

Das Hautbild deuten zu wollen, hat etwas von dem »Heiß-Kalt-Spiel«. Ist es mit unserer Gesundheit nicht mehr so optimal bestellt, sagt der Körper »kälter«, das heißt, die Haut sieht nicht gut aus. Bessert sich Ihr Gesundheitszustand wieder, sieht auch die Haut besser aus und Sie fühlen sich vitaler. Ihre Haut signalisiert Ihnen dann: »Es wird wärmer, weiter so!« Sieht Ihre Haut toll aus, und Sie sind gesund und fühlen weder eine unerklärliche Erschöpfung noch unerklärliche Schmerzen, dann sind Sie auf dem richtigen Weg. Jetzt ist es »heiß« und Sie sollten unbedingt am Ball bleiben.

Ein ganzheitlicher Ansatz

Es steht außer Frage: Ob wir gesund sind oder nicht, hängt von vielen verschiedenen Faktoren ab, die mit der Ernährung und dem Lebensstil zu tun haben. Deshalb kann ich nicht ganz nachvollziehen, wenn sich Gesundheitsexperten bei der Suche nach Lösungen für gesundheitliche Probleme lediglich auf einen Teilaspekt oder ein Organ fokussieren. Und das gilt auch für unsere Haut – es gibt nicht nur einen Faktor, der Ihnen zu einer schönen, gesunden Haut verhelfen kann. Wissenschaftliche Studien, die sich ausschließlich auf eine Theorie oder einen Nährstoff stützen, bleiben deshalb unter Umständen ergebnislos oder führen zu negativen Resultaten. Denn für Hautprobleme ist nur in seltenen Fällen der Mangel an einem bestimmten Nährstoff verantwortlich. Vielmehr fehlen dem Körper bei schlechter Ernährung oder schlechter Verdauung eine ganze Reihe von Nährstoffen, sodass es nicht mit einer einzigen Nahrungsergänzung getan ist. Dieser Tatsache trägt die sogenannte ganzheitliche Medizin Rechnung. Denn eine Hauterkrankung resultiert in der Regel aus einer Vielzahl kleinerer Störungen, deren Ursachen nicht mit Nahrungsergänzungen oder Medikamenten unterdrückt werden dürfen, sondern denen es entgegenzuwirken gilt.

Folgende Faktoren haben Einfluss auf die Gesundheit Ihrer Haut:

- die genetische Disposition
- die Ernährung (Versorgung mit Nährstoffen, Feuchtigkeitsversorgung und pH-Wert bzw. Säure-Basen-Gleichgewicht)
- die UV-Strahlung des Sonnenlichts und die daraus resultierende vermehrte Produktion von freien Radikalen
- der Zustand der Leber
- der Zustand des Verdauungssystems
- die Blut- und Lymphzirkulation
- der Stress
- der Schlaf
- chemische Stoffe, Zigarettenrauch und Medikamente
- das Wetter (auf das wir allerdings keinen Einfluss haben)

Die Warnsignale Ihrer Haut wollen Ihnen sagen, dass einer oder mehrere dieser Faktoren aus dem Gleichgewicht geraten sind. Doch wie bekommt man heraus, welche das sind? Darüber werden Ihnen die »Acht Regeln für eine gesunde Haut« im zweiten Teil des Buches Aufschluss geben. Sehen wir uns hier zuerst einmal die genetische Disposition an, die ja gerne für eine schlechte Haut verantwortlich gemacht wird.

Die genetische Disposition

Nach heutigem Stand der Wissenschaft verfügt der Mensch schätzungsweise über 24 000 bis 25 000 Gene. Gene bekommt man von seinen leiblichen Eltern mit. Sie sind unter anderem für die Hautfarbe verantwortlich, aber auch dafür, ob jemand Sommersprossen hat oder wie schnell die Haut bräunt, wenn sie UV-Licht ausgesetzt ist. Jedes Gen unseres Körpers ist ein Abschnitt der DNA und kann Anweisungen an unsere Zellen geben.

Was unsere Anfälligkeit für Hauterkrankungen und Krankheiten betrifft, so herrscht unter Wissenschaftlern, Medizinern und Ernährungswissenschaftlern Einigkeit darüber, dass hier auch unsere Gene eine Rolle spielen. Wird jemand selten krank und kann hektoliterweise Schokomilch trinken, ohne auch nur einen Pickel zu bekommen, sagen wir gerne, der oder die Betreffende sei mit guten Genen gesegnet. Unsere Gene sind zwar für vieles verantwortlich und können ohne Zweifel auch Auswirkung auf unsere Haut haben, aber kann man die Ursache tatsächlich allein in unserer genetischen Veranlagung suchen?

Für Wissenschaftler auf der ganzen Welt kristallisiert sich mehr und mehr heraus, dass unsere genetisch determinierte Biologie nicht genug Zeit gehabt haben könnte, um mit den radikalen Veränderungen, die sich in den letzten hundert Jahren in der westlichen Welt in der Ernährung vollzogen haben, Schritt zu halten. Was bedeutet dies nun aber für Ihre Gesundheit? Sehen wir uns einmal die Ernährung unserer Vorfahren an. Es ist mehr als wahrscheinlich, dass sie einen Großteil des Tages mit der Nahrungsbeschaffung und der Suche nach einem geeigneten Unterschlupf verbrachten. Begriffe wie Lebensmittelverarbeitung und Softdrinks waren unbekannt und künstliche Aroma- sowie Farbstoffe existierten nicht. Die Ernährung der Jäger und Sammler war von Landstrich zu Landstrich verschieden, doch unter Berücksichtigung dieser Unterschiede haben Wissenschaftler die universellen Grundzüge dieser urzeitlichen Ernährung eruiert. Man geht davon aus, dass sich unsere Vorfahren von Nüssen, Samen, Früchten, Gemüse und Vollkorn sowie von Fischen und Wild ernährten. Natürlich kann sich die Ernährung Ihrer Vorfahren davon etwas unterschieden haben. Stammen Sie beispielsweise von Inuit ab, haben sich Ihre Vorfahren überwiegend von Fisch ernährt und haben auf diese Weise sehr viel mehr Fett und Omega-3-Fettsäuren zu sich genommen. Getreide hingegen zählte nicht zu ihren Grundnahrungsmitteln.

Heute müssen wir keine Nüsse mehr sammeln oder Wildschweinen hinterherjagen. Man geht in ein Geschäft und wählt aus den zahllosen Regalen mit frischen und abgepackten Lebensmitteln aus.

Natürlich gibt es auch in der modernen westlichen Ernährung erhebliche Unterschiede, die im Folgenden aufgelisteten Nahrungsmittel und Getränke zählen jedoch zu den am häufigsten konsumierten:

- Fleisch von Zuchttieren und verarbeitetes Fleisch wie Schinken, Salami und Wurst
- Milchprodukte wie Vollmilch und fettarme Milch, Käse und Butter
- Weißbrot, Kuchen, Kekse, Cerealien, raffinierter Zucker und Sirupe
- raffinierte Öle und Margarine
- Kaffee, Tee und alkoholische Getränke
- darüber hinaus Obst, Gemüse, Fisch, Nüsse, Vollkornprodukte und Hülsenfrüchte

Generell gilt: Je mehr verarbeitete Lebensmittel wir essen, desto weniger frische, gesunde Produkte nehmen wir zu uns. Convenienceprodukte haben ihren Platz in unserer Gesellschaft, doch unter Umständen zahlen wir für diese Bequemlichkeit einen hohen Preis, und Ihre Haut könnte das Erste sein, was darunter leidet.

Im American Journal of Clinical Nutrition vertreten Loren Cordain und ihre Kollegen die These, dass sich unsere Ernährung vor etwa 10 000 Jahren mit der Einführung von Ackerbau und Viehzucht zu verändern begann. Die menschlichen Gene konnten sich aber diesen Veränderungen bislang noch nicht anpassen, weil unsere biologische Struktur nicht genug Zeit hatte, um sich an die Flut chemischer Konservierungsstoffe und künstlicher Süßstoffe zu gewöhnen – ganz zu schweigen von den stark verarbeiteten Lebensmitteln, die viel zu wenig Vitamine und Mineralstoffe enthalten. Möglicherweise sind viele von uns letztlich nicht Opfer ihrer genetischen Veranlagung, sondern wir bringen unsere armen Gene schlicht und einfach durcheinander, indem wir Dinge essen, die unser Körper nicht erkennt.

Viele Wissenschaftler mutmaßen inzwischen, dass die langsame genetische Anpassung an die moderne Ernährung die Ursache dafür sein könnte, dass in den modernen Zivilisationen Krankheiten wie Krebs, Herz-Kreislauf-Erkrankungen und Akne um sich greifen. Verschiedene Bevölkerungsstudien haben gezeigt, dass Akne in traditionellen Gesellschaften, in denen man sich ausschließlich von nicht verarbeiteten Lebensmitteln ernährt, wenn überhaupt, dann nur selten auftritt.

Die Verfügbarkeit verarbeiteter Lebensmittel hatte drastische Auswirkungen auf unsere Ernährung:

- Die glykämische Last (GL) wurde größer. Verarbeitete Lebensmittel haben in der Regel einen höheren glykämischen Index (GI), wodurch der Blutzuckerspiegel steigt. Dadurch können die Blutgefäße Schaden nehmen und dies kann eine Diabetes-Typ-2-Erkrankung nach sich ziehen.
- Zuchttiere haben zu wenig Auslauf. Deshalb enthält ihr Fleisch praktisch keine Omega-3-Fettsäuren und der Gehalt an gesättigten Fettsäuren nimmt zu.
- Das Verhältnis von Eiweiß, Kohlenhydraten und Fett veränderte sich. Wir nehmen mehr gesättigte Fettsäuren und raffinierte Kohlenhydrate zu uns.
- Unsere Nahrung enthält heute weniger Mikronährstoffe. Verarbeiteten Lebensmitteln wie Weißbrot und Mehl wurden Vitamine und Mineralstoffe weitgehend entzogen.

- Das Säure-Basen-Gleichgewicht hat sich verändert. Die Ernährung westlichen Stils kann eine leichte metabolische Azidose verursachen, die sich mit zunehmendem Alter verschlimmert. Eine Übersäuerung des Körpers kann Ihre Gesundheit beeinträchtigen.
- Das Natrium-Kalium-Verhältnis hat sich verändert. Aufgrund des gestiegenen Kochsalzgehalts und des geringeren Verzehrs von Obst und Gemüse ist die moderne westliche Ernährung kaliumärmer.
- Unsere Ernährung ist ballaststoffärmer. Raffinierte Zucker, Pflanzenfette, Alkohol und Milchprodukte enthalten keine Ballaststoffe, und raffiniertes Getreide ist deutlich ballaststoffärmer als Vollkorngetreide. Je weniger Nährstoffe ein aus Mehl hergestelltes Produkt hat, desto heller ist seine Farbe.

Es gibt heute nur noch wenige Naturvölker, die sich von natürlichen Lebensmitteln ernähren. Sie sind aber ein leuchtendes Beispiel dafür, welchen Einfluss die Ernährung auf die Gesundheit der Haut haben kann.

Eine weitere, in der Zeitschrift Archives of Dermatology veröffentlichte Studie zeigt auf, welche Rolle die Ernährung für die Entwicklung einer Akne spielt. Dort heißt es unter anderem:

- In den modernen Zivilisationen, in denen in hohem Maße weißes Mehl, Milchprodukte und zuckerhaltige Lebensmittel konsumiert werden, leiden mehr als 79 % der Teenager unter Akne.
- Überraschend ist auch, dass in den westlichen Zivilisationen mehr als 40 % der über 25-Jährigen unter einer Akne leiden.
- Inuit, die sich traditionell ernähren, sind frei von Akne. Gehen sie jedoch mehr und mehr zu einer modernen Ernährung über, entwickeln auch sie eine Akne.
- Auch die Ureinwohner von Okinawa, einer abgelegenen japanischen Insel im südchinesischen Meer, die sich ebenfalls auf traditionelle Weise ernähren, weisen keinerlei Anzeichen von Akne auf.

Genetische Veranlagung und Ernährung

Es ist durchaus möglich, dass man eine genetische Veranlagung für Hautausschläge, Schuppenflechte, dunkle Augenringe und Cellulite hat, dies bedeutet jedoch nicht, dass man ein Leben lang darunter leiden muss. Eine gesunde Ernährung und vernünftige Lebensgewohnheiten beeinflussen unsere Gene Tag für Tag. Eine gute Ernährung kann ein problematisches Gen sogar ausschalten! So kann sich beispielsweise das Psoriasis-Gen, obwohl es noch in Ihrem Körper schlummert, nicht länger manifestieren, wenn Sie das Anti-Psoriasis-Programm absolviert haben.

Ob Sie nun unter Akne, Cellulite, Schuppen, Hautausschlag/Dermatitis, Schuppenflechte oder Rosazea leiden, das Ernährungsprogramm hat für jede dieser Erkrankungen ein speziell darauf zugeschnittenes Programm. Sie können jetzt das auf Sie zutreffende Kapitel im dritten Teil lesen und sich anschließend die »Acht Regeln für eine gesunde Haut« im zweiten Teil ansehen. Ist Ihr individuelles Hautproblem dort nicht erfasst oder ist mit Ihrer Haut alles in Ordnung und Sie wollen sich nur informieren, wie Sie sich vor vorzeitiger Alterung schützen können, fahren Sie einfach mit dem zweiten Teil fort. Dort werden Ihnen die Prinzipien des Ernährungsprogramms erläutert und Sie erfahren, was Sie für eine schöne Haut tun können.

Wichtig

Es gibt eine Vielzahl verschiedener Hautanomalien, die zum Teil durchaus gravierend sein können und einer ärztlichen Behandlung bedürfen. Deshalb sollten Sie, falls Sie dies nicht schon mit Ihrem Arzt abgeklärt haben, vor Beginn des Programms unbedingt einen Arzt konsultieren. So können Sie sicher sein, dass Sie auch wirklich die für Sie relevanten Informationen lesen.

Kapitel 2
Acht Regeln für eine gesunde Haut

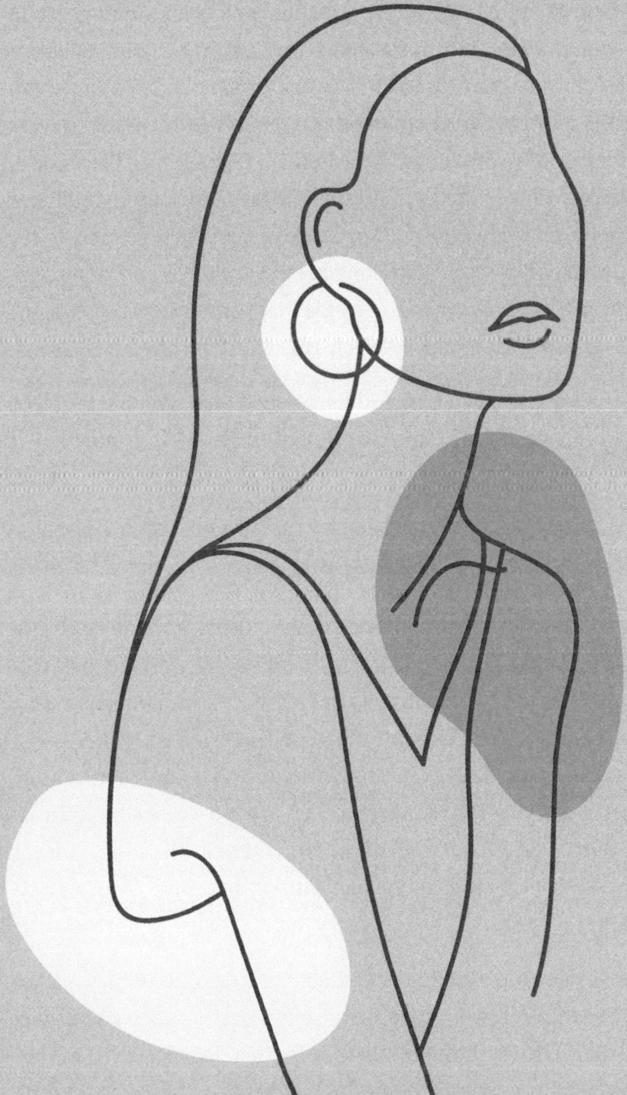

Regel Nr. 1: Grün und freundlich denken

Dies ist nicht etwa das Mantra einer Hippiekommune, sondern ein wichtiger Schritt auf dem Weg zu einer schönen Haut, denn gemeint ist eine »freundliche« Darmflora und eine Ernährung, die vor allem auf grüne Speisen und Getränke mit alkalisierender Wirkung setzt. Manche Teile unseres Organismus sollten sauer sein, etwa der Magen, wenn er die für die Verdauung erforderliche Magensäure produziert, oder die äußere Hautschicht mit ihrem schützenden Säuremantel. Das Körpergewebe und das Blut sollten hingegen im Allgemeinen leicht basisch sein. Ich selbst habe jahrelang keinen Gedanken an einen ausgewogenen pH-Wert und alkalisierende Nahrungsmittel verschwendet – eine große Dummheit, wie ich rückblickend feststellen muss. Dies ist eine wirklich einfache Regel, und Sie werden schnell feststellen, dass sich Ihr Gesundheitszustand verbessert und dass die Regel funktioniert.

Säure- oder Basenwert des Körpers

Säuren und Basen befinden sich in unserem Körper normalerweise in einem natürlichen Gleichgewicht, das traditionell mithilfe der pH-Skala ermittelt wird (die Abkürzung pH steht für lateinisch »potentia Hydrogenii« – Stärke des Wasserstoffs). Ein pH-Wert von 1,0 beispielsweise ist vollkommen sauer, ein pH-Wert von 14 ist komplett basisch, und ein pH-Wert von 7,0 ist neutral. Der pH-Wert eines Stoffs wird bestimmt durch die Anzahl der darin enthaltenen Wasserstoffionen. Weil sie wasserlöslich sind, geben alle Säuren im Körper Wasserstoffionen ab.

Der pH-Wert des Blutes sollte leicht alkalisch sein, das heißt, er sollte bei 7,365 liegen. Würde er auch nur minimal ins Saure umschlagen, würde das Blut Löcher in die Blutgefäße fressen. Wie Sie sich vorstellen können, geht es einem nicht gut mit Löchern in den Adern. Würde er nur um etwa ein Zehntel abweichen, könnte der Körper seine biomechanische Funktion nicht mehr erfüllen und Sie würden sterben. Doch schlau wie unser Körper ist, hat er eine ganze Vielzahl an Notfallplänen parat, um sicherzustellen, dass der pH-Wert des Blutes nicht aus dem Gleichgewicht gerät:

- Um den pH-Wert des Blutes auf dem richtigen Level zu halten, nutzt der Körper seine alkalischen Reserven, wie zum Beispiel alkalische Mineralstoffe. Leistet man durch seine Ernährungs- und Lebensweise dauerhaft einer Übersäuerung Vorschub, gehen diese Reserven zur Neige, und der Körper muss auf Notfallplan Nr. 2 zurückgreifen.
- Notfallplan 2 besteht darin, die überschüssigen Säuren möglichst rasch aus dem Blut zu eliminieren und sie sicher in den Fettzellen zu lagern. Leider ist es für Übergewichtige, in deren Körperfett Unmengen an Säuren eingelagert sind, unglaublich schwierig, Gewicht zu verlieren, weil ihr Körper alles tun wird, die Zufuhr von Säure zu verhindern, die beim Abnehmen ausgeschieden würde. Ein übersäuerter Körper gibt überschüssiges Fett nicht frei, was das Abnehmen extrem erschwert.
- Was passiert nun aber, wenn der Körper seine basischen Reserven aufgebraucht und Säuren im Fett eingelagert hat? Dann greift er zu Notfallplan 3: Er holt sich alkalische Mineralstoffe wie zum Beispiel Kalzium aus den Knochen. Dies ist einer der Gründe, weshalb man an Osteoporose erkrankt und mit zunehmendem Alter kleiner wird. Ihr saurer Lebensstil droht den pH-Wert Ihres Blutes zu stören, und der Körper schützt das Blut, indem er den Knochen Kalzium entzieht. Unglücklicherweise ist unsere moderne westliche Ernährung übermäßig sauer.

Es gibt zwei Möglichkeiten, um herauszufinden, wie es um Ihren Säurehaushalt bestellt ist. Zum einen (und dies ist die exaktere Alternative) können Sie den pH-Wert Ihres Blutes durch einen einfachen Bluttest beim Arzt ermitteln lassen. Ein gesunder Wert liegt zwischen 7,35 und 7,454 – eine sehr geringe Spanne, wie Sie sehen. Oder Sie messen mit Teststreifen, die in Apotheken erhältlich sind, den pH-Wert Ihres Speichels oder Ihres Urins. Diese Teststreifen sind aus Lackmuspapier und verfärben sich, wenn sie mit sauren oder basischen Substanzen in

Berührung kommen. Der bekannte amerikanische Arzt Alex Guerrero, der Traditionelle Chinesische Medizin studiert und den Ratgeber »In Balance for Life« veröffentlicht hat, rät dazu, nicht den Speichel, sondern den Urin zu testen, da die Nieren zu den säureausscheidenden Organen gehören. Der Urintest ist zwar nicht so genau wie ein Bluttest, kann Ihnen aber eine Übersäuerung anzeigen. Außerdem hat er den Vorteil, dass man ihn täglich wiederholen kann. Das ist deshalb von Nutzen, weil die Säuren- und Basenwerte täglichen Schwankungen unterworfen sind. Ist der Säure-Basen-Haushalt Ihres Körpers im Gleichgewicht, sollte der pH-Wert Ihres Urins zwischen 7,0 und 7,5 liegen.

Was passiert bei einer Übersäuerung?

Laut Dr. Guerrero kann eine Azidose (Übersäuerung) die Zellen schädigen. Darüber hinaus kann eine Lebensweise, die eine Übersäuerung begünstigt, die Menge und die Qualität von Kollagen und Elastin mindern, was wiederum ein vorzeitiges Altern und Faltenbildung begünstigt. Zudem kann eine Übersäuerung des Körpers zu einer Demineralisierung führen, die mit einer trockenen, rissigen Haut, brüchigen Fingernägeln und dünnem, brüchigem Haar einhergeht.

Des Weiteren kann eine Übersäuerung die roten Blutkörperchen schädigen, sodass sie ihre Form verändern, verklumpen oder vorzeitig absterben. Die roten Blutkörperchen sollten wie flache, runde Scheiben – ein wenig wie rote Frisbeescheiben oder Hustenpastillen – aussehen, die frei im Blutplasma herumschwimmen. Sie sollten außen negativ und innen positiv geladen sein. Denn sind sie außen negativ geladen, stoßen sie sich gegenseitig ab und können nicht verklumpen. Verliert jedoch ein Teil der roten Blutkörperchen durch die Säure seine negative Ladung, beginnen sie sich gegenseitig anzuziehen und Klumpen zu bilden. Sie dürfen aber nur zusammenklumpen, um, beispielsweise wenn man sich in den Finger geschnitten hat, den Blutfluss zu stoppen. Für gewöhnlich ist es die Haut, die als Erstes leidet; wenn die roten Blutkörperchen geschädigt sind, transportieren sie doch Sauerstoff in die Haut. Doch wenn sie zu Klumpen verklebt sind,

sind sie nicht in der Lage, die äußere Hautschicht schnell und effizient mit Sauerstoff zu versorgen. Wird die Haut nicht ausreichend mit Sauerstoff versorgt, sieht sie oft matt und manchmal auch teigig und gräulich aus. Unter Umständen fühlt man sich außerdem sehr antriebslos. Oft ist man selbst nach acht Stunden Schlaf morgens noch müde und braucht einen Kaffee zum Wachwerden.

Füllen Sie den folgenden Fragebogen aus, um zu sehen, ob Ihr Körper Anzeichen einer Azidose zeigt. Kreuzen Sie die Symptome an, die sich relativ regelmäßig (dreimal pro Woche oder häufiger) einstellen.

? Die häufigsten Symptome einer Azidose

- ☐ Müdigkeit, chronisches Erschöpfungssyndrom
- ☐ Müdigkeit oder Energielosigkeit nach den Mahlzeiten
- ☐ häufige Erkältungen, schlechte Immunabwehr
- ☐ schlechte Blutzirkulation, kalte Hände/Füße
- ☐ niedriger Blutdruck
- ☐ Brennen beim Wasserlassen
- ☐ Nierensteine
- ☐ häufiger Harndrang
- ☐ Kopfschmerzen
- ☐ blasser, matter Teint
- ☐ Magen-Darm-Probleme: Bauchschmerzen, Krämpfe, Sodbrennen, Durchfall, Blähungen, Geschwüre
- ☐ innere Unruhe, Nervosität, Ängstlichkeit, Depression, Antriebslosigkeit, Deprimiertheit
- ☐ Zahnprobleme: Zahnfleischbluten oder -entzündungen, Karies, lose oder empfindliche Zähne
- ☐ rissige Lippen
- ☐ Muskelkrämpfe oder Spasmen, Verspannungen im Nacken- und Schulterbereich
- ☐ Gelenkschmerzen

- ☐ Probleme mit Nägeln und Haaren: brüchiges Haar, Haarausfall, brüchige Nägel
- ☐ Allergien, Rhinorrhoe, chronische Bronchitis
- ☐ Scheidenausfluss, Candida albicans
- ☐ Hautprobleme: trockene Haut, Hautausschlag, Akne, Nesselsucht, Juckreiz, gerötete und fleckige Haut
- ☐ Osteoporose, brüchige Knochen
- ☐ Schlaflosigkeit, unruhiger Schlaf

Treffen vier oder mehr Symptome auf Sie zu, ist Ihr Körper möglicherweise übersäuert. Um dies zu überprüfen, sollten Sie an fünf aufeinanderfolgenden Tagen (um ein möglichst genaues Ergebnis zu erhalten) gleich morgens nach dem Aufstehen einen pH-Urintest machen.

Ursachen einer Übersäuerung:

- säurebildende Lebensmittel, ungesunde Ernährung
- Stress (S. 144)
- Kaffee und andere koffeinhaltige Getränke
- Alkohol
- Rauchen
- chemische Stoffe
- Dehydrierung/zu geringe Flüssigkeitsaufnahme
- Parasiten (Würmer)
- Candida albicans
- Drogen, einschließlich verschreibungspflichtiger Medikamente
- Verstopfung/mangelhafte Darmgesundheit

Säurebildende Lebensmittel

Es gibt zahlreiche Arten säurebildender Lebensmittel, die zumeist tierischen Ursprungs sind. Man meint zwar, diese Nahrungsmittel seien nicht sauer und sie enthalten tatsächlich nur wenige Säuren, bilden aber bei der Verdauung selbst Säuren. In Maßen genossen sind säurebildende Lebensmittel zwar unbedenklich, versucht der Körper jedoch permanent, einer Übersäuerung entgegenzuwirken, kann die Säure für den Organismus zu einem Gift werden.

Ist der Organismus übersäuert, wird der Körper möglicherweise seiner Aufgabe, den Knochen Kalzium zu entziehen und Säure in den Fettzellen einzulagern, nicht mehr in vollem Umfang nachkommen. Und wenn Sie sehr schlank sind und die Zahl Ihrer Fettzellen begrenzt ist, sind Sie in einer schlechteren Situation als ein Übergewichtiger. Denn wo soll die Säure dann eingelagert werden? Bei sehr schlanken Menschen ist also das Risiko, sehr schnell krank zu werden, deutlich erhöht. Sie müssen also besonders gesund sein, um sich gut zu fühlen und eine schöne Haut zu haben.

Sie ahnen vielleicht bereits, welche Nahrungsmittel zu den Säurebildnern zählen, handelt es sich dabei doch um all jene Lebensmittel, die ohnehin in einem schlechten Ruf stehen, nämlich Zucker, aus Weißmehl hergestellte Produkte, Nahrungsmittel, die reich an gesättigten Fettsäuren und Transfetten sind, Fleisch, Milchprodukte, Softdrinks, Chips und Alkohol. Was Sie allerdings überraschen dürfte: Auch Obst bildet bei der Verdauung Säure. Das liegt daran, dass die meisten Obstsorten einen extrem hohen Zuckergehalt haben. Gewiss, es handelt sich dabei um natürlichen Zucker, aber auch Obst leistet einer Übersäuerung Vorschub und ist obendrein eine schnelle, einfache Mahlzeit für Mikroben.

Starke Säurebildner

Essig, Liköre, Spirituosen, Whisky, Schweinefleisch, Rindfleisch, verarbeitete Fruchtsäfte, gelbe Käsesorten, Kefir, mit Früchten, Zucker oder Süßstoff, gesüßte Joghurts, Karpfen, verarbeitetes Fleisch oder Schinken, Flusskrebse, Hering, Lachs, Hummer, Makrele, schwarzer Tee, Süßstoff, Zucker, Kakao, Schokolade, Kaffee, Milch, Softdrinks, Leitungswasser, Wein, gehärtete Fette, Margarine, Erdnuss- und Walnussöl, industriell hergestellte Tomatensaucen, Pickles und Senf, Kochsalz, Kichererbsen, Erdnüsse, Haselnüsse, Pekannüsse, Pistazien, Sonnenblumenkerne, Walnüsse, schwarze Johannisbeeren, Kiwis, Mandarinen, Orangen, Nektarinen, Ananas, Hirse, weißer Reis, Weißmehlprodukte, Weißbrot, Hefebrot, Sojabohnen

Schwächere Säurebildner

Bier, Vollkornprodukte, Vollweizen, Amaranth, brauner Reis, Haferflocken, Gerste, Quinoa, Dinkel, Weichkäse, ganze Eier, Bio-Naturjoghurt, Hähnchen, Flundern, Lammfleisch, Austern, Forelle, Seezunge, Kidneybohnen, Linsen, weiße Bohnen, Erbsen, Cashewkerne, Kokosnuss, Pinienkerne, Sesam, Äpfel, frische Aprikosen, Blaubeeren, Kirschen, Feigen, Weintrauben, Mango, Melone, Wassermelone, Birnen, Pflaumen, Granatapfel, Erdbeeren, die meisten Trockenfrüchte, kohlensäurehaltiges Mineralwasser, (erhitzte) kaltgepresste Öle, Bio-Senf

Frage »Ich habe gehört, säurebildende Lebensmittel seien ungesund. Sollte ich deshalb ganz darauf verzichten?«

Antwort Nein. In Maßen genossen sind selbst stark säurebildende Nahrungsmittel und Getränke unbedenklich. Im Rahmen unseres Ernährungsprogramms sind sie allerdings streng auf maximal drei Portionen pro Tag beschränkt. Zwei Portionen entsprächen beispielsweise zwei Gläsern Alkohol oder einer Tasse Kaffee und einem Abendessen mit Lachs oder Kichererbsen. Nehmen Sie, vor allem wenn Sie Fleisch essen, möglichst wenig tierisches Eiweiß zu sich (die Fleischportion sollte nur etwa die Größe Ihrer Handfläche haben). Im Restaurant hat man für gewöhnlich keinen Einfluss auf die Größe der Fleischportionen. Wählen Sie deshalb, wenn Sie auswärts essen, am besten Hähnchen, Forelle, Lamm, Kidneybohnen oder Linsen. Schweinefleisch ist ein besonders starker Säurebildner. Deshalb verzichtet dieses Ernährungsprogramm ganz darauf. In Maßen genossen (maximal zwei Portionen täglich) schaden auch säurebildende Früchte nicht. Sie haben nämlich einen hohen Vitamin- und Mineralstoffgehalt und sind außerdem reich an sekundären Pflanzenstoffen, die vor Krebs schützen. Aber sie enthalten eben mitunter zu viel einfachen Zucker, der ein Festschmaus für Parasiten ist. Zwei Portionen entsprechen zwei Äpfeln, einer kleinen Handvoll Blaubeeren oder einer halben Mango.

Frage »Mein Vater leidet unter Alkalose. Was ist das?«

Antwort Eine Alkalose – ein Basenüberschuss im Körper – ist im Grunde das Gegenteil einer Azidose. Die Erkrankung kommt eher selten vor und wird im Allgemeinen durch alkalisierende Medikamente verursacht, wie sie beispielsweise bei Magengeschwüren und Sodbrennen verordnet werden. Auslöser können aber auch chronisches Erbrechen oder Durchfall sein. Symptome einer Alkalose sind unter anderem eine Überstimulation des Nervensystems, die Tetanien, Spasmen/Muskelkrämpfe und eine starke Nervosität auslösen kann.

Frage »Ich weiß, dass ich meinem Körper ausreichend Flüssigkeit zuführen sollte. Zählen Kaffee und Tee mit Milch auch zu diesen Flüssigkeiten und sind sie unschädlich für meine Haut?«

Antwort Nein. Kaffee und schwarzer Tee mit Milch zählen nicht zu den hydrierenden Flüssigkeiten, denn Koffein entzieht dem Körper Flüssigkeit. In kleinen Mengen genossen, ist Koffein für die Haut jedoch nicht schädlich. Trinken Sie aber nicht mehr als zwei Tassen Kaffee oder schwarzen Tee am Tag, denn Koffein regt die Kortisol-Produktion an und eine vermehrte Produktion dieses Stresshormons lässt Sie unter Umständen vorzeitig altern. Darüber hinaus regt Koffein die Nebennieren an, mehr Adrenalin auszuschütten, was zu verquollenen Augen und dunklen Augenringen führen kann. Wenn Sie unter Hautausschlag, Rosazea, Akne, Cellulite oder Psoriasis leiden, würde ich Ihnen empfehlen, ganz auf Koffein zu verzichten oder auf entkoffeinierten Kaffee umzusteigen. Kaufen Sie am besten einen Kaffee, der mit Wasser entkoffeiniert wurde. Eine andere Alternative wäre Löwenzahntee, und ich würde jedem empfehlen, täglich eine Tasse davon zu trinken. Denn er hilft der Leber bei der Ausscheidung chemischer Stoffe, die für die Hautalterung verantwortlich sind. Hier noch ein paar Regeln für den Tee- und Kaffeekonsum:

- Während des Ernährungsprogramms sind ein bis zwei Tassen Kaffee oder Schwarztee erlaubt.
- Instant-Kaffee und entkoffeinierter Kaffee sind chemisch behandelt, kaufen Sie deshalb möglichst einen entkoffeinierten Kaffee, der nach dem Schweizer-Wasser-Verfahren entkoffeiniert wurde oder trinken Sie einen dünnen, frisch aufgebrühten Kaffee.
- Meiden Sie koffeinhaltige Softdrinks wie Cola und Energy Drinks.
- Zweimal am Tag können Sie eine Tasse grünen Tee trinken (denken Sie daran, dass auch grüner Tee Koffein enthält), denn er unterstützt die Leberentgiftung und wirkt antioxidativ.
- Großartige, wohlschmeckende koffeinfreie Alternativen sind Löwenzahnwurzeltee (S. 339) und -kaffee. Sehr zu empfehlen ist die Heiße Detox-Sojamilch (S. 338).
- Der unvermittelte Verzicht auf Koffein kann Entzugserscheinungen wie Kopfschmerzen auslösen. Reduzieren Sie Ihren Koffeingenuss also langsam.

Aufgabe

Wenn Sie täglich mehr als zwei Tassen Kaffee oder Tee trinken, fangen Sie heute damit an, Ihren Konsum zu reduzieren. Sind es normalerweise sechs Tassen, trinken Sie heute nur fünf und morgen nur noch vier. Ihr Ziel ist es, Ihren Konsum im Zeitraum einer Woche auf zwei Tassen dünnen Kaffee zu reduzieren.

Bitte beachten Sie, dass koffeinhaltige Speisen und Getränke während der 3-Tage-Basenkur (S. 307) zu Beginn des Ernährungsprogramms nicht erlaubt sind.

Frage »Darf ich während des Ernährungsprogramms Alkohol trinken? Man hat mir gesagt, ich solle Rotwein trinken. Ist er gut für mich?«

Antwort Ja, Sie können während des achtwöchigen Programms gelegentlich Alkohol trinken. Allerdings nur in Maßen, denn Alkohol entzieht dem Körper sehr viel Flüssigkeit und ist ein Säurebildner. Deshalb könnte sich eine Verbesserung Ihres Hautproblems erst mit Verzögerung einstellen.

Experten erklären zwar, Rotwein sei außerordentlich reich an Antioxidantien, was sie jedoch nicht erwähnen, ist die Tatsache, dass Rotwein auch Sulfite enthält, die allergische Reaktionen bis hin zu einer Anaphylaxie (bei extrem empfindlichen Menschen) auslösen können. Wenn Sie gerne einmal ein Glas Wein trinken, greifen Sie während des 8-Wochen-Programms am besten auf einen sulfitfreien Wein zurück. Wenn Sie etwas für Ihr Herz tun wollen, essen Sie rote Trauben, Blaubeeren und Himbeeren und trinken Sie grünen Tee – auch sie sind reich an Antioxidantien.

- Bei empfindlichen Menschen, die unter Rosazea leiden, kann schon ein Glas Rotwein Hautrötungen und Ausschläge verursachen.
- Übermäßiger Alkoholgenuss kann Hautkrankheiten auslösen.

Wenn Sie unter einer schwerwiegenden Hauterkrankung leiden, sollten Sie – zumindest bis eine Besserung eintritt – am besten ganz auf Alkohol verzichten. Dies kann, insbesondere wenn Ihr Beruf mit gesellschaftlichen Verpflichtungen verbunden ist, unter Umständen schwierig sein. Für diesen Fall würde ich Ihnen Folgendes empfehlen:

- Trinken Sie möglichst wenig Alkohol.
- Trinken Sie bei gesellschaftlichen Anlässen nicht mehr als zwei alkoholische Getränke.
- Verzichten Sie an mindestens vier Tagen der Woche vollständig auf Alkohol.
- Trinken Sie niemals allein oder zu Hause.

Bei Hautausschlägen, Schuppenflechte oder Rosazea sollte man komplett auf Alkohol verzichten. Sollten Sie sich dennoch ab und zu ein Gläschen gönnen wollen, sollten Sie auf Spirituosen wie Wodka, Gin und Whisky zurückgreifen, die keine Salicylate, Amine oder Mononatriumglutamate (MSG) enthalten. Verdünnen Sie diese mit mit Mineral- oder Sodawasser (nicht mit Tonic Water, Cola oder Limettensirup).

Frage »Darf ich während des 8-Wochen-Programms rauchen?«

Antwort Nein. Wie Ihnen vielleicht bekannt ist, kann sich das Rauchen extrem negativ auf das Hautbild auswirken. Bei starken Rauchern ist die Wahrscheinlichkeit, Falten zu bekommen, fünfmal so hoch wie bei Nichtrauchern. Darüber hinaus sinkt bei Rauchern der Vitamin-C-Spiegel. Außerdem beeinträchtigt das Rauchen die Fähigkeit des Körpers, gesundes Kollagen zu bilden.

Aufgabe

Beginnen Sie noch heute mit einem Rauchentwöhnungsprogramm oder besser noch, nehmen Sie sich vor, gesund zu leben, anstatt sich auf das Nichtrauchen zu fixieren. Konzentrieren Sie sich vor allem darauf, was Sie erreichen möchten, und nicht so sehr auf das, was Sie zu vermeiden versuchen. Wenn Sie das Gefühl haben, unbedingt eine Zigarette rauchen zu müssen, atmen Sie fünfmal langsam tief ein und »saugen« Sie die frische Luft förmlich in sich hinein. Stellen Sie sich vor, Sie seien ein fitter, gesunder Mensch mit schöner Haut. Reduzieren Sie nach und nach die Anzahl der Zigaretten und seien nicht zu streng mit sich selbst, wenn Ihnen dies hin und wieder nicht gelingt. Selbst wenn Sie nur ein paar Zigaretten weniger rauchen, ist das bereits ein Fortschritt auf Ihrem Weg zu einem gesünderen Leben.

Chemikalien

Auch synthetische Chemikalien sind Säurebildner. Tagein tagaus werden wir in kleinen (und weniger kleinen) Dosen mit Chemikalien bombardiert, die den Säurespiegel unseres Körpers ansteigen lassen. Wenn man etwa an einer vielbefahrenen Straße entlanggeht, wenn man gechlortes Leitungswasser trinkt oder wenn Sie sich mit Ihrem Lieblingsparfüm besprühen oder mit Feuchtigkeitscreme eincremen.

Doch auch wenn es in unserer Umwelt vor synthetischen Chemikalien nur so wimmelt, besteht keine Notwendigkeit, Chemikalien vollständig aus unserem Leben zu verbannen. Und es ist auch nicht erforderlich, sich ausschließlich von Bio-Produkten zu ernähren, auf das Make-up zu verzichten oder Kleidung aus Polyester nicht zu tragen. Sie müssen einfach nur die chemische Belastung verringern, denn damit reduziert sich automatisch auch die Menge an Säuren, die Sie über Mund oder Nase aufnehmen.

Chemikalien sind enthalten in

Backofenreinigern, Fenster- und Küchenreinigern, Bleichmitteln, verarbeiteten und abgepackten Lebensmitteln, frittierten Speisen, konservierten Lebensmitteln und Getränken, Parfüms, Pestiziden, Insektensprays, Möbelpolitur, Nagellack, Kosmetika, Make-up, Teppichen, Farben, Gips

Drei Maßnahmen zur Verringerung Ihrer chemischen Belastung:

- Lüften Sie täglich Ihre Wohnung und Ihr Auto, denn Möbel und Teppiche dünsten Chemikalien aus. Auch wenn Sie chemische Reinigungsmittel verwenden, können sich die chemischen Stoffe in geschlossenen Räumen akkumulieren.
- Waschen Sie Obst und Gemüse in Essigwasser. Auf diese Weise lässt sich die chemische Belastung minimieren. Geben Sie 2 EL Essig in eine Schüssel mit Wasser und legen Sie das Gemüse für fünf Minuten hinein. Festes Gemüse wie Kartoffeln, Rüben und Ähnliches anschließend noch abschrubben. Der Essig entfernt Pestizide und tötet Bakterien ab. Am besten eignet sich Apfelessig, der eine alkalisierende Wirkung hat. Eine preiswertere Alternative ist weißer Essig.
- Lesen Sie die Zutatenlisten aufmerksam durch. Kaufen Sie nach Möglichkeit keine Produkte, die Konservierungsstoffe, künstliche Farb- und Geschmacksstoffe oder Geschmacksverstärker enthalten, sondern greifen Sie zu Lebensmittel mit natürlichen Konservierungsmitteln wie Essig (Essig ist zwar säurebildend, aber eine gesündere Alternative). Folgende Inhaltsstoffe sollten Sie meiden:

Chemische Konservierungsmittel wie den Konservierungsstoff E 282 (Calciumpropionat). Meiden sollten Sie außerdem geschwefelte Trockenfrüchte und Weine sowie aromatisierte Getränke.

Künstliche Süßungsmittel wie Aspartam und Saccharin, denn sie können unerwünschte Nebenwirkungen haben. Greifen Sie lieber zu natürlichen Süßungsmitteln wie Honig oder braunem Zucker.

Lebensmittelfarbe in gelb, blau und rot.

Geschmacksverstärker mit der Bezeichnung E 621 (Mononatriumglutamat) und E 635. Sie sind beispielsweise in Kartoffelchips enthalten und finden in der thailändischen und chinesischen Küche Verwendung. Fragen Sie bei Restaurantbesuchen nach, ob man diese – oder andere – Geschmacksverstärker verwendet.

Frittierte Speisen, denn sie sind durch die dabei entstehenden Nebenprodukte nicht gesund. Greifen Sie stattdessen zu Gegrilltem und essen Sie einen großen grünen Salat dazu, der wirkt alkalisierend.

Chemische Reinigungsmittel. Verwenden Sie nach Möglichkeit biologisch abbaubare Reinigungsmittel oder stellen Sie sie – aus Essig und Backnatron – selbst her.

Medikamente

Medikamente, vor allem Antibiotika, sind nach der Verdauung säurebildend. Sollten Sie also zu den Menschen gehören, die selbst bei leichtem Schnupfen oder Kopfschmerz zur Tablette greifen, sollten Sie Ihr Verhalten überdenken. Auf lange Sicht könnte dies Ihrer Gesundheit schaden. Bei Kopfschmerzen oder Schnupfen reicht es oft schon aus, viel Wasser zu trinken oder einen ausgiebigen Mittagsschlaf zu machen, um sich Linderung zu verschaffen. Leiden Sie hingegen unter einer ernsthaften Erkrankung, die nur mit verschreibungspflichtigen Medikamenten bekämpft werden kann, wäre es Ihrer Gesundheit sogar abträglich, wenn Sie diese von heute auf morgen absetzen würden. Dann sollten Sie die Medikamente wie vom Arzt verordnet einnehmen und die nährstoffreichen Gerichte aus dem Rezeptanhang auf Ihren Speiseplan setzen, um eine Übersäuerung zu vermeiden.

Verstopfung und schlechte Darmgesundheit

Ständige Verstopfung kann ebenfalls zu einer Übersäuerung des Körpers führen. Idealerweise sollte man täglich Stuhlgang haben und das sogar zweimal. Viele Menschen haben jedoch nur unregelmäßig Stuhlgang und schon gar nicht zweimal am Tag. Akzeptabel, wenn auch nicht optimal, ist es auch noch, wenn Sie nur jeden zweiten Tag Stuhlgang haben. Haben Sie jedoch nur jeden dritten Tag oder gar nur einmal in der Woche Stuhlgang, absorbiert der Körper die Giftstoffe aus Ihrem Stuhlgang, und dies kann Hautprobleme wie Akne und Ausschlag sowie gesundheitliche Probleme wie Arthritis, Gliederschmerzen und Müdigkeit auslösen. Bei Verstopfung und anderen Darmbeschwerden müssen Sie unbedingt sofort handeln.

Als hilfreich haben sich dabei folgende Maßnahmen erwiesen:

- Eine Überhitzung kann zu Dehydrierung führen. Verzichten Sie deshalb auch im Winter auf ein Federbett und decken Sie sich nur mit einer Bettdecke zu. Sie ist atmungsaktiver als das Federbett und überschüssige Wärme kann besser entweichen.
- Trinken Sie täglich 8–10 Gläser Wasser mit jeweils 2–4 TL Chlorophyll, denn Chlorophyll regt den Stuhlgang an (siehe Rezept Green Water, S. 337).
- Trinken Sie nach jedem Glas Alkohol ein Glas Mineralwasser.
- Rühren Sie 1–2 EL Leinöl in Ihre Mahlzeiten.
- Nehmen Sie Kräuter mit abführender Wirkung, etwa in Form von Löwenzahnwurzel-Tee (S. 339).
- Greifen Sie möglichst häufig zu Lebensmitteln, die den Stuhlgang anregen. Dazu zählen etwa grünes Blattgemüse, Papayas, Kokosnüsse, Kohl, Trockenpflaumen, Erbsen, schwarzer Sesam, Süßkartoffeln, Spargel, Feigen, Hafer-, Weizen- und Reiskleie.
- Achten Sie auf eine ballaststoffreiche Ernährung mit braunem Reis, Vollkornprodukten und viel Gemüse.
- Lassen Sie abklären, ob Sie eventuell mit Darmparasiten infiziert sind, und machen Sie die dreitägige Basenkur (S. 307).

Fragebogen zum Verdauungstrakt

Kreuzen Sie im folgenden Fragebogen alle Symptome an, die regelmäßig bei Ihnen auftreten (dreimal wöchentlich oder häufiger):

- ☐ faulig riechende Flatulenzen oder faulig riechender Stuhl
- ☐ Blähungen
- ☐ häufiges Aufstoßen
- ☐ Völlegefühl
- ☐ Lebensmittelallergien, Lebensmittelintoleranzen
- ☐ Unwohlsein/Bauchschmerzen
- ☐ Müdigkeit nach den Mahlzeiten
- ☐ vorzeitiges Altern
- ☐ Verstopfung und/oder Durchfall
- ☐ Schwindel
- ☐ Sodbrennen
- ☐ Kopfschmerzen
- ☐ ständiges Hungergefühl
- ☐ unregelmäßiger Stuhlgang
- ☐ Hautunreinheiten oder -ausschläge
- ☐ unverdaute Nahrungsbestandteile im Stuhl (Samen und Körner sind jedoch normal)
- ☐ harter Stuhl
- ☐ heller, schwer auszuscheidender Stuhl
- ☐ Reizdarmsyndrom
- ☐ Rücken-, Schulter- oder Bauchschmerzen mit unklarer Ursache*
- ☐ Blut im Stuhl*

* Wenn Sie Schmerzen haben oder Blut im Stuhl feststellen, sollten Sie Ihren Arzt darüber informieren. Wenn drei oder mehr Symptome auf Sie zutreffen, sollten Sie dieses Kapitel besonders aufmerksam lesen und sich genau an die Ratschläge halten.

Frage »Ich trinke nicht regelmäßig Wasser, weil ich dann zu häufig zur Toilette gehen muss. Wie kann ich mehr Wasser trinken, ohne ständig zur Toilette zu müssen?«

Antwort Wenn Sie nicht regelmäßig Wasser trinken, sollten Sie Ihren Wasserkonsum innerhalb einer Woche allmählich steigern. Dies ist wichtig, um eine Dehydrierung zu vermeiden, da diese mit Begleiterscheinungen wie einer Übersäuerung des Körpers, Verstopfung, trockener Haut, Akne, Blutdruckproblemen, Kopfschmerzen, Unausgeglichenheit und Antriebslosigkeit einhergeht. Darüber hinaus begünstigt sie die Faltenbildung.

Wie viel Wasser braucht Ihr Körper?

Wie viel Wasser Ihr Körper benötigt, können Sie mit folgender Gleichung ermitteln:

Körpergewicht in Kilogramm × 0,033 = die Menge Wasser, die Sie trinken müssen (in Litern).

Wenn Sie also zum Beispiel 75 kg wiegen, heißt das:
75 × 0,033 = 2,47. Sie sollten also täglich etwa 2,5 l Wasser trinken.

Ihr Körper braucht Zeit, um sich an die erhöhte Wasserzufuhr zu gewöhnen. Deshalb sollten Sie Ihren Konsum langsam steigern. Müssen Sie schon jetzt zu häufig auf die Toilette gehen, geben Sie flüssiges Chlorophyll und eine Prise Meersalz in Ihre Wasserflasche. Außerdem sollten Sie abklären lassen, ob bei Ihnen ein Chrommangel (S. 174) vorliegt und diesen gegebenenfalls mit einer Nahrungsergänzung ausgleichen.

Aufgabe

Trinken Sie jetzt gleich ein Glas Wasser.

Tipps zur Verbesserung Ihres Trinkverhaltens:

- Schaffen Sie sich einen Wasserfilter an.
- Geben Sie ein paar Eiswürfel und einen Spritzer (alkalisierenden) Limetten- oder Zitronensaft ins Wasser.
- Kaufen Sie natürliches Mineralwasser.
- Greifen Sie zu anderen hydrierenden Getränken wie Kräutertees und frischen Gemüsesäften (Früchte sind Säurebildner, deshalb Fruchtsäfte nur in begrenzten Mengen trinken).
- Trinken Sie zwischen den Mahlzeiten ein oder zwei Gläser Wasser, um den Verdauungstrakt für die anstehende Verdauung zu »schmieren«. So verhindern Sie außerdem, dass Sie während der Mahlzeiten zu starken Durst verspüren (ein sicheres Zeichen dafür, dass Sie zwischen den Mahlzeiten zu wenig Wasser getrunken haben).
- Beim Essen sollte man nicht zu viel trinken, um die Verdauungssäfte nicht zu verdünnen. Denn dies kann die Verdauung beeinträchtigen.

Frage »Ich habe gehört, Probiotika enthielten Bakterien, die gut für die Darmflora sind. Was versteht man darunter?«

Antwort Bei der Darmflora handelt es sich um Mikrobakterien, wie zum Beispiel das Milchsäurebakterium Lactobacillus acidophilus, die gesundheitsfördernd sind. Sie besiedeln die Darmwand und wachen darüber, dass sich die schlechten Bakterien und andere Mikroben nicht vermehren.

Eine schlechte Darmflora ist der ideale Nährboden für Parasiten und Pilze (wie Candida albicans). Ein »saurer« Lebensstil kann einen Befall mit Würmern und Pilzen begünstigen, denn Mikroben bevorzugen saure Milieus. Deshalb ist diese Regel so wichtig für die Gesundheit. Wir alle kommen zwangsläufig mit Keimen in Berührung, sei es nun, dass sie auf schmutzigen Oberflächen lauern, sei es, dass sie durch andere übertragen werden. Sind Sie in öffentlichen Toiletten oder Umkleideräumen schon einmal barfuß gelaufen? Lecken Ihre Haustiere Ihr Gesicht ab oder schlafen mit in Ihrem Bett? Haben Sie schon einmal vergessen, sich vor dem Essen die Hände zu waschen? Vermutlich schon. Doch leider können diese an sich harmlosen Angewohnheiten gesundheitliche Probleme nach sich ziehen, wenn der Körper übersäuert ist.

Laut Weltgesundheitsorganisation (WHO) schwächt ein Parasitenbefall, wenn er nicht behandelt wird, das Abwehrsystem des Körpers durch Blutverluste, Anämie, Mangelernährung, Gewebe- und Organschäden. Unspezifische Symptome sind unter anderem Erschöpfung, Schwindel, Bauchschmerzen und Appetitlosigkeit. Mitunter entdeckt man auch Würmer im Stuhl.

Da Würmer zum Überleben Vitamin A brauchen, kann es auch zu einem Vitamin-A-Mangel kommen. Anzeichen eines Vitamin-A-Mangels sind unter anderem eine raue und trockene Haut, häufige Infektionen oder eine Beeinträchtigung des Geschmacks- und Geruchssinns.

Wie können Sie nun aber feststellen, ob Sie ein Wurmproblem haben? Aufschluss darüber kann Ihnen der folgende Fragebogen geben.

? Fragebogen zum Parasitenbefall

Kreuzen Sie alle Symptome an, die drei Mal in der Woche oder häufiger bei Ihnen auftreten:

- ☐ allgemeine Schwäche
- ☐ Blässe
- ☐ Anämie
- ☐ Vitamin-A-Mangel
- ☐ fahles Aussehen
- ☐ übermäßiger Appetit (kann zu einer Gewichtszunahme führen) oder Appetitlosigkeit (und ein damit einhergehender Gewichtsverlust)
- ☐ Schwindel

- ☐ Muskelabbau, unerklärliche Magerkeit
- ☐ bläuliche Flecken auf der weißen Augenhaut
- ☐ pfenniggroße weiße Flecken im Gesicht
- ☐ Afterjucken (insbesondere nachts)
- ☐ juckende Ohren
- ☐ schlechter Schlaf
- ☐ exzessives Nasenbohren, juckende Nase
- ☐ Zähneknirschen im Schlaf
- ☐ Heißhunger auf Süßes
- ☐ Heißhunger auf Gegrilltes und Verbranntes
- ☐ Bauchschmerzen
- ☐ Verdauungsprobleme, Durchfall, Blähungen, Völlegefühl, Aufstoßen, Verstopfung, Reizdarmsyndrom, Schleim im Stuhl
- ☐ Glutenunverträglichkeit
- ☐ Hypoglykämie (zu niedriger Blutzuckerspiegel)
- ☐ hohe Blutzuckerwerte
- ☐ Allergien
- ☐ Hautausschläge
- ☐ Akne
- ☐ Depression
- ☐ Übellaunigkeit
- ☐ Hyperaktivität (bei Kindern)

Treffen mehr als fünf Symptome auf Sie zu, haben Sie ein Parasitenproblem.

Frage »Ich glaube, ich habe Würmer. Was kann ich dagegen tun?«

Antwort Wenn Sie einen Parasitenbefall vermuten, haben Sie verschiedene Möglichkeiten. Sie können Ihren Arzt konsultieren und eine Stuhlprobe abgeben, um festzustellen, um welche Art von Parasiten es sich handelt, damit Sie entsprechend medikamentös behandelt werden können. Bedenken Sie dabei aber, dass Ihr Parasitenproblem bei einem »sauren« Lebensstil schnell wieder auftreten wird. Die bei Weitem beste Option ist ein mehrgleisiger Ansatz. Der erste Schritt besteht darin, es den Mikroben in Ihrem Körper so ungemütlich zu machen, dass sie sich nicht mehr vermehren und absterben. Dabei helfen Ihnen am besten die in diesem Kapitel vorgestellten alkalisierenden Maßnahmen.

Darüber hinaus gibt es verschiedene Kräuter, die gegen Parasiten helfen, vor allem aber empfiehlt sich die Einnahme eines Probiotikums. Bei starkem Parasitenbefall kann eine zehntägige Behandlung mit natürlichen Antiparasitika ebenso hilfreich sein wie das achtwöchige Ernährungsprogramm in Kombination mit einem Probiotikum und Knoblauch.

Natürliche Antiparasitika sind unter anderem:

- Schwarznussextrakt. Studien haben gezeigt, dass der Hauptwirkstoff der Schwarznuss, das Juglon (ein natürliches Herbizid), eine stark antiparasitäre und antifungale Wirkung hat. Gleichzeitig hat es den Vorzug, dass es abführend wirkt. Auf diese Weise werden die lästigen Würmer nicht nur abgetötet, sondern können auch leichter ausgeschieden werden. Erwachsene nehmen dreimal täglich vor den Mahlzeiten 1000 mg in Wasser aufgelöst ein. Schwarznussextrakt darf nur kurzzeitig angewendet werden.
  Wichtig: Mangels gesicherter Kenntnisse bezüglich ihrer Unbedenklichkeit wird dringend davon abgeraten, die Schwarznuss bei Kindern sowie in der Schwangerschaft und der Stillzeit einzusetzen.
- Nelkenöl. Es enthält Eugenol, das Parasiteneier, Pilze wie Candida albicans und Bakterien (Staphylokokken und Escherichia coli) abtöten kann.

Wichtig: In der Schwangerschaft und während der Stillzeit darf Nelkenöl nicht angewendet werden.

- Kürbiskerne. Cucurbitacin, ein Hauptbestandteil von Kürbiskernen, wirkt antiparasitär. Deshalb sind die Kerne gut geeignet, um Bandwürmern zu Leibe zu rücken. Vorausgesetzt, sie sind bereits alt genug, um sie zu zerkauen, können Kürbiskerne auch bedenkenlos zur Wurmbehandlung bei Kindern eingesetzt werden. Knabbern Sie also am besten täglich eine Handvoll Kürbiskerne.
- Sehr wirksam gegen Würmer und Pilze sind außerdem Thymianöl, Traubenkernextrakt, Pau-D'Arco-Extrakt und Knoblauchöl.

Antiparasitäre Lebensmittel

Neben den bereits erwähnten Kürbiskernen gibt es eine Vielzahl weiterer Nahrungsmittel mit antimikrobieller Wirkung. Besonders effizient sind roher Knoblauch, rohe Zwiebel, Zimt, Gewürznelken, Rettich/Radieschen und Senf. Eine leicht antimikrobielle Wirkung haben Kräuter und Gewürze wie Piment, Basilikum, Lorbeer, Kümmel, Kreuzkümmel, Koriander, Muskat, Oregano, Salbei, Rosmarin und Thymian, aber auch Avocado, Kokosnuss, Sauerkraut, Algen, Rohhonig, natives Olivenöl, schwarzer Pfeffer, rote Chilischoten und Ingwer.

Für eine gesunde Darmflora sorgen unter anderem Miso (eine fermentierte japanische Sojapaste, die als Suppengrundlage verwendet werden kann) und Lebensmittel mit hohem Chlorophyllgehalt wie dunkelgrünes Blattgemüse und Luzerne.

Tipps zur Vermeidung von Wurmbefall:

- Meiden Sie Lebensmittel, die einen Nährboden für Parasiten schaffen. Dazu zählen etwa Kuchen und anderes süßes Gebäck, Süßigkeiten, süße Milchprodukte, Zucker im Kaffee/Tee, Trockenfrüchte und Schokolade.
- Essen Sie möglichst viel basenbildende Lebensmittel wie grünes Blattgemüse, Mandeln, Zitronen und Avocados.
- Nehmen Sie regelmäßig eine probiotische Nahrungsergänzung ein.

- Kaufen Sie sich einen Wasserfilter und trinken Sie nur gefiltertes Wasser.
- Waschen Sie sich vor den Mahlzeiten gründlich die Hände.
- Waschen Sie Obst, Gemüse und Fleisch vor der Zubereitung stets in Essigwasser. Lassen Sie die Lebensmittel 5 Minuten im Wasser liegen, um Pestizidrückstände vollständig zu entfernen und Mikroben abzutöten.
- Bei Auslandsreisen sollten Sie nur Wasser aus der Flasche trinken und gut durchgegarte Speisen essen (auf ungekochte Salate, mit Eiswürfeln gekühlte Getränke, Eiscreme etc. sollten Sie unbedingt verzichten).
- Verzichten Sie weitgehend auf rohen Fisch, und wenn Sie rohen Fisch essen, dann stets mit Wasabi (die Paste aus japanischem Meerrettich ist ein natürliches Antiparasitikum).
- Essen Sie täglich Knoblauch (eine kleine Zehe zu jeder Mahlzeit).
- Beugen Sie Verstopfungen vor.
- Kauen Sie die Speisen sorgfältig, damit sie richtig verdaut werden können. Unverdaute Speisen bilden einen idealen Nährboden für Parasiten.
- Trinken Sie täglich Green Water (S. 337).

Pilzinfektionen (Candidose)

Der Hefepilz Candida albicans kann sowohl die weibliche Scheide als auch den Verdauungstrakt beider Geschlechter befallen. Er kann sich aber auch äußerlich auf Haut und Fußnägeln manifestieren. Frauen sind achtmal häufiger von Hefepilzinfektionen betroffen als Männer. Zurückzuführen ist dies möglicherweise auf eine häufigere Antibiotika-Einnahme, den höheren Östrogenspiegel und die Antibabypille.

Beantworten Sie die Fragen im folgenden Fragebogen, um festzustellen, ob bei Ihnen Symptome einer Pilzinfektion vorliegen.

? Fragebogen zu Pilzinfektionen

Beantworten Sie die Fragen, je nachdem, ob die Lebensweisen oder Symptome auf Sie zutreffen oder nicht, mit Ja oder Nein. Fragen wie »Haben Sie ein starkes Verlangen nach Alkohol« sollten Sie nur mit Ja beantworten, wenn dies regelmäßig (dreimal wöchentlich oder häufiger) der Fall ist.

- ☐ Haben Sie im letzten halben Jahr länger als einen Monat Antibiotika eingenommen?
- ☐ Haben Sie die Pille länger als zwei Jahre eingenommen?
- ☐ Haben Sie länger als zwei Wochen kortisonhaltige Medikamente eingenommen?
- ☐ Lösen Parfüms, Insektizide und Chemikalien Übelkeit bei Ihnen aus?**
- ☐ Leiden Sie unter Fußpilz?
- ☐ Haben Sie häufig Heißhunger auf Zucker und Brot?
- ☐ Haben Sie häufig ein Verlangen nach Alkohol?
- ☐ Empfinden Sie Zigarettenrauch als extrem unangenehm?
- ☐ Leiden Sie unter unerklärlicher Müdigkeit?
- ☐ Fühlen Sie sich häufig erschöpft oder geistesabwesend?
- ☐ Leiden Sie häufig unter Verstopfung oder Durchfall?
- ☐ Leiden Sie unter Blähungen, Flatulenzen oder häufigem Aufstoßen?
- ☐ Leiden Sie unter Scheidenjuckreiz, Scheidenbrennen oder Scheidenausfluss?**
- ☐ Lässt Ihre Libido nach?
- ☐ Leiden Sie unter PMS oder starken Regelschmerzen?
- ☐ Leiden Sie unter häufigen Stimmungsschwankungen?
- ☐ Haben Sie häufig Panikattacken oder Weinkrämpfe?
- ☐ Zittern Sie oder sind Sie reizbar, wenn Sie Hunger haben?
- ☐ Leiden Sie unter Konzentrationsschwierigkeiten?
- ☐ Haben Sie häufig Kopfschmerzen?

- ☐ Leiden Sie unter Lebensmittelunverträglichkeiten?
- ☐ Leiden Sie unter After- oder Nasenjucken?**
- ☐ Leiden Sie unter starkem Körpergeruch, gegen den auch kein Deodorant hilft?
- ☐ Leiden Sie unter Mundgeruch?

Haben Sie mehr als fünf Fragen mit Ja beantwortet, könnten Sie unter einer Candidose leiden. Haben Sie irgendeine der mit ** gekennzeichneten Fragen mit Ja beantwortet, ist es sehr wahrscheinlich, dass bei Ihnen eine Candidose besteht. Wenn Sie bei sich eine Pilzinfektion vermuten, sollten Sie eine probiotische Nahrungsergänzung einnehmen und möglichst oft zu alkalisierenden Lebensmitteln und Getränken greifen. Dann sollte die Candidose innerhalb einer Woche wie von Zauberhand verschwinden. Ist dies nicht der Fall, konsultieren Sie bitte Ihren Arzt, denn es könnte auch eine andere Erkrankung hinter den Symptomen stecken.

Fallbeispiel

Eine dreißigjährige Frau litt unter Hautausschlägen und Scheidenjucken (ihr Arzt diagnostizierte eine Candidose). Sie berichtete, sie habe extremen Heißhunger auf Süßes und werde wegen ihrer häufigen Erkältungen gelegentlich mit Antibiotika behandelt. Zur Verbesserung ihrer Darmflora wurden ihr Green Water, Probiotika und Knoblauch empfohlen, und sie machte die 3-Tage-Basenkur. Sie verzichtete auf süße Speisen, Weißbrot und weißen Reis und stellte auf Gemüse, Proteine, braunen Reis und Vollkornprodukte um. Um das Immunsystem wieder aufzubauen, wurden ihr darüber hinaus leichte sportliche Betätigung und Entspannung am Ende des Tages verordnet. Bereits nach zwei Tagen hörte das Scheidenjucken auf und nach drei Wochen besserte sich ihr Hautausschlag und die Heißhungerattacken hörten auf. Nach sechs Wochen war der Hautausschlag vollkommen verschwunden.

Probiotika zur Behandlung einer Candidose

Laut dem tasmanischen Heilpraktiker Dr. Jason Hawrelak ist die Wirkung eines Probiotikums abhängig vom Bakterienstamm. So ist beispielsweise ein Probiotikum, das beim Reizdarmsyndrom eine gute Wirkung erzielt, bei Ekzemen kontraindiziert (S.211). Probiotika eignen sich als Therapeutikum zur Behandlung von Verdauungsproblemen, bei geschwächtem Immunsystem, bei Ekzemen und Candida-Infektionen. Sie müssen allerdings wissen, welcher Bakterienstamm für Ihr spezifisches Problem geeignet ist.

Empfehlenswerte Probiotika

bei Candida albicans	bei Verdauungsbeschwerden	bei geschwächtem Immunsystem
Lactobacillus acidophilus LA-5	Lactobacillus rhamnosus GG	Lactobacillus acidophilus LA-5
Lactobacillus rhamnosus GG	Lactobacillus johnsonii La1, Lactobacillus plantarum 299v	Lactobacillus rhamnosus GG38
Lactobacillus acidophilus (NAS)	Lactobacillus casei Shirota	–
Lactobacillus acidophilus NCFM36	Propionibacterium freudenreichii HA-101 und HA-102	–
–	Sauerkraut	–

Dosierung: Das Präparat nach Packungsanweisung einnehmen. Erwachsene nehmen in der Regel dreimal täglich 1–2 Kapseln auf nüchternen Magen (zwischen den Mahlzeiten oder mindestens 15 Minuten vor dem Essen) mit zimmerwarmem Wasser, Mandel-, Reis- oder Sojamilch. Sehr kalte oder heiße Getränke können die Wirkung der Bakterien beeinträchtigen.

»Grün denken« – wie geht das?

Grüne, etwa mit Chlorophyll (S.57) oder Weizengras angereicherte Getränke sind die beste Möglichkeit zur Herstellung eines guten Säure-Basen-Gleichgewichts. Trinken Sie davon nach Möglichkeit täglich mindestens ein Glas. Auch eine vegetarische Ernährung kann dazu beitragen, allerdings nur, wenn Sie dabei zu wirklich gesunden Nahrungsmitteln greifen. Essen Vegetarier doch mitunter nicht nur sehr viele Milchprodukte, sondern auch Weißbrot und zuckerhaltige Desserts, die eine Übersäuerung begünstigen können.

Lebensmittel und ihre alkalisierende Wirkung

Lebensmittel mit leicht alkalisierender Wirkung	Lebensmittel mit stark alkalisierender Wirkung
Spargel	dunkelgrünes Blattgemüse
Blumenkohl	Artischocken
Knoblauch	Rote Bete, Rote-Bete-Kraut
Zwiebeln, Frühlingszwiebeln	Brokkoli
Radieschen	Möhren
Chicorée	Salatgurke
Steckrüben	Löwenzahnblätter
Eigelb	grüne Bohnen
(frische) Molke	Kohl (Weiß- und Rotkohl)
Paranüsse	Blattsalat (nicht Eisbergsalat)
Avocados	Kartoffeln
Bananen, getrocknete Bananen	Süßkartoffeln
Grapefruits	Spinat
Tomaten (roh)	Kürbis
Datteln	Paprikaschoten
Rosinen	Yamswurzel
Mandelmilch	Zucchini
Kräutertees	Aprikosen
natürliches Mineralwasser (still)	Mandeln
Quellwasser oder gefiltertes Wasser	Zitronen
Butter, Buttermilch	Limetten
kaltgepresstes natives Olivenöl (nicht erhitzt)	frisch zubereiteter Gemüsesaft
Kräuter	Apfelessig
Meersalz/Keltisches Meersalz (unraffiniert)	mit Chlorophyll und Weizengras angereicherte Getränke
Gewürze	–

Es mag Sie vielleicht überraschen, in den Listen auch gemeinhin als »sauer« bekannte Lebensmittel wie die Tomate zu finden, die jedoch tatsächlich eine alkalisierende Wirkung hat. Und die Zitrone? Ist sie etwa nicht sauer? Gewiss, allerdings wirken auch Zitronen und Limetten, sind sie erst einmal verdaut, alkalisierend. Der Schein trügt also manchmal.

Butter hat ebenfalls eine leicht alkalisierende Wirkung (jedoch nur in unerhitztem Zustand), weshalb sie der Margarine vorzuziehen ist. Apfelessig ist ein Superbasenbildner, der in keinem Salat fehlten sollte. Alle anderen Essige sollten Sie hingegen, zumindest weitgehend, meiden, sind sie doch, wie aus der Liste der Säurebildner (S. 36) zu ersehen, außerordentlich sauer.

Das Ernährungsprogramm ist so konzipiert, dass Sie in den ersten drei Tagen zur Reinigung, Entgiftung und Entsäuerung des Körpers zu etwa 95 % basenbildende Speisen und Getränke und nur etwa 5 % säurebildende Nahrungsmittel zu sich nehmen.

Frage »Wenn alkalisierende Lebensmittel so gut für mich sind, wäre es dann nicht gesünder, sich ausschließlich von solchen Nahrungsmitteln zu ernähren und ganz auf säurebildende Lebensmittel zu verzichten?«

Antwort Nein! Wer sich über Monate ausschließlich von basischen Lebensmitteln ernährt, tut seinem Körper nichts Gutes. Von einer Basenkur, die jedoch nur maximal eine Woche dauern sollte, kann er hingegen sehr wohl profitieren. Ernährt man sich ausschließlich von Salaten und Gemüse, die keinerlei Proteine (wie Hülsenfrüchte oder Fisch) enthalten, kann dies zu Unwohlsein führen, und man bekommt unter Umständen eine fahle Haut. Übergewichtige, die ihre Pfunde verloren haben, indem sie sich ausschließlich von Salaten ernährt haben, bekamen danach oft eine außerordentlich schlaffe Haut, was häufig (wenn auch nicht immer) auf einen Proteinmangel zurückzuführen ist.

Bei den für das Ernährungsprogramm konzipierten Rezepten wurde durchweg auf ein gesundes Verhältnis von basen- und säurebildenden Zutaten geachtet. Dies gibt Ihnen die Möglichkeit, auch während des achtwöchigen Programms, auf viele Ihrer bevorzugten Lebensmittel, wie Fleisch, Brot und sogar die ein oder andere Süßigkeit, nicht verzichten zu müssen.

Frage »Ich esse kein Gemüse. Wie kann ich trotzdem für ein gesundes Säure-Basen-Gleichgewicht sorgen?«

Antwort Um ehrlich zu sein: Ich kann mir nicht vorstellen, dass Sie gesund sind, wenn Sie kein Gemüse essen. Es ist wissenschaftlich eindeutig erwiesen, dass sich das Risiko, an Krebs und Herzkrankheiten zu erkranken oder einen Schlaganfall zu erleiden, verringert, wenn man viel Gemüse isst. Eine gemüsearme Ernährung erhöht außerdem das Risiko von schwerwiegenden Hauterkrankungen. Darüber hinaus haben Studien gezeigt, dass Menschen, die viel Obst und Gemüse essen, weniger anfällig für Schädigungen durch Sonnenbestrahlung und frühzeitige Faltenbildung sind.

Wissenschaftler, Ökotrophologen und andere Gesundheitsexperten mögen sich zwar uneins sein, wie eine gesunde Ernährung aussehen sollte, Einigkeit besteht jedoch darüber, dass eine Ernährung mit viel Gemüse den besten Schutz vor Krankheiten bietet.

Was ist Chlorophyll?

Chlorophyll ist der in Pflanzen enthaltene grüne Farbstoff. Die chemische Struktur des Chlorophylls ist der unseres Blutes sehr ähnlich. Der einzige Unterschied besteht darin, dass beim Chlorophyll Magnesium der zentrale Baustein ist, zentraler Baustein des Blutes hingegen ist Eisen. Beide Mineralstoffe sind für unsere Gesundheit unverzichtbar und können dem Körper mit der Nahrung, etwa in Form von grünem Blattgemüse, Spinat und Petersilie, zugeführt werden.

Trinken Sie möglichst täglich einen aus flüssigem Chlorophyll hergestellten Chlorophyll-Drink (siehe Green Water, S. 337). So bekommt Ihr Körper noch eine Extraportion Gemüse. Der Drink kann dazu beitragen, Säuren zu neutralisieren, und so die Gefahr einer Blutverklumpung verringern. Am Morgen getrunken regt er außerdem die Verdauung an und ist deshalb eine großartige Möglichkeit, um Verstopfungen und der Ablagerung von giftigen Stoffwechselabfallprodukten vorzubeugen.

Nicht nur aus geschmacklichen Gründen weniger zu empfehlen sind andere »grüne« Drinks und Nahrungsergänzungen wie Weizengraspräparate, die Spirulina-Alge oder Gerstengraspulver, haben sie doch in der Regel nicht die gewünschte alkalisierende Wirkung.

Worauf ist bei einem Chlorophyllpräparat zu achten?

Chlorophylltropfen sind in Reformhäusern, Apotheken, Drogeriemärkten und online erhältlich.

Darauf sollten Sie beim Kauf achten:

- Das Produkt sollte keine Konservierungsstoffe enthalten, da diese Säurebildner sind und – vor allem wenn Sie unter Hautausschlag leiden – die Haut reizen können.
- Das Chlorophyll sollte nicht zu hoch dosiert sein. Ich verwende und empfehle ausschließlich schwach konzentriertes Chlorophyll. Es ist nicht nur ausgesprochen effizient bei der Behandlung von Hautproblemen, sondern hat auch eine ansprechendere Farbe und einen angenehmeren Geschmack als hoch konzentriertes Chlorophyll, das in der Regel eine schwarze Farbe hat und bei regelmäßigem Konsum zu Verfärbungen der Zähne führen kann. Wenn Sie sich dennoch für die hoch konzentrierte Variante entscheiden, reduzieren Sie die Dosis und putzen Sie sich nach dem Konsum die Zähne. Die Konzentration sollte bei etwa 200 mg pro 100 ml liegen.
- Unbedenklich sind auch Chlorophyllpräparate, die zusätzlich Pfefferminzöl, Alfalfa-Extrakt und Pflanzenöl sowie geringe Mengen an Milch- und Ascorbinsäure enthalten.

Tipps für die Umsetzung in die Praxis

Im Rezeptteil (S. 337) finden Sie eine Vielzahl alkalisierender und belebender Gerichte und Getränke. Dazu zählen etwa das Green Water, der Apfelessig-Drink, der Zitronendrink mit Lecithin und Leinöl, die Mandelmilch, die Anti-Aging-Brühe, der Hautfestigende Drink, der Pikante Papayasalat, der Avocado-Himbeer-Salat auf Brunnenkresse, die Mais-Blumenkohl-Cremesuppe, die Heilende Gemüsesuppe, der Bunte Salat mit süß-scharfem Dressing, das Tabouleh, der Süßkartoffelsalat, die Avocado-Salsa, der Avocadodip mit Gemüsesticks oder der Avocado-Snack.

Zum Frühstück könnten Sie beispielsweise den Zitronendrink mit Lecithin und Leinöl trinken und dazu eine Handvoll Mandeln und Paranüsse essen. Wenn Sie ein westliches Frühstück bevorzugen, würde ich Ihnen das Glutenfreie Müsli mit selbst gemachter Mandelmilch empfehlen.

Das Wichtigste noch einmal in Kürze

- Trinken Sie täglich Green Water (S. 337).
- Reduzieren Sie den Konsum von säurebildendem Koffein oder verzichten Sie ganz darauf.
- Verzichten Sie nach Möglichkeit ganz, zumindest aber an vier Tagen der Woche auf Alkohol und trinken Sie bei gesellschaftlichen Anlässen nicht mehr als zwei Standarddrinks.
- Rauchen Sie nicht und vermeiden Sie das Passivrauchen.
- Essen Sie täglich zwei Portionen Obst und mindestens fünf Portionen Gemüse.
- Trinken Sie täglich acht bis zehn Gläser gefiltertes Wasser (inklusive zweimal täglich ein Glas Green Water).
- Nehmen Sie täglich ein geeignetes probiotisches Nahrungsergänzungsmittel ein.
- Nehmen Sie täglich antiparasitär wirkende Lebensmittel wie Knoblauch, Zwiebeln, Ingwer, Kräuter und Gewürze zu sich.
- Essen Sie täglich zwei Handvoll dunkelgrünes Blattgemüse. Damit stocken Sie Ihre Energiereserven auf und sorgen für starke, gesunde rote Blutkörperchen.

Regel Nr. 2: Feuchtigkeitsspendende Nahrung essen

Nehmen wir einmal an, Sie hätten viel Geld in einen nagelneuen Sportwagen investiert. Dann würden Sie diesen doch nicht mit dem falschen Kraftstoff betanken, oder? Rät Ihnen der Händler zu bleifreiem Benzin, um die Leistung zu erhöhen und den Benzinverbrauch möglichst niedrig zu halten, werden Sie vermutlich nur den besten Treibstoff tanken. Und genauso verhält es sich mit Ihrem Körper: Nimmt man das falsche Fett zu sich, kann dies die Leistungsfähigkeit mindern, und auch die Haut wird nicht so toll aussehen. Greifen Sie hingegen zum richtigen Fett, werden Sie dafür vielleicht mit einer fantastischen Haut belohnt. Denn bestimmte Fette befeuchten die Haut von innen heraus und sind sogar wirksamer als die teuerste Hautcreme. Leider neigen wir Menschen in der westlichen Welt aber dazu, die falschen Fette zu essen, das heißt solche Fette, die Entzündungen, trockene Haut und ein vorzeitiges Altern begünstigen und die darüber hinaus das Risiko für Herzerkrankungen, Asthma, Hautausschläge und Akne erhöhen.

Im Folgenden werden Sie mehr über Fettsäuren erfahren und darüber, wie Ihnen die richtigen Fette zu einer schönen, gesunden Haut und größerer Vitalität verhelfen.

Die Prostaglandine

Wir müssen Fett über unsere Ernährung zu uns nehmen, denn es wird zur Herstellung der sogenannten Prostaglandine benötigt. Es handelt sich dabei um hormonartige chemische Verbindungen, die der Körper selbst produziert und die Einfluss auf unsere Hormone, unser Herz, unsere Blutgefäße, unsere Zellen und das Aussehen unserer Haut haben. Der menschliche Körper verfügt über mehr als 30 verschiedene Arten von Prostaglandinen, die in drei Familien, die Serie-1-, die Serie-2- und die Serie-3-Prostaglandine eingeteilt werden. Welcher

Serie ein Prostaglandin angehört, hängt davon ab, aus welcher Art von Fettsäure – Omega-3-, Omega-6- oder einer gesättigten Fettsäure – es ursprünglich hergestellt wurde. Jedes Prostaglandin hat eine ganz bestimmte Funktion, da sie jedoch nur eine kurze Lebensdauer haben, müssen wir dem Körper laufend das zu ihrer Herstellung notwendige »Baumaterial« in Form von Fett und synergistischen Nährstoffen liefern.

Stellen Sie sich die Prostaglandine als drei parallele Straßen vor, wobei Straße 1 und Straße 3 die »guten« Straßen sind, die zu zwei ruhigen, klaren Seen in einer tropischen Umgebung führen. In der Mitte zwischen diesen beiden »guten« Straßen liegt Straße 2, die »schlechte« Straße, die zu einer illegalen Mülldeponie führt. Auf den Straßen fahren gelbe, mit Fettsäuren beladene Müllwagen, die sie entweder am klaren See oder auf der Mülldeponie abladen. Zweifellos würde sich jeder von uns für Straße 1 und 3 entscheiden, steht der See doch für eine gesunde, glatte Haut, während die Müllhalde am Ende von Straße 2 ein unwirtlicher Ort ist, der mit Entzündungen und Ähnlichem mehr aufwartet.

Selbst wenn Sie bislang nie unter Hautausschlag gelitten haben, spielen die Prostaglandine auch für Sie eine wichtige Rolle, können sie doch vor Akne, Herzkrankheiten, Arthritis, Asthma, Heuschnupfen und Nasennebenhöhlenentzündungen schützen.

Die Guten

Die Serie-1-Prostaglandine (Straße 1) werden aus Linolsäure, einer mehrfach ungesättigten Fettsäure, hergestellt und gehören zur Gruppe der Omega-6-Fettsäuren. Die Omega-6-Fettsäure ist eine essenzielle Fettsäure (EFA), die allerdings weniger bekannt ist als ihre Verwandte, die Omega-3-Fettsäure. Das mag daran liegen, dass in unserer westlichen Ernährung in der Regel kein Mangel an Omega-6-Fettsäuren herrscht, die wir reichlich über Bratfette, Samen, Nüsse, Margarine und bestimmte Gemüsesorten zu uns nehmen. Als essenzielle Fettsäuren bezeichnet man Omega-3- und Omega-6-Fettsäuren,

Wie Fettsäuren gute und schlechte Prostaglandine bilden können

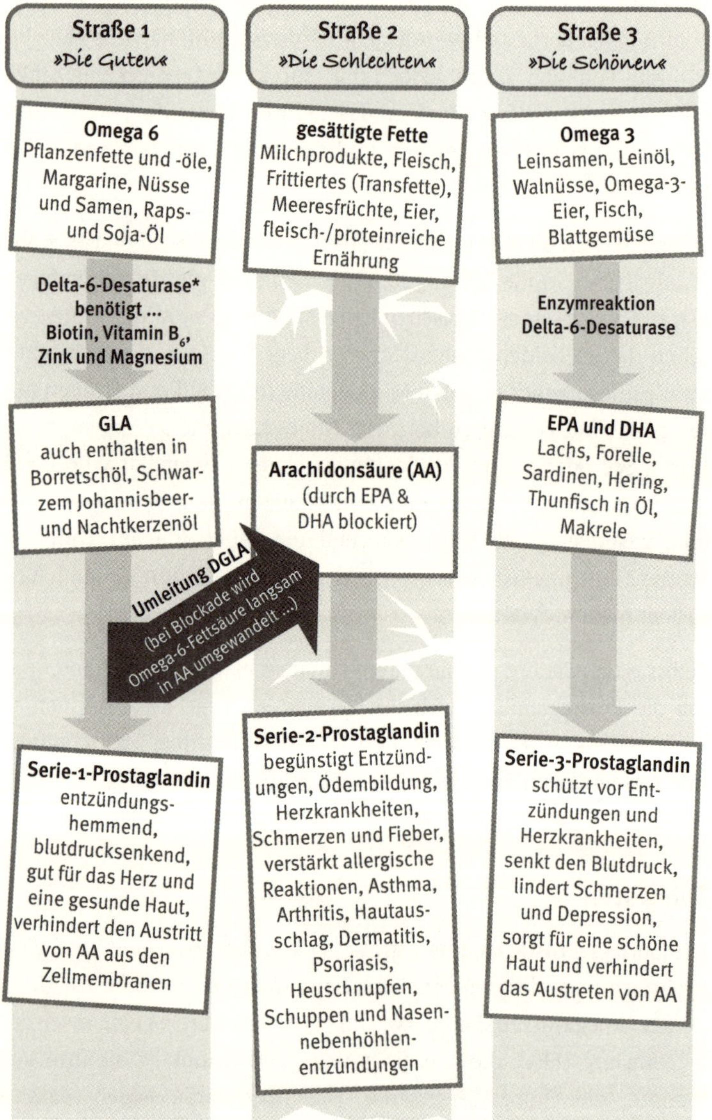

*Bei der Delta-6-Desaturase handelt es sich um eine langsame Enzymumwandlung, die durch den Verzehr von zu viel Fleisch und Milchprodukten/gesättigten Fettsäuren (AA), extremen Stress, einen hohen GI (hohen Insulinspiegel), Alkohol und Transfetten blockiert werden kann. Eine Dysfunktion der Delta-6-Desaturase kann jedoch auch genetisch oder altersbedingt sein.

AA (Arachidonsäure), DGLA (Dihomogamma-Linolensäure), EPA (Eicosapentaensäure), DHA (Docosahexaensäure), GLA (Gamma-Linolensäure)

weil sie essenziell für unsere Gesundheit sind. Unser Körper kann sie nicht selbst herstellen. Deshalb können sich, führen wir sie dem Körper nicht durch die Nahrung zu, Mangelerscheinungen einstellen. Serie-1-Prostaglandine verbessern die Blutzirkulation, senken den Blutdruck und verringern Entzündungsreaktionen wie Hautausschläge, PMS und Gelenkschmerzen. Voraussetzung ist allerdings, dass die »Straße« nicht blockiert ist.

Omega-6-Fettsäuren liefern uns Maiskeim-, Sesam-, Distel- und Rapsöl, Sonnenblumenkerne, Sojabohnen, Walnüsse, grüne Kürbiskerne, Borretschöl*, Nachtkerzenöl*, Schwarzes Johannisbeeröl*, Leinsamen und Leinöl sowie grünes Blattgemüse.

Die mit Sternchen gekennzeichneten Öle enthalten Gamma-Linolensäure (GLA), die der Körper leichter in Serie-1-Prostaglandine umwandeln kann.

Ist Straße 1 bei Ihnen blockiert und weist sie Schäden auf?

Wie bereits oben erwähnt, führt Straße 1 zu einem ruhigen, klaren See, das heißt zu einer schönen, reinen Haut. Dies ist allerdings nicht immer der Fall, denn die Straße kann durch verschiedene Faktoren, die unserer Ernährung oder unserer Lebensweise geschuldet sind, blockiert sein, und dann wird der Verkehr wie bei Straßenbauarbeiten umgeleitet und die gesunden Omega-6-Fettsäuren landen auf der Müllkippe am Ende von Straße 2. Es ist außerordentlich wichtig zu erkennen, ob Ihre Straße 1 blockiert ist, können doch alle in Ihrem Körper verfügbaren ungesättigten Omega-6-Fettsäuren genau in diesem Moment auf die Entzündungen verursachende Straße 2 umgeleitet werden.

Anhand des folgenden Fragebogens können Sie feststellen, ob bei Ihnen eine Omega-6-Blockade oder ein Mangel an Omega-6-Fettsäuren vorliegt.

Fragebogen zu Omega-6-Fettsäuren

Kreuzen Sie alle Symptome an, die auf Sie zutreffen:

- ☐ ekzemartige Hautausschläge
- ☐ Haarausfall
- ☐ vorzeitiges Altern
- ☐ Verhaltensstörungen, Hyperaktivität
- ☐ Nieren- oder Leberdegeneration*
- ☐ extremer Wasserverlust über die Haut (trockene Haut) in Kombination mit extremem Durst*
- ☐ häufig auftretende Infekte wie Erkältungen und Pilzinfektionen
- ☐ schlechte Wundheilung
- ☐ Sterilität (bei Männern)*
- ☐ Fehlgeburten*
- ☐ Gelenkschmerzen*
- ☐ Regelschmerzen, PMS, Brustschmerzen während der Regel
- ☐ Zysten in der Brust/den Eierstöcken*
- ☐ Herz-Kreislauf-Probleme*
- ☐ verzögertes Wachstum bei Kindern*

Treffen drei und mehr Symptome auf Sie zu, lesen Sie »Lässt sich eine Blockade von Straße 1 reparieren?«

Bei extrem trockener Haut, vorzeitiger Alterung und Faltenbildung, Hautausschlag oder PMS können Nachtkerzenöl-Kapseln – in Kombination mit Omega-3-Kapseln bzw. einer Ernährung, die reich an Omega-3-Fettsäuren ist – helfen.

Leiden Sie unter Symptomen, die mit Sternchen gekennzeichnet sind, sollten Sie Ihren Arzt konsultieren, da diese auch andere Ursachen haben können.

Lässt sich eine Blockade von Straße 1 reparieren?

Damit Ihre Omega-6-Fettsäuren in GLA und danach in chemische Verbindungen umgewandelt werden können, die für eine schöne, glatte Haut sorgen, sind zwei Enzymreaktionen erforderlich: die Delta-6-Desaturase und die Delta-5-Desaturase.

Folgende Faktoren können zu einer vorübergehenden Blockade einer – oder beider – dieser Enzymreaktionen führen:

- chronischer Stress oder Angst
- eine hohe Insulinausschüttung (durch Lebensmittel mit hohem glykämischem Index)
- Transfette, wie sie in frittierten Speisen, süßem Gebäck, Milchprodukten, Chips, Margarine und Produkten mit hydriertem Pflanzenöl enthalten sind

Auch die genetische Veranlagung hat Einfluss darauf, wie unser Körper auf Omega-6-Fettsäuren reagiert. Doch selbst einer genetisch bedingten Blockade lässt sich durch Ernährungsumstellungen begegnen. Rückmeldungen meiner Klienten lassen vermuten, dass sich Symptome einer Omega-6-Blockade vermeiden lassen, wenn man täglich Green Water (S.337) trinkt. Dies könnte auf den hohen Magnesiumgehalt oder die alkalisierende Wirkung des flüssigen Chlorophylls zurückzuführen sein. Zur Beseitigung einer Blockade von Straße 1 beitragen können darüber hinaus auch Vitamin B_6, Biotin, Zink, Vitamin B_3 und Vitamin C.

Nachtkerzenöl-Präparate sorgen für eine bessere Feuchtigkeitsversorgung der Haut und machen sie glatter und widerstandsfähiger, insbesondere wenn man sie mit Omega-3-Präparaten und den sechs oben genannten Vitaminen und Mineralstoffen kombiniert.

Frage »Ich habe Nachtkerzenöl ausprobiert und es hat nicht geholfen. Wie vom Hersteller empfohlen, habe ich täglich zwei Kapseln genommen. Trotzdem blieb meine Haut extrem trocken. Was mache ich falsch?«

Antwort Die Dosis war zu gering. Wenn Sie eine extrem trockene Haut haben, die schnell altert und geradezu nach Feuchtigkeit schreit, versuchen Sie es mit Nachtkerzenöl in therapeutischen Dosen. Sie werden verblüfft sein, wie schnell sich eine Wirkung einstellt und wie gut das Ergebnis ist. Da Nachtkerzenöl den Arachidonsäurespiegel im Körper erhöht, kann man davon allerdings Pickel bekommen. Um dies zu vermeiden, sollte man es immer mit einem Omega-3-Präparat kombinieren.

Dosierung: Erwachsene sollten täglich – in mehreren kleinen Dosen – 5–6 g Nachtkerzenöl zu sich nehmen (dies entspricht am Ende des Tages etwa 500–600 mg GLA). Lesen Sie auf dem Beipackzettel Ihres Präparats nach, wie viel Gramm eine Kapsel enthält. Enthält eine Kapsel 1000 mg Nachtkerzenöl, sollten Sie zum Frühstück sowie zum Mittag- und Abendessen jeweils zwei Kapseln nehmen. Die Kapseln sollten das Öl möglichst in flüssiger Form enthalten. Die besten Ergebnisse erzielt man, wenn man sie mit einer proteinhaltigen Mahlzeit einnimmt.

Wichtig: Bei manchen Menschen können sich die Symptome durch die Einnahme von Nachtkerzenöl noch verschlimmern. Dies ist in der Regel auf einen Mangel an Omega-3-Fettsäuren zurückzuführen, der zur Folge hat, dass der Körper nicht mehr in der Lage ist, Serie-3-Prostaglandine zu produzieren. Deshalb sollten Sie täglich Omega-3-Fettsäuren über die Nahrung (z. B. in Form von gemahlenen Leinsamen, Leinöl oder fettem Fisch wie Lachs, Sardinen, Forellen, Hering und Makrelen zu sich nehmen, denn wie sich gezeigt hat, unterstützt die aus diesen Lebensmitteln hergestellte Eicosapentaensäure (EPA) die entzündungslindernde Wirkung des Nachtkerzenöls. Nachtkerzenöl-Präparate sollten nicht eingenommen werden, wenn Sie wegen einer Schizophrenie mit Phenothiazinen behandelt werden. Nachtkerzenöl kann die Wirkung von Medikamenten mit den Wirkstoffen Chlorpromazin und Trifluoperperazin herabsetzen. Unabhängig davon sollten Sie vor der Einnahme von Nachtkerzenöl stets den Arzt konsultieren, wenn Sie mit Medikamenten behandelt werden.

Die Schlechten

Leukotriene und Thromboxane heißen die Rowdys, die allerhand Schaden in Ihrem Körper anrichten können. Denn sie verursachen Hautentzündungen, verengen unsere Blutgefäße, lösen Asthma-Anfälle aus und verschlimmern Schmerzen. Leukotriene können Asthma-Anfälle, atopische Ekzeme/Dermatitis, Schuppenflechte, Arthritis und Herz-Kreislauf-Erkrankungen (atherosklerotische Plaques) verursachen. Thromboxane fördern die Verengung von Blutgefäßen und die Verklumpung von Blutplättchen, die zu Herz-Kreislauf-Erkrankungen und Präeklampsien während der Schwangerschaft führen können.

Woher kommen Leukotriene und Thromboxane?

Leukotriene und Thromboxane werden aus der Arachidonsäure (AA) gebildet, die hauptsächlich in tierischen Lebensmitteln wie Rindfleisch (einschließlich Leber und sämtlichen Innereien, Steaks etc.), Eiern (insbesondere im Eigelb), Hähnchen-, Truthahn- und Lammfleisch, Kalbfleisch, Meeresfrüchten und Milchprodukten wie Milch, Sahne, Käse und Eiscreme enthalten ist, die reich an gesättigten Fettsäuren sind und deshalb nur in geringen Mengen verzehrt werden sollten. Geflügelhaut, Schweinefleisch, minderwertiges Hackfleisch (wie man es in Hamburgern findet), fettes Rindfleisch und viele Desserts sollte man wegen ihrer minderen Qualität und ihres besonders hohen Gehalts an gesättigten Fettsäuren gänzlich meiden. Das Gleiche gilt für frittierte Speisen und Margarine, denn sie enthalten schädliche Transfette, die sich im Körper wie gesättigte Fette verhalten.

Was können Sie tun, damit »die Schlechten« Ihnen nicht länger schaden?

Bestimmte Nahrungsmittel, Mineralstoffe und Vitamine können zum Schutz vor den schädlichen Wirkungen der »schlechten« Fette beitragen. Dazu zählen etwa Zwiebeln, Knoblauch, Ingwer, Kurkuma, Flavonoide, Vitamin E, Selen, Carotine (aus Früchten und Gemüse mit intensiver Farbe wie zum Beispiel Möhren) sowie Eicosapentaensäure

(EPA) aus Lachs, Forellen, Sardinen, Heringen, Makrelen und Nahrungsergänzungen mit Fischöl.

Wissenschaftler haben herausgefunden, dass EPA in therapeutischen Dosen die Bildung von Substanzen verhindern kann, die Entzündungen und Blutgefäßverengungen verursachen. Wie wäre es also gleich heute Abend mit gebratenem Lachs mit reichlich roter Zwiebel, Knoblauch, Ingwer und grünem Gemüse. Oder mit einer leckeren Forelle oder einem Kichererbsen-Curry mit Kurkuma, Zwiebel, Knoblauch, Ingwer und Möhren?

Darüber hinaus sollten Sie unbedingt weniger gesättigte Fette zu sich nehmen, vorübergehend auf Milchprodukte verzichten und Ihren Fleischkonsum reduzieren.

Frage »Wie führe ich meinem Körper Kalzium zu, wenn ich auf Milchprodukte verzichten soll? Wie viel Kalzium sollte ich zu mir nehmen?«

Antwort Mein Ernährungsprogramm verzichtet vollständig auf Milchprodukte, da diese bei empfindlichen Menschen Entzündungen verursachen können. Der schnellste Weg, um Akne, Hautausschläge, Cellulite und altersbedingte Hautprobleme loszuwerden, besteht darin, Milch und Milchprodukte vollständig aus der Ernährung zu verbannen.

Neben Milch und Milchprodukten gibt es eine ganze Reihe anderer Lebensmittel, die gute Kalziumlieferanten sind (siehe unten). In der Schwangerschaft und der Stillzeit sowie nach dem 40. Lebensjahr kann es jedoch auch ratsam sein, zusätzlich ein Kalziumpräparat einzunehmen.

Milchfreie Kalziumlieferanten

Der Kalziumgehalt ist in Klammern angegeben.

- 255 g Buckellachs* (543 mg)
- 250 ml mit Kalzium angereicherte Sojamilch^ (300 mg)
- 255 g Regenbogenforelle* (219 mg)
- 220 g Kichererbsen (210 mg)
- 3 TL Tahina-Paste (192 mg)
- 100 g Sojamehl (180 mg)
- 150 g braunes Bohnenmus (155 mg)
- 450 g Blattkohl, gekocht (150 mg)
- 160 g Kidneybohnen aus der Dose (138 mg)
- 225 g weiße Bohnen (130 mg)
- 37 g Sardinen (aus der Dose) mit Gräten (111 mg)
- 150 g Wachsbohnen* (110 mg)
- 180 g Brokkoli, gekocht (90 mg)
- 100 g Sojabohnen, gekocht (90 mg)
- 2 EL gemahlene Leinsamen (80 mg)
- 2 EL Carobpulver (56 mg)
- 85 g gebackener Snapper (34 mg)

^ Achten Sie darauf, dass die Sojamilch aus Sojabohnen und nicht aus Sojaprotein hergestellt ist und kaufen Sie am besten ein Bioprodukt.

* gekocht (Lachs mit Gräten aus der Dose hat einen höheren Kalziumgehalt)

Erwachsene mit Hautproblemen sollten für die Dauer des 8-Wochen-Programms täglich 800 mg (Schwangere und stillende Mütter 1000 mg) Kalzium in Form einer Nahrungsergänzung zu sich nehmen. Beachten Sie aber, dass es bei gleichzeitiger Einnahme von Kalzium, Zink und Kupfer zu Wechselwirkungen kommen kann und dass ein Zuviel an Kalzium zu Eisenmangel führen kann. Deshalb sollten Sie, bis sich der Zustand Ihrer Haut gebessert hat, täglich nicht mehr als 1000 mg Kalzium zu sich nehmen.

Die Schönen

Die Omega-3-Fettsäuren hatte ich eingangs bereits kurz erwähnt, sehen wir uns nun an, woher sie kommen und weshalb sie so »schön sind«. Reich an Omega-3-Fettsäuren sind Kaltwasserfische wie Sardinen, Forellen, Lachs, Makrele und Hering. Leinöl und gemahlene Leinsamen bestehen zu etwa 50 % aus Omega-3-Fettsäuren. Geringere Mengen finden sich in frischen Walnüssen und grünem Blattgemüse.

Die gesundheitsfördernde Wirkung der Omega-3-Fettsäuren

Omega-3-Fettsäuren besitzen eine ganze Reihe gesundheitsfördernder Eigenschaften. Sie wandeln sich in EPA um, die Entzündungen lindert und für eine bessere Durchfeuchtung der Haut sorgt. Darüber hinaus tragen sie zur Normalisierung des Blutdrucks bei, wirken sich positiv auf das Herz-Kreislauf-System aus und können das Risiko bestimmter Krebsarten senken.

Um festzustellen, ob bei Ihnen Symptome eines Mangels an Omega-3-Fettsäuren vorliegen, füllen Sie bitte den folgenden Fragebogen aus.

Fragebogen zu Omega-3-Fettsäuren

Kreuzen Sie alle der im Folgenden aufgelisteten Symptome an, die dreimal in der Woche oder häufiger bei Ihnen auftreten:

- ☐ allgemeine Schwäche
- ☐ schlechtes Sehvermögen*, Sie benötigen eine Brille
- ☐ Lernschwierigkeiten
- ☐ Koordinationsschwierigkeiten*
- ☐ Verhaltensänderungen, Hyperaktivität
- ☐ Kribbeln in Armen oder Beinen*
- ☐ trockene Haut

Treffen drei oder mehr Symptome auf Sie zu, könnte bei Ihnen ein Mangel an Omega-3-Fettsäuren vorliegen. Bedenken Sie aber bitte, dass diese Symptome auch durch andere Faktoren verursacht sein können. Bei den mit Sternchen gekennzeichneten Symptomen sollten Sie Ihren Arzt konsultieren.

Wissenschaftlichen Studien zufolge haben Omega-3-Fettsäuren auch eine positive Wirkung bei Bluthochdruck*, erhöhten Triglyceridwerten, dem Sticky-Platelet-Syndrom*, Ödemen*, nachlassenden geistigen Fähigkeiten*, einem langsamen Stoffwechsel*, Netzhaut-/Augenproblemen, Morbus Crohn und Asthma. Isst man einmal wöchentlich Fisch, kann darüber hinaus das Schlaganfallrisiko* um bis zu 43 % und das Risiko, an einer Herzkrankheit zu versterben, um bis zu 38 % gesenkt werden. Wenn Sie vermuten, dass Sie mehr Omega-3-Fettsäuren zu sich nehmen sollten, essen Sie am besten zwei- bis dreimal wöchentlich fetten Fisch, beziehen gemahlene Leinsamen bzw. Leinöl in Ihre Ernährung ein oder nehmen an den Tagen, an denen Sie keinen Fisch essen, ein Fischölpräparat ein. Um eine therapeutische Wirkung zu erzielen, sollte die tägliche EPA-/DHA-Dosis bei etwa 2000 mg liegen. Es kann bis zu zwölf Wochen dauern, bis Mangelerscheinungen abklingen.

Wie beim Fragebogen gilt auch hier: Bei den mit Sternchen gekennzeichneten Symptomen sollten Sie Ihren Arzt konsultieren.

Nahrungsmittel mit hohem Gehalt an Omega-3-Fettsäuren

Besonders reich an Omega-3-Fettsäuren sind Leinsamen und Leinöl. In geringeren Mengen sind sie in Sojabohnen, Weizenkeimen, Walnüssen, Johannisbeersamenöl, Braun- und Rotalgen und dunkelgrünem Blattgemüse enthalten. Der Gehalt an Omega-3-Fettsäuren ist in Klammern angegeben.

- 2 EL Leinsamen (3500 mg)
- 32 g Walnüsse (2200 mg)
- 113 g Lachs (2000 mg)
- 2 Omega-3-Eier (1114 mg)
- 113 g Jakobsmuscheln, gekocht (1100 mg)
- 200 g Sojabohnen, gekocht (700 mg)
- 113 g Heilbutt, gebacken (620 mg)
- 113 g Tofu (360 mg)
- 113 g Kürbis (340 mg)
- 180 g Blumenkohl (210 mg)
- 2 TL gemahlene Gewürznelken (200 mg)
- 2 TL Senfsamen (200 mg)
- 180 g Brokkoli, gedämpft (200 mg)
- 100 g Blattkohl (180 mg)
- 100 g Kohl, gekocht (170 mg)

* Beachten Sie, dass die in Klammern angegebenen Mengen an Omega-3-Fettsäuren unter der therapeutischen Tagesdosis an EPA/DHA liegen.

Gute EPA- und DHA-Lieferanten

- 100 g Hering (1710–1810 mg)*
- 100 g Atlantiklachs (1090–1830 mg)*
- 100 g Sardinen (980–1700 mg)*
- 100 g frischer Thunfisch (240–1280 mg)*
- 100 g Makrele (340–1570 mg)*
- 100 g Regenbogenforelle (840–980 mg)*
- 1 EL Leinöl (850 mg)
- 100 g Thunfisch in Wasser (Dose), abgetropft (260–730 mg)*
- Nahrungsergänzungen pro Kapsel (300–500 mg)
- 1 EL Leinsamen, im Ganzen oder gemahlen (220 mg)
- 2 Scheiben Leinsamen-Sojabrot (180 mg)

* Der EPA-/DHA-Gehalt variiert je nach Fischfanggebiet. Darüber hinaus ist er abhängig davon, ob der Fisch richtig gelagert wurde, ob die Haut intakt ist und wie er gegart wurde.

Um optimal von den gesundheitlichen Vorzügen dieser Omega-3-Fettsäuren zu profitieren, empfiehlt Udo Erasmus, der Autor des Buches »Fats that Heal, Fats that Kill«, frischen Fisch zu essen und ihn nicht zu braten. Auch die Haut sollte mitgegessen werden, da sie große Mengen der gesundheitsfördernden Fette enthält. Um zu vermeiden, dass die Fettsäuren durch Sauerstoff, Licht oder hohe Temperaturen zerstört werden, sollte man den Fisch am besten im Ganzen dämpfen. Nach dem Verzehr von fettem Tiefseefisch dauert es ca. drei Wochen, bis der Körper diese Omega-3-Fettsäuren verwerten kann.

Diese Omega-3-Produkte sollten Sie meiden:

- Omega-3-Margarinen enthalten ungesunde Transfette. Stattdessen empfiehlt sich Butter, frische Avocado oder kalt gepresstes Olivenöl.
- Bereits gemahlene Leinsamen können, selbst wenn sie im Kühlregal gelagert wurden, ranzig sein.
- Wenn abgepackte Walnüsse einen bitteren oder unangenehmen Geschmack haben, sollte man sie nicht essen, denn sie könnten ranzig sein. Walnüsse sollten einen milden Geschmack haben.

Frage »Wie sind Omega-3-(EPA-/DHA-)Präparate einzunehmen?«

Antwort Fischölkapseln oder Omega-3-Präparate sollten mit den Mahlzeiten eingenommen werden, und zwar am besten zusammen mit hochwertigen Proteinen. Zu den hochwertigen Proteinen zählen Freilandeier, antibiotikafreies Hähnchen, fetter Fisch, Meeresfrüchte, mageres Fleisch, Bohnen und Linsen. Die Fettsäuren werden besser absorbiert, wenn Sie das Präparat mit einer proteinhaltigen Mahlzeit einnehmen. Stellen sich nach der Einnahme von Fischölkapseln Verdauungsprobleme ein, folgen Sie den Ratschlägen zur Verbesserung der Verdauung im Kapitel »Verstopfung und schlechte Darmgesundheit« (S. 43), warten danach zwei Wochen und beginnen dann erneut mit der Einnahme der Kapseln.

Wichtig

Fischöl und Leinöl sind natürliche Blutverdünner. Deshalb sollten Sie auf Omega-3-Präparate verzichten, wenn Sie unter der Bluterkrankheit leiden, kurz vor einer Operation stehen oder blutverdünnende Medikamente, wie zum Beispiel Aspirin, einnehmen. Bekommen Sie von Leinöl Durchfall, reduzieren Sie die Dosis.

Leinöl wird sehr schnell ranzig. Kaufen Sie deshalb nur Leinöl in dunklen Glasflaschen (kein Plastik) aus dem Kühlregal. Bewahren Sie das Öl stets im Kühlschrank auf und verbrauchen es innerhalb von fünf Wochen. Um es länger frisch zu halten, kann Leinöl auch in der Gefriertruhe gelagert werden. Leinöl darf nicht erhitzt werden. Ganze Leinsamen sind hitzeresistenter.

2000 mg entsprechen etwa sechs Kapseln täglich. Enthält ein Produkt 180 mg DHA und 120 mg EPA pro Kapsel, entspricht dies insgesamt 300 mg EPA/DHA. Bei einer Tagesdosis von sechs Kapseln, wären dies also 1800 mg. Die restlichen 200 mg müssten Sie sich über die Nahrung, beispielsweise in Form von grünem Blattgemüse, Leinöl oder Leinsamen zuführen.

Wie viel Omega-3-Fettsäure benötigt ein Erwachsener?

Zur Vorbeugung würde ich Ihnen täglich 600 mg EPA + DHA empfehlen. Leiden Sie jedoch unter Akne, Schuppen, trockener Haut, Cellulite, Hautausschlag, Psoriasis, Rosazea oder Faltenbildung und vorzeitiger Alterung, empfiehlt sich eine therapeutische Tagesdosis von 2000 mg EPA/DHA, die Sie über den Tag verteilt einnehmen sollten (z. B. zwei Kapseln zum Frühstück, zwei zum Mittag- und zwei zum Abendessen (siehe Warnhinweis oben). An Tagen, an denen Sie frischen Fisch essen, können Sie auf die Nahrungsergänzung verzichten. Nehmen Sie außerdem täglich 1–2 EL Leinöl zu sich.

Frage »Ist Olivenöl gut für mich?«

Antwort Ja, denn Olivenöl ist reich an Omega-9-Fettsäuren. Sie sind zwar, anders als die Omega-3- und die Omega-6-Fettsäuren, keine essenziellen Fettsäuren, aber das aromatische Öl hat, vor allem wenn es kalt gepresst ist, eine ganze Reihe gesundheitlicher Vorzüge. So enthält kalt gepresstes Olivenöl das Antioxidans Hydroxytyrosol, das uns vor tödlichen Genmutationen schützt. Darüber hinaus enthält es eine ungewöhnlich hohe Menge an Squalen, das ebenfalls antioxidative Eigenschaften hat und das Risiko von Krebserkrankungen senken kann.

Wussten Sie, dass zu stark gegrilltes oder gebratenes – verbranntes – Fleisch voller krebserregender Stoffe steckt? Wissenschaftler haben jedoch herausgefunden, dass beim Braten mit kalt gepresstem Olivenöl weniger dieser krebserregenden Stoffe gebildet werden. Kalt gepresstes Olivenöl kann Ihr Grillfleisch also ein wenig gesünder machen. Denken Sie aber daran, dass kalt gepresstes Olivenöl keine hohen Temperaturen verträgt, und beginnt das Öl in der Pfanne zu rauchen, entstehen sogar Transfette. Kaufen Sie also nicht einfach irgendein Olivenöl, sondern investieren Sie in ein hochwertiges kalt gepresstes Produkt. Denn bei der Raffinierung von Speiseölen gehen in der Regel sämtliche gesundheitsfördernden Inhaltsstoffe, wie zum Beispiel Phenole und Vitamin E, verloren.

Tipps für die Umsetzung in die Praxis

Um Ihrem Körper mehr Omega-3-Fettsäuren zuzuführen, sollten Sie mindestens zweimal pro Woche fetten Tiefseefisch essen, und zwar keinen Dosenthunfisch, sondern frischen Fisch, der reich an EPA und DHA ist. Eine große Auswahl an Fischgerichten finden Sie im Rezeptteil (S. 368). Sehr zu empfehlen sind darüber hinaus Omega-3-Eier (nach Möglichkeit von Hühnern aus Freilandhaltung oder biologischer Aufzucht). Außerdem sollten Sie regelmäßig gemahlene Leinsamen und Leinöl zu sich nehmen. Wenn Sie keinen Fisch essen (oder an fischfreien Tagen) können Sie Ihr Salatdressing oder die Getränke aus dem Rezeptteil, etwa den Hautfestigenden Drink, den Beeren-Smoothie, den Zitronendrink mit Lecithin und Leinöl oder den Birnendrink für empfindliche Haut noch mit 1 EL Leinöl anreichern. Um optimal von einer omega-3-reichen Ernährung zu profitieren, sollten Sie gleichzeitig weniger gesättigte Fette zu sich nehmen.

Wenn Sie Fleisch braten, reiben Sie die Pfanne vorher mit etwas Olivenöl aus und legen Sie das Fleisch nach dem Braten auf Küchenpapier, um das überschüssige Fett zu entfernen. Ein guter Tipp ist auch, Rosmarinextrakt in die Olivenölflasche zu geben, damit während der Lagerung seine antikarzinogenen Eigenschaften nicht verloren gehen.

Das Wichtigste noch einmal in Kürze

- Mit dem richtigen Fett können Sie Ihre Haut im wahrsten Sinne von innen heraus befeuchten.
- Zu »den Guten« und »den Schönen« zählen GLA (Nachtkerzenöl), EPA, DHA (fetter Fisch) und Omega-3-Fettsäuren (Leinsamen).
- Reduzieren Sie den Konsum von zuckerhaltigen, verarbeiteten Lebensmitteln, gesättigten Fetten und Milchprodukten und vermeiden Sie Stress.
- Rotes Fleisch sollte höchstens zweimal pro Woche auf den Tisch kommen, und die Fleischportionen sollten nicht größer und dicker als eine Handfläche sein.
- Verzichten Sie während des achtwöchigen Programms vollständig auf Milchprodukte.
- Nehmen Sie täglich 1–2 EL gemahlene Leinsamen oder Leinöl zu sich (Leinöl enthält mehr Omega-3-Fettsäuren als gemahlene Leinsamen).
- Essen Sie zwei- bis dreimal pro Woche »fetten« Fisch. Besonders zu empfehlen sind Forelle und Sardinen, da sie die Säureproduktion weniger stark anregen als andere Fische mit hohem Gehalt an Omega-3-Fettsäuren.
- Um einen therapeutischen Effekt zu erzielen, sollten Erwachsene täglich etwa 2000 mg EPA/DHA zu sich nehmen.
- Verwenden Sie kalt gepresstes Olivenöl zum Kochen.

Regel Nr. 3: Weniger essen

Ich muss gestehen, dass ich erst seit Kurzem nach dieser Devise lebe. Tatsächlich habe ich das genaue Gegenteil gemacht. Früher nahm ich jeden Tag drei üppige Hauptmahlzeiten zu mir und aß dazwischen jede Menge Snacks. Mein Partner pflegte zu sagen: »Du bist ständig am Essen!« Und das, obwohl ich meinen Klienten empfahl, über den Tag verteilt mehrere kleine Mahlzeiten zu sich zu nehmen. Auf diese Weise werden der Stoffwechsel und die Fettverbrennung angekurbelt. Denn gibt man dem Körper nicht die Möglichkeit hungrig zu sein, legt er weniger Fettreserven für eventuelle »Notzeiten« an. Allerdings hat diese populäre Ernährungstheorie auch einen großen Nachteil. Denn allem Anschein nach kurbelt man mit den vielen Mahlzeiten nicht nur den Stoffwechsel an, sondern beschleunigt auch den Alterungsprozess.

Andererseits sind Hunderte wissenschaftlicher Studien immer wieder zu den gleichen Ergebnissen gekommen: Essen Sie weniger und Sie leben länger, der Alterungsprozess setzt später ein und Sie können Ihr Krebsrisiko senken. Eine Erklärung dafür ist, dass eine geringere Nahrungsaufnahme die Produktion von Anti-Aging-Hormonen wie Melatonin anregt.

Melatonin

Melatonin ist ein Hormon, das vorwiegend nachts im Schlaf ausgeschüttet wird. Es wird in der Zirbeldrüse im Zwischenhirn produziert und hat wissenschaftlichen Erkenntnissen zufolge eine antioxidative Wirkung, die vor DNA-Schädigungen schützt – eine wichtige Funktion, denn die DNA gibt Anweisungen an die Hautzellen und eine geschädigte DNA kann zu alterungsbedingten Hautschäden führen. Darüber hinaus regt Melatonin die Produktion des Anti-Aging-Enzyms Glutathion-Peroxidase an und trägt zur Stärkung des Immunsystems und zur Stressminderung bei.

Kinder haben von Natur aus einen hohen Melatoninspiegel. Mit zunehmendem Alter lässt die Fähigkeit des Körpers, Melatonin zu produzieren jedoch nach. Tatsächlich gehen viele Wissenschaftler davon aus, dass der nächtliche Melatoninspiegel mit zunehmendem Alter absinkt, was wiederum physische Alterserscheinungen wie Faltenbildung und Veränderungen der Pigmentierung bedingt.

Produziert der Körper nicht genug Melatonin, kann dies mit folgenden Begleiterscheinungen einhergehen:

- der Alterungsprozess setzt ein
- es treten Einschlafschwierigkeiten auf
- man fühlt sich selbst nach einem achtstündigen Schlaf unausgeschlafen
- die Menstruation kommt nur unregelmäßig
- die Menopause setzt bereits früh ein

Niedrigere Melatoninspiegel können zudem die Lebensdauer verkürzen. Glücklicherweise haben Wissenschaftler eine Möglichkeit gefunden, um die Melatoninausschüttung auch im fortgeschrittenen Alter anzuregen, und zwar nicht mit Medikamenten, sondern mithilfe des eigenen Körpers.

Eine im Journal of Clinical Endocrinology & Metabolism veröffentlichte Studie zeigt, wie sich der Melatoninspiegel durch die Ernährung beeinflussen lässt. Die Studie erstreckte sich über einen Zeitraum von zwölf Jahren und wurde an Rhesusaffen durchgeführt. Nimmt die Melatoninausschüttung bei diesen Säugetieren doch mit zunehmendem Alter im gleichen Maße ab wie beim Menschen. Affen wurden auf eine kalorienreduzierte Diät gesetzt und nahmen 30 % weniger Futter zu sich als die aus 50 Tieren bestehende Kontrollgruppe. Wie viele andere Studien zeigte auch diese Langzeitstudie, dass sich bei den Tieren, die kleinere Mengen fraßen, die Melatoninwerte fantastisch entwickelten und dass alte Affen, die weniger fraßen, sogar deutlich mehr Melatonin produzierten als junge Tiere, die größere Futtermengen zu sich nahmen.

Studien an Affen und Ratten haben gezeigt, dass eine maßvolle Kalorienreduktion bei alternden Tieren nicht nur die Melatoninproduktion verbessert, sondern auch das Körperfett reduziert, den Blutzuckerspiegel senkt und altersbedingte Gesundheitsprobleme und das Krebsrisiko erheblich reduzieren kann. Und ähnlich überwältigende Ergebnisse haben sich nicht nur in Tierexperimenten, sondern auch bei Menschen gezeigt (lesen Sie dazu »Das Dorf der ewigen Jugend«, S. 98).

Das bedeutet nun aber keineswegs, dass Sie sich nur einmal drei Monate lang auf eine kalorienreduzierte Diät setzen müssen, um sich zu fantastischen Melatoninwerten und einem langen Leben zu verhelfen. Denn die Wissenschaftler stellten ebenfalls fest, dass eine Kurzzeitdiät über einen Zeitraum von zwei bis drei Monaten keinen Einfluss auf die Melatoninproduktion hat und auch das Krebsrisiko, wenn überhaupt, nur geringfügig senken kann, sondern dass es, um dies zu erreichen, darauf ankommt, die Essgewohnheiten dauerhaft umzustellen.

Frage »Wie schaffe ich es, dauerhaft 30 % weniger zu essen? Muss ich mein Leben lang Kalorien zählen?«

Antwort Nein. Wenn Sie jedoch bereits im Kalorienzählen geübt sind, können Sie damit natürlich weitermachen. Allerdings würde ich Ihnen empfehlen, nach spätestens einem Monat damit aufzuhören, denn ich finde, es erschwert die Speisenzubereitung doch erheblich und kann einem sogar die Lust an einem gesunden Lebensstil und am Essen verderben.

Am einfachsten lässt sich die Kalorienaufnahme mit diesen beiden Tipps reduzieren:

- Nehmen Sie einen Standardessteller, füllen Sie ihn zur Hälfte mit Salat oder gekochtem Gemüse und richten auf der anderen Seite eine kleine (etwa handtellergroße und -dicke) Portion Fleisch oder Fisch und eine kleine Portion Vollkorn-Kohlenhydrate an.
  - Als körperlich arbeitender Mann dürfen Sie sich ein paar Kalorien zusätzlich gönnen, sollten aber nie mehr essen als die Menge, die gerade so auf einen Essteller passt, ohne dass er überquillt.
  - Verzichten Sie auf eine zweite Portion.
  - Wenn Sie abnehmen wollen, lassen Sie das Dessert weg.

- Bei schwereren Mahlzeiten, etwa mit Pasta und Fleisch, das Essen auf einem Essteller anrichten und etwa ein Drittel der Portion wieder vom Teller nehmen. Sind Sie sehr hungrig, können Sie noch einen Salat dazu essen.
  - Nehmen Sie täglich drei Mahlzeiten (= je ein Essteller) zu sich und ziehen Sie dabei 30 % ab oder ersetzen Sie 50 % durch Gemüse.
  - Achten Sie darauf, dass möglichst viel grünes Gemüse auf dem Teller ist. Das hält am besten jung und sorgt für einen ausgeglichenen Säure-Basen-Haushalt.

Wichtig

Essen Sie ohnehin schon wie ein Spatz, dürfen Sie Ihre Portionen nicht um weitere 30 % reduzieren. Leiden Sie unter Anorexie oder Bulimie oder essen am Tag nur eine kleine Portion, beschleunigen Sie dadurch nicht nur die Faltenbildung, sondern können unter Umständen sogar ernsthaft krank werden. Verwechseln Sie das Kalorienreduzieren unter keinen Umständen mit Hungern. Denn Letzteres schadet nicht nur Ihrem Aussehen, sondern vor allem Ihrer Gesundheit.

Frage »Ich bin übergewichtig und sehe furchtbar aus. Ich weiß, ich sollte weniger essen. Ich habe es auch versucht, aber mir fehlt einfach die Willensstärke, um Sport zu treiben und auf Süßes zu verzichten. Wie schaffe ich es, meine Abnehmbemühungen nicht weiter selbst zu sabotieren?«

Antwort Wenn es Ihnen an Willenskraft fehlt und Sie Ihre Bemühungen selbst sabotieren, ist dies ein Zeichen dafür, dass Sie sich auf Scheitern programmiert haben. Das lässt sich mit positiven Selbstgesprächen und Übungen zur Förderung des Selbstvertrauens rückgängig machen, vorausgesetzt, Sie machen dies täglich und mit Überzeugung. Wenn Sie dann noch den Satz »Ich habe genug gehabt, ich verdiene mehr« zu Ihrem Motto machen, sind Sie bereit, Ihre Gesundheitsziele beharrlich zu verfolgen.

Neigen Sie dazu, zu viel zu essen, sollten Sie sich immer vor Augen halten, dass Essen kein Ersatz für Liebe ist, sondern einfach nur Brennstoff, der Ihrem Körper die Energie zum Leben liefert. Nicht mehr und nicht weniger. Ich weiß, Essen kann ein großartiger Tröster sein, doch es ist besser, sich selbst mit aufbauenden Worten zu trösten. Solche positiven, tröstenden Worte haben keine negativen Begleiterscheinungen – davon nimmt man nicht zu.

Sie wissen nun zwar, dass Sie Ihre Portionen um 30 % reduzieren sollten, doch was sollten Sie essen?

- hochwertige Kohlenhydrate
- hochwertige Proteine
- mehr Anti-Aging-Food

Frage »Was sind Kohlenhydrate und sind sie schlecht für mich? Ich lese immer wieder widersprüchliche Informationen.«

Antwort Einige Kohlenhydrate sind gut für Sie, andere, zum Beispiel Produkte aus raffiniertem Weißmehl, sind es weniger. Zu den Kohlenhydraten zählen im wesentlichen Zucker – sowohl natürliche Zucker wie Fruchtzucker als auch raffinierte Zucker, Stärken und alle Arten von Fasern.

In Form von Stärke finden sich Kohlenhydrate in Kartoffeln, Brot, Nudeln, Reis und Getreide. Auch Gemüse und Hülsenfrüchte enthalten Kohlenhydrate, und der in Milchprodukten enthaltene Milchzucker (Laktose) ist ebenfalls ein Kohlenhydrat.

Hochwertige Vollkornprodukte sind wichtig für Gesundheit und Vitalität. Wussten Sie, dass Kohlenhydrate, genauer gesagt Glukose, der einzige Brennstoff ist, den unser Gehirn verwerten kann? Wird es nicht langsam und kontinuierlich mit Glukose versorgt, leidet unsere intellektuelle Fähigkeit, wir können uns nicht mehr richtig konzentrieren, und der Körper schaltet in den Überlebensmodus. Das heißt, er beginnt Fett und Eiweiß in Brennstoff für das Gehirn umzuwandeln – eine mühsame Aufgabe. Dadurch fühlen wir uns müde. Nehmen wir dann eine hochwertige Kohlenhydratmahlzeit zu uns, funktioniert das Gehirn wieder normal. Kohlenhydrate können also durchaus unsere

Freunde sein, vorausgesetzt, man isst sie in Maßen und sucht sich die heraus, die gut für uns sind.

Das ist Ihnen zwar möglicherweise bereits bekannt, doch ich möchte, dass Sie die beiden Arten von Kohlenhydraten etwas besser kennenlernen. Die erste Gruppe bezeichne ich als schnelle Kohlenhydrate, die zweite als langsame Kohlenhydrate.

Die schnellen Kohlenhydrate stehen dem Körper eine gute Weile, jedoch nicht allzu lang, zur Verfügung. Nehmen wir beispielsweise den Donut. Er wird Ihrem Gaumen einen Augenblick eines unvergesslichen Genusses bescheren, und der Energieschub, den Ihr Gehirn durch ihn bekommt, sorgt dafür, dass Sie sich augenblicklich großartig fühlen. Doch die Energie wird schnell nachlassen, und Sie werden nun vielleicht nach einem Stück Kuchen greifen, in der Hoffnung, dass sich dieses Gefühl erneut einstellt. Doch nach diesem zweiten Genuss und einem kurzen Energieschub passiert das Gleiche: Die Energie ist im Nu wieder verpufft.

Und es gibt da noch ein weiteres Problem bei den schnellen Kohlenhydraten: Sie liefern dem Gehirn zwar Glukose, viele von ihnen haben jedoch einen sehr geringen Nährstoffgehalt, sodass der Körper diese nicht richtig verwerten kann und auf die eigenen Vitamin- und Mineralstoffreserven zurückgreift, etwa auf das Chrom, das mit dafür sorgt, dass die Glukose in unsere Zellen gelangt. Wir bekommen so zwar einen Energieschub, doch die Chromreserven gehen mehr und mehr zur Neige, und die Energie ist bald wieder verpufft.

Zu den schnellen Kohlenhydraten zählen u. a.

Kuchen und alle Arten von süßem Gebäck, Weißbrot, Fladenbrot und Vollkornbrot, Pfannkuchen, Saucen, weißer Reis (insbesondere Jasminreis), Reis-/Maiskuchen, Reiscracker (auch Vollkornprodukte), Kartoffeln (insbesondere Kartoffelpüree), Kartoffelchips, die meisten Frühstückscerealien, einschließlich vieler Mais- und Kleieprodukte, einige Müsliriegel, Bonbons und andere Süßigkeiten, Kaffee, Sportgetränke.

Zu den schnellen Kohlenhydraten zählen Nahrungsmittel und Getränke, die einen hohen glykämischen Index (GI), aber einen zu geringen Nährwert haben, um vom Körper verwertet werden zu können. Schnelle Kohlenhydrate sind nicht gut für die Haut, weil sie viele der besten Nährstoffe »rauben«, die wir für eine gesunde Haut benötigen. Der Genuss von schnellen Kohlenhydraten kann zu Hautproblemen wie Pickeln, Hautausschlägen und vorzeitiger Hautalterung führen.

Was versteht man unter dem glykämischen Index?

Der glykämische Index (GI) gibt an, wie Lebensmittel, insbesondere der Kohlenhydratgehalt von Lebensmitteln, den Glukosespiegel im Blut (landläufig Blutzucker genannt) beeinflussen. Bei Nahrungsmitteln mit niedrigem GI liegt der Index zwischen 0 und 55, bei einem mittleren GI liegt er zwischen 56 und 69 und bei einem hohen GI liegt er über 70,27.

In der Liste nicht berücksichtigt wurden eine Reihe gesünderer Nahrungsmittel mit hohem GI, wie Amaranth (97), Datteln (103), Hirse (71), Pastinaken (97), Kürbis (75), Tapioka (70), Wassermelone (72), brauner Reis (66–80), die neben Glukose auch nicht unbeträchtliche Mengen an Vitaminen und Mineralstoffen enthalten.

Frage »Warum sind Lebensmittel mit hohem glykämischem Index schlecht für mich?«

Antwort Diese Lebensmittel können schlecht für Sie sein, wenn Sie sie täglich und in sehr großen Mengen zu sich nehmen, denn sie verlangen der Bauchspeicheldrüse viel Arbeit ab und dadurch kann es unter Umständen zu Funktionsstörungen kommen. Das kann dazu führen, dass die Bauchspeicheldrüse mit der Zeit nicht mehr in der Lage ist, richtig einzuschätzen, wie viel Insulin sie ausschütten muss. Anfänglich ist das zwar nicht weiter tragisch … die Bauchspeicheldrüse fängt an, zu viel Insulin auszuschütten, was zu einem extremen Abfall des Blutzuckerspiegels führt, der wiederum zur Folge hat, dass das Gehirn plötzlich keinen Brennstoff mehr hat und wir uns antriebslos fühlen. Es kann aber auch sein, dass man verwirrt oder reizbar ist oder die Muskeln ihren Dienst versagen. All dies sind Anzeichen einer Hypoglykämie. Im Extremfall kann es sogar zu einer Ohnmacht kommen.

Ist die Bauchspeicheldrüse gesund, wird sie auf Schwankungen des Blutzuckerspiegels reagieren, indem sie sofort Insulin ans Blut abgibt. Ist sie jedoch erschöpft, weil sie zu viel Insulin ausschütten muss, fängt sie unter Umständen an, Fehler zu machen, und es kommt zu Blutzuckerstörungen wie Hypoglykämie und Typ-2-Diabetes.

Fallbeispiel

Eine 27-jährige Frau konsultierte mich, weil sie immer wieder unter Muskelschwäche, Brain Fog (»Gehirnnebel«), unstillbarem Durst und häufigen Erkältungen litt. Außerdem hatte sie Pickel auf der Stirn und wurde nach den Mahlzeiten von starker Müdigkeit übermannt. Ich empfahl ihr, den Arzt zu konsultieren, um sich auf eine eventuelle Glukoseintoleranz testen zu lassen. Dabei stellte sich heraus, dass sie unter einer Hypoglykämie litt. Der Arzt verordnete ihr ein Chrom-Präparat mit B-Vitaminen und Magnesium. Dazu begann sie mit dem achtwöchigen Ernährungsprogramm. Bereits nach einer Woche stellte sich nach dem Essen keine Müdigkeit mehr ein und der Durst nahm ab. In der fünften Woche waren auch die Pickel verschwunden.

Nehmen Sie pro Tag nicht mehr als einen schnellen Kohlenhydrat-Snack zu sich, das heißt, trinken Sie täglich nur eine Tasse Kaffee (oder zwei Tassen schwachen Kaffee) und ersetzen Sie das Weißbrot durch ein gesundes Vollkornbrot.

Zu den langsamen Kohlenhydraten zählen u. a.
die meisten Früchte, vor allem Beeren und Äpfel, Avocado, das meiste Gemüse, Vollkornprodukte, Haferflocken, Basmatireis, Mandeln, Paranüsse und andere Nüsse, Leinsamen, Kürbiskerne etc., Weizennudeln, Pastasaucen auf Tomatenbasis, Hummus, Johannisbrotkernmehl, Sushi, Bohnen, Honig, Stevia (ein pflanzliches Süßungsmittel), Sojamilch, Linsen, Kichererbsen.

Die langsamen Kohlenhydrate unterscheiden sich oft schon äußerlich von ihren schnellen Kollegen. Denn sie sind zumeist nicht weiß und fluffig, sondern kommen, wie zum Beispiel die Linse und die Sojabohne, in einem mehr oder weniger rustikalen Gewand daher, das man sogar mitessen kann. Langsame Kohlenhydrate zeichnen sich durch einen guten Nährstoffgehalt aus und gehen, wie der Name vermuten lässt, die Dinge langsam an und sorgen so für eine nachhaltige Energieversorgung. Ihr Gehirn wird begeistert sein! Sie ahnen es vielleicht schon: Zu den langsamen Kohlenhydraten zählen Obst und Gemüse, aber auch Vollkornbrote mit Körnern sowie einige Produkte, die von Natur aus einen niedrigen glykämischen Index haben.

Langsame Kohlenhydrate fördern das Denk- und Konzentrationsvermögen, versorgen den Körper langsam und stetig mit Brennstoff und sorgen so für ein dauerhaftes Wohlgefühl. Bei den meisten Nahrungsmitteln mit hohem Proteingehalt wie Fleisch, Meeresfrüchten und Eiern, liegt der glykämische Index bei Null, da sie keine oder nur wenig Kohlenhydrate enthalten.

Auch Vollkornprodukte zählen zu den langsamen Kohlenhydraten, allerdings nur, wenn sie ganze Körner enthalten. Denn sie liefern selbst die Nährstoffe – B-Vitamine und Chrom –, die zur Verarbeitung der Kohlenhydrate benötigt werden, und greifen deshalb seltener unsere Nährstoffreserven an.

Das Spurenelement Chrom

Frage »Ich habe gehört, Chrom sei gut für mich. Würden Sie mir die Einnahme eines Chrompräparats empfehlen?«

Antwort Unter Umständen ja. Chrom ist so wichtig für Ihre Gesundheit und Ihr Wohlbefinden, weil es eine wichtige Rolle beim Transport der Glukose in die Zellen spielt. Wenn Sie Anzeichen eines Chrommangels feststellen, sollten Sie sofort eine entsprechende Nahrungsergänzung nehmen, denn durch die Ernährung allein lassen sich diese Symptome nur schwer rückgängig machen.

Ein Chrommangel kann sowohl einen mit Erschöpfungssymptomen einhergehenden niedrigen Blutzuckerspiegel als auch das Gegenteil – einen hohen Blutzuckerspiegel und einen Typ-2-Diabetes – verursachen.

Wie viel Chrom braucht der Körper?

Die amerikanische Food and Drug Administration empfiehlt für Erwachsene eine Tagesdosis von 120–200 µg. Diesen Chrombedarf können Sie sowohl durch den Verzehr bestimmter Lebensmittel als auch durch die Einnahme von Nahrungsergänzungen decken.

Wichtig

Nehmen Sie nicht mehr als 250 µg Chrom pro Tag zu sich, denn zu hohe Dosen können die Insulinproduktion hemmen. Leiden Sie unter einem insulinabhängigen Diabetes, lassen Sie sich vor der Einnahme eines Chrompräparats von Ihrem Arzt beraten, denn Chrompräparate verändern den Blutzuckerspiegel und in Kombination mit einer medikamentösen Insulinbehandlung könnte dies gefährlich sein (bei Einnahme eines Chrompräparats müsste die Insulindosis verringert werden, was jedoch nur unter ärztlicher Aufsicht geschehen darf).

Fragebogen zu Chrom

Kreuzen Sie alle Symptome an, die Sie regelmäßig (mindestens dreimal pro Woche) bei sich feststellen:

- ☐ Schwindelgefühle und Reizbarkeit, wenn Sie einige Stunden nichts gegessen haben
- ☐ Akne/Pickel
- ☐ Ängstlichkeit
- ☐ häufiges Bedürfnis nach Essen
- ☐ Heißhunger auf Süßes und Kohlenhydrate
- ☐ extremes Hungergefühl
- ☐ extremer Durst
- ☐ Schwäche in den Beinen
- ☐ Erschöpfung
- ☐ übermäßiges Schwitzen
- ☐ Aufmerksamkeitsstörungen und Hyperaktivität
- ☐ Depression

Treffen mehr als drei Symptome auf Sie zu, sollten Sie für die Dauer des achtwöchigen Programms ein Chrompräparat einnehmen. Sind die Symptome danach nicht verschwunden, konsultieren Sie bitte Ihren Arzt, denn viele dieser Symptome sind auch charakteristisch für einen Typ-2-Diabetes.

Erwachsene, die Symptome eines Chrommangels zeigen, sollten sich, insbesondere wenn sie Kohlenhydrate zu sich nehmen, zusätzlich täglich 60–200 µg Chrom in Form eines Nahrungsergänzungsmittels zuführen, das man am besten mit einer Proteinmahlzeit einnimmt, damit es der Körper besser aufnehmen kann. Besonders zu empfehlen sind Chrom-Picolinat-Präparate, die der Körper leichter absorbieren kann. Nach meiner Erfahrung sind nicht alle Chrompräparate gleich wirkungsvoll. Gute Ergebnisse lassen sich jedoch mit Präparaten erzielen, die aus einer Kombination von Chrom-Picolinat, Chromchlorid, den B-Vitaminen B_1, B_2, B_3 (Nicotinamid), B_5, B_6 und B_{12} sowie Vitamin C, Vitamin D_3, Folsäure, Magnesium, Mangan und Zink bestehen.

Gute Chromlieferanten sind unter anderem

- 1 EL Bierhefe (bis zu 60 µg)
- 100 g Leber von Tieren aus biologischer Aufzucht (42 µg)
- 28 g Weizenkleie/Weizenkeime (32,5 µg)
- 180 g Brokkoli (22 µg)
- 70 g Romana-Salat (15,6 µg)
- 60 g rohe Zwiebel (12,4 µg)
- 100 g Truthahnfleisch (10,4 µg)
- 300 g rohe Tomate (9 µg)
- 250 ml Traubensaft (7,5 µg)
- 180 g gekochte Erbsen (6 µg)
- 1 Vollkorn-Toastie (4 µg)
- 1 TL getrockneter Knoblauch (3 µg)

Fallbeispiel

Eine 70-jährige Frau mit erhöhten Blutzuckerwerten konsultierte mich. Ihr Arzt hatte ihr gesagt, ihr Blutzuckerspiegel müsse in regelmäßigen Abständen von vier Monaten überprüft werden, um festzustellen, ob die hohen Werte Vorboten eines Typ-2-Diabetes sein könnten. Ich empfahl ihr die Einnahme eines Chrompräparats, das sie vier Monate lang zwei- bis dreimal täglich mit den Mahlzeiten einnahm. Ihre Ernährung blieb im Wesentlichen unverändert, da sie sich bereits vegetarisch ernährte und Körnerbrot aß. Lediglich den Kuchen und die Kekse zum Frühstückstee und den Zucker im Kaffee ließ sie weg. Als ihr Arzt vier Monate später erneut ihren Blutzucker bestimmte, war der Wert heruntergegangen. Der Arzt war begeistert.

Getreideprodukte und Körner

Um dem Körper genug Körner und Getreideprodukte zur Verfügung zu stellen, sollten Sie darauf achten, Folgendes regelmäßig zu sich zu nehmen: Körnerbrote (mit einem GI zwischen 43 und 49), Soja- und Leinsamenbrot (36–50), Haferflocken (42), Müsli (34–56), Haferkleie (55), Perlgraupen (25), brauner Reis (66–80), Basmatireis (58), Vollkornroggen (54), Buchweizen (54; Buchweizen ist ein sogenanntes Pseudogetreide, er ist glutenfrei und reich an Flavonoiden) und Hirse (wegen ihrer alkalisierenden Wirkung).

Gluten

Gluten ist ein Protein, das in Getreide wie Weizen, Roggen, Hafer, Dinkel und Gerste enthalten ist. Es verleiht Brotteigen Elastizität und sorgt dafür, dass sie schön aufgehen. Manche Menschen haben jedoch Probleme mit der Verdauung von Gluten, insbesondere, wenn sie unter einer genetisch bedingten Zöliakie leiden.

Die Zöliakie ist eine Erkrankung, bei der das Gluten die Darmschleimhaut schädigt. Der Körper kann die Nährstoffe dann nur noch schwer aufnehmen. Dadurch kommt es zu einem Nährstoffmangel und es treten Symptome wie Blähungen und Hautausschläge auf. Bei Menschen, die unter einer Zöliakie leiden, genügt schon ein Sandwich, und sie fühlen sich müde und aufgebläht und schlimmstenfalls sogar richtig krank. Eine Glutenunverträglichkeit kann die Hautkrankheit Dermatitis herpetiformis auslösen, die mit vielfältigsten unangenehmen Symptomen wie Bläschenbildung, juckenden, brennenden Ekzemen oder Quaddeln einhergehen kann.

Der folgende Fragebogen kann Ihnen Aufschluss darüber geben, ob Sie Symptome einer Glutenunverträglichkeit zeigen.

Fragebogen zu Zöliakie

Kreuzen Sie alle Symptome an, die Sie dreimal wöchentlich oder häufiger bei sich feststellen:

- □ Erschöpfung, Muskelschwäche
- □ eine Anämie, die nicht auf eine Behandlung anschlägt
- □ Völlegefühl, Magenkrämpfe, Flatulenz
- □ Durchfall oder Verstopfung
- □ Schwindel, Erbrechen
- □ unerklärlicher Gewichtsverlust

Bei Erwachsenen eher seltener auftretende Symptome sind unter anderem:

- □ Neigung zu blauen Flecken
- □ Mundgeschwüre
- □ Unfruchtbarkeit, Fehlgeburten
- □ Muskelkrämpfe
- □ Dermatitis herpetiformis (siehe oben)
- □ Bewusstseinsstörungen
- □ schmerzende Knochen und Gelenke

Treffen drei oder mehr Symptome auf Sie zu, sollten Sie Ihren Arzt konsultieren und sich auf eine eventuelle Zöliakie testen lassen. Fällt der Befund negativ aus, können Sie sich zuerst einmal beglückwünschen und sollten dann prüfen, ob bei Ihnen eventuell eine Glutenunverträglichkeit vorliegt. Um dies festzustellen, verzichten Sie ein bis zwei Monate auf glutenhaltige Nahrungsmittel. Glutenfreie Gerichte finden Sie im Rezeptteil (S. 337). Haben Sie den Eindruck, dass durch die glutenfreie Ernährung eine Besserung der Symptome eintritt, machen Sie die Gegenprobe, das heißt, essen Sie wieder glutenhaltige Lebensmittel und beobachten, ob sich die negativen Reaktionen erneut einstellen.

Frage »Gluten soll nicht gut für die Gesundheit sein. Sollte ich deshalb auf Weizen und andere glutenhaltige Lebensmittel verzichten?«

Antwort Nicht unbedingt. Wenn Sie nicht unter einer Zöliakie leiden oder Symptome einer Glutenunverträglichkeit zeigen (siehe Fragebogen), besteht keine Notwendigkeit glutenhaltige Produkte zu meiden. Haben Sie Verdauungsprobleme, die sich bessern, sobald sie auf Gluten verzichten, könnte dies ein Anzeichen für eine Glutenintoleranz sein, und Sie sollten sich weiterhin glutenfrei ernähren. Zu den glutenfreien Getreide- bzw. Pseudogetreidesorten zählen Reis, Mais, Amaranth, Buchweizen, Hirse und Quinoa.

Hochwertige Proteine

Proteine sind unverzichtbar für die Gesundheit und sind der Hauptbaustoff für Muskeln, Blut, Haare, Nägel und innere Organe wie das Gehirn. Sie sind notwendig für die Wundheilung und eine gesunde Haut. Bei einem Proteinmangel wird die Haut schlaff, denn führt man sich mit der Nahrung nicht ausreichend »vollständige« Proteine zu, holt sie sich der Körper aus den Muskeln und anderem Gewebe. Die Folgen können ein kraftloser Körper, dünnes, brüchiges Haar und eine schlechte Wundheilung sein.

Nimmt man jedoch zu viel Protein zu sich, wird das überschüssige Eiweiß entweder in Energie umgewandelt oder im Körper als Fett eingelagert. In Energie wird es allerdings nur dann umgewandelt, wenn keine Kohlenhydrate (der bevorzugte Energielieferant des Körpers) oder kein Fett verfügbar sind.

Um festzustellen, ob bei Ihnen möglicherweise ein Proteinmangel vorliegt, füllen Sie bitte den folgenden Fragebogen aus.

? Fragebogen zu Proteinen

Kreuzen Sie alle Symptome an, die regelmäßig (dreimal pro Woche oder häufiger) bei Ihnen auftreten:

- ☐ langsame Wundheilung
- ☐ Ödeme (geschwollene Hände/Füße/Bauch)
- ☐ Abnahme der Muskelmasse
- ☐ schlaffe Haut
- ☐ Anämie
- ☐ schlechte Verdauung
- ☐ Fettleber (vom Arzt diagnostiziert)
- ☐ Haarausfall (keine erblich bedingte Glatzenbildung)

Treffen mehr als drei Symptome auf Sie zu, müssen Sie eventuell mehr Protein zu sich nehmen. Es kann allerdings auch sein, dass Sie Ihre Nahrung nicht richtig verdauen.

Haben Sie eine schlechte Verdauung, lesen Sie bitte noch einmal das Kapitel »Verstopfung und schlechte Darmgesundheit« (S. 43), das der Gesundheit des Magen-Darm-Trakts gewidmet ist.

Wie viel Protein benötigt der Körper am Tag?

Etwa 65–100 g gegartes Fleisch – zum Beispiel Hähnchenfleisch –, zwei kleine magere Koteletts, zwei Scheiben Braten oder ein halbes Brustfilet sind ausreichend, um den Tagesbedarf an Eiweiß zu decken. Ebenso liefern Ihnen 80–120 g Fisch oder zwei Eier ausreichend Eiweiß. Vegetarier können Ihren Tagesbedarf mit Linsen, Bohnen, Kichererbsen, Spalterbsen oder Sojabohnen decken. Vorwiegend sollte das Protein aus Fisch, Eiern, magerem Fleisch, Hülsenfrüchten und Samen stammen. Dabei ist jedoch die Qualität der Proteine von entscheidender Bedeutung.

Die Wahl der richtigen Proteine

Hähnchenfleisch Ob sie nun aus Käfig- oder Freilandhaltung stammen – dem Futter von Hühnern werden regelmäßig Antibiotika beigemischt, zum Teil, um die Ausbreitung von Infektionskrankheiten (in den oft sehr kleinen Käfigen oder Ställen) zu verhindern, aber auch, um das Wachstum der Tiere zu beschleunigen. Isst man dieses Fleisch, gelangen Teile dieser Antibiotika auch in unseren Körper, und da Antibiotika Bakterien abtöten, können sie auch die gesunden Bakterien unserer Darmflora vernichten, was unter Umständen zu gesundheitlichen Problemen führen kann. Von Ärzten wird die routinemäßige Anreicherung des Futters mit Antibiotika darüber hinaus kritisiert, weil der übermäßige Einsatz von Antibiotika die Entstehung antibiotikaresistenter Bakterienstämme begünstigt.

Lassen Sie sich als Konsument nicht in die Irre führen: Auf den Verpackungen oder in der Werbung behaupten die Züchter zwar gerne, sie verzichteten auf den Einsatz von Wachstumshormonen, was in Deutschland ohnehin verboten ist. Der Einsatz von Antibiotika, die das Wachstum ebenfalls fördern, ist jedoch, zumindest teilweise, legal. Erklärt ein Züchter also nicht ausdrücklich, seine Tiere seien antibiotikafrei, ist mit hoher Wahrscheinlichkeit davon auszugehen, dass sie es nicht sind. Doch seien Sie unbesorgt: Der gelegentliche Verzehr von Hähnchen aus konventioneller Aufzucht ist unproblematisch. Man sollte ihn nur sehr in Grenzen halten. Geflügel aus biologischer Aufzucht, teilweise aber auch Tiere aus Freilandhaltung werden hingegen mit antibiotikafreiem Futter aufgezogen und sind deshalb die beste Wahl.

Eier Auch bei Eiern kommt es auf die Qualität an. Eier von Hennen aus Käfighaltung sind häufig minderwertiger, haben weichere Schalen und hellere Dotter. Die Schalen sind weicher, weil es den Tieren, die ausschließlich in Ställen gehalten werden, an Sonnenlicht und damit an Vitamin D mangelt. Darüber hinaus haben sie nicht die Möglichkeit, sich frei zu bewegen und im Gras zu picken und so mineralstoffreiche Erde aufzunehmen. Ein hellerer Dotter kann ein Zeichen für einen geringeren Vitamin-B-Gehalt sein. Eine leuchtend orange Farbe findet man hingegen meist bei Omega-3-Eiern. Qualitativ hochwertige Eier haben eine feste Schale, einen leuchtend gelben Dotter, und das Eiweiß ist nicht dünnflüssig wie Wasser. Kaufen Sie nach Möglichkeit antibiotikafreie Freiland- oder Bio-Eier oder aber Omega-3-Eier.

Rotes Fleisch Rotes Fleisch ist im Rahmen des Ernährungsprogramms erlaubt, allerdings sollte es unbedingt mager und von guter Qualität sein. Besonders zu empfehlen ist Lammfleisch (das vor der Zubereitung vollständig vom Fett befreit werden muss), denn es bildet während der Verdauung weniger Säure als Rindfleisch. Auf Fleisch vom japanischen Rind, Hackfleisch und nitrathaltigen Räucherschinken sollten Sie jedoch verzichten.

Rotes Fleisch sollte nicht öfter als zweimal pro Woche auf den Tisch kommen und die Portionen sollten nicht größer und dicker sein als Ihr Handteller. Bei Leber sollte man ausschließlich zu Produkten von Tieren aus biologischer Aufzucht greifen, denn bei Tieren aus konventioneller Aufzucht kann die Leber als »Chemielabor« des Körpers stark mit Pestiziden belastet sein.

Fisch Meeresfrüchte, insbesondere Fisch, sind reich an Omega-3-Fettsäuren, Eiweiß sowie Vitamin B_{12} und B_6 und enthalten nur wenig gesättigte Fette. Es wird empfohlen, mindestens zweimal wöchentlich Fisch zu essen. Fischliebhaber, die häufiger als zweimal pro Woche Fisch essen, haben übrigens ein geringes Risiko, an Hautausschlägen, Psoriasis, Herzerkrankungen und Depression zu erkranken.

Einige Fische sind jedoch wegen ihres hohen Quecksilbergehalts gesundheitlich bedenklich. Quecksilber ist ein Element, das nicht nur in der Natur vorkommt, sondern auch über Industrieabwässer in die Nahrungskette gelangt. Besonders belastet sind vor allem größere Fische, die größere Futtermengen zu sich nehmen. Abzuraten ist deshalb von Haifisch, großen Snappern, Schwertfisch, Marlin, Barsch (Granatbarsch), Barramundi, Leng und größeren Thunfischen (Weißer Thun, Südlicher Blauflossen-Thunfisch).

Eine Quecksilbervergiftung macht sich erst nach einer gewissen Zeit mit Symptomen wie Reizbarkeit, Kopfschmerzen und Gedächtnisverlust bemerkbar und kann sogar zu Unfruchtbarkeit und Fehlgeburten führen. Deshalb sollten Sie vor einer Schwangerschaft vollständig auf stark mit Quecksilber belasteten Fisch verzichten. Darüber hinaus wird empfohlen, nach dem Verzehr von stark belastetem Fisch mindestens zwei Wochen weder Fisch noch Meeresfrüchte zu essen.

Unbesorgt genießen können Sie dagegen Fische wie Lachs, Forelle, Sardine und Hering, die allesamt reich an Omega-3-Fettsäuren sind, sowie Fische und Schalentiere mit geringem Quecksilbergehalt wie Seehecht, Brassen, Garnelen, Flundern, Hummer und Austern, um nur einige zu nennen. Und als gesunden Snack empfehle ich Ihnen zweimal wöchentlich 95 g Thunfisch aus der Dose, denn Dosenthunfisch stammt von kleineren Tieren.

Pflanzliches Eiweiß (nicht nur für Vegetarier) Wird Eiweiß richtig verdaut, wird es in Aminosäuren aufgespalten, die der Körper dafür verwendet, uns gut aussehen und uns wohlfühlen zu lassen. Es gibt etwa 22 Aminosäuren, die der Körper benötigt und die er, mit Ausnahme der neun sogenannten essenziellen Aminosäuren, auch selbst herstellen kann. Die essenziellen Aminosäuren müssen wir ihm zuführen, indem wir jeden Tag Proteine zu uns nehmen. Um den Eiweißgehalt von vegetarischen Mahlzeiten zu erhöhen, kann man verschiedene Arten pflanzlicher Proteine kombinieren.

Sind Sie Fleischesser, müssen Sie sich Eiweiß, insbesondere pflanzliches Eiweiß, aus mehreren unterschiedlichen Quellen holen, um Ihre Prostaglandine im Gleichgewicht zu halten. Eine einfache Regel hilft Ihnen dabei, aus unvollständigen Proteinen vollständige Proteine zu machen.

Lebensmittel kombinieren, um vollständige Proteine zu bekommen

Lebensmittelgruppe 1 plus	Lebensmittelgruppe 2
Hülsenfrüchte/Samen/Nüsse plus	Getreide
Bohnenkerne, grüne Bohnen, Erbsen, Linsen plus	Reis, Haferflocken, Weizen, Roggen
Tofu, Tempeh, Samen, Kürbiskerne plus	Gerste, Mais, Amaranth
Mandeln, Paranüsse, Soja plus	Hirse

Zu den vollständigen Proteinen zählen Fleisch (Lamm, Rindfleisch, Schweinefleisch, Hähnchen), Meeresfrüchte, Eier und Milchprodukte.

Unvollständige Proteine, das heißt Proteine, die nicht alle essenziellen Aminosäuren enthalten, stammen aus pflanzlichen Quellen. Dazu gehören etwa Sojabohnen und andere Bohnen, Tofu, Tempeh, Erbsen, Linsen, Nüsse und Samen wie Leinsamen, Kürbis- und Sonnenblumenkerne.

Proteineinnahme pro Woche

Als Faustregel bei den Proteinmahlzeiten gilt: Die Portionen sollten nicht größer und dicker sein als Ihre Handfläche. Rotes Fleisch (mageres Lammfleisch, Rindfleisch, Leber von Tieren aus biologischer Aufzucht) sollte nur maximal zweimal in der Woche auf den Tisch kommen. Das Gleiche gilt für weißes Fleisch (z. B. Hähnchenfleisch ohne Haut). Leiden Sie unter Hautausschlag, Dermatitis, Arthritis, Asthma oder einer Herzerkrankung, sollten Sie während des achtwöchigen Programms nur einmal pro Woche Fleisch konsumieren. In der Schwangerschaft und der Stillzeit sollten Sie keinen Fisch mit hohem Quecksilbergehalt essen und sich wegen des erhöhten Proteinbedarfs, den Sie in dieser Zeit haben, von einem Ernährungsberater beraten lassen. Essen Sie zwei- bis dreimal wöchentlich Meeresfrüchte (davon mindestens einmal fetten Fisch). Außerdem sollten Sie täglich eine Kombination aus verschiedenen pflanzlichen Proteinquellen zu sich nehmen.

Achten Sie darauf, täglich Proteine in irgendeiner Form zu sich zu nehmen – nach Möglichkeit bei zwei Hauptmahlzeiten.

Anti-Aging-Food

Um gut auszusehen, genügt es nicht, weniger zu essen. Vielmehr sollten Sie gleichzeitig mehr Nahrungsmittel zu sich nehmen, die die Bildung von gesundem Kollagen fördern und für eine glatte Haut sorgen.

Das Wort Kollagen ist vom griechischen »kolla« abgeleitet, was so viel bedeutet wie Klebstoff. Denn Kollagen ist so etwas wie der Klebstoff, der die Haut zusammenhält. So repariert es etwa die Haut, wenn man sich geschnitten hat, mithilfe einiger weniger Nährstoffe. Aufgrund seiner Gitterstruktur ist das Kollagen besonders strapazierfähig und fast so robust wie Stahl.

Kollagen besteht zu mehr als einem Drittel aus der Aminosäure Glycin sowie aus Prolin und Lysin und anderen Aminosäuren, die in eiweißreichen Lebensmitteln wie Fisch, Eiern, Fleisch, Bohnen und Samen enthalten sind. Lysin und Prolin benötigen darüber hinaus Vitamin C, Eisen und Mangan, um ein starkes Kollagengerüst in der Haut bilden zu können. Außerdem ist zur Kollagenbildung Zink erforderlich. Ein Mangel an Vitamin C, Eisen, Mangan, Zink, Glycin oder Hyaluronan erhöht das Risiko einer vorzeitigen Alterung. Deshalb ist unser Ernährungsprogramm so konzipiert, dass die Gerichte besonders viele dieser Nährstoffe enthalten.

Das Dorf der ewigen Jugend

Seinen Beinamen »das Dorf der ewigen Jugend« verdankt das kleine japanische Dorf Yuzurihara der Tatsache, dass dort sehr viele über 85-Jährige leben. Die Menschen leben jedoch nicht nur länger, sie sind auch berühmt für ihre glatte Haut, ihr volles Haar und ihre beweglichen Gelenke. Ja, die meisten von ihnen benötigen nach Aussage von Dr. Komori, einem der dort ansässigen Ärzte, der mindestens fünf Bücher über das Dorf geschrieben hat, zum Lesen nicht einmal eine Brille. Dr. Komori führt den guten Gesundheitszustand und die wunderbare Haut der Dorfbewohner auf ihre Ernährung mit stärkehaltigem Gemüse zurück, das kalorienarm und reich an Hyaluronan ist. Besteht die Ernährung der Menschen dort doch vorwiegend aus Kartoffeln und Süßkartoffeln, Buchweizennudeln, Hirse, Reis, roten Zwiebeln, Schwertfisch und fermentiertem Soja, das reich an pflanzlichen Östrogenen ist.

Was ist Hyaluronan?

Hyaluronan, früher als Hyaluronsäure bekannt, ist die Flüssigkeit, die alle wichtigen Organe – beispielsweise das Herz – umhüllt und die Haut »unterfüttert«, um sie vor Beschädigungen zu schützen. Hyaluronan ist hydrophil, das heißt, es zieht Wasser an und da es selbst dickflüssig ist, dient es als Schmierstoff für die Gelenke, die sonst wie bei einer Arthritis schmerzen würden. Hyaluronsäure ist Bestandteil von Kollagen und Elastin und man hat sie sogar schon als »Schlüssel zum Jungbrunnen« bezeichnet, denn Studien haben gezeigt, dass sie Falten mildern und die Heilung von Narben, Knochen- und Eingeweidebrüchen, Wunden sowie Knorpel- und Bänderschäden fördern kann. Ein niedriger Hyaluronsäurespiegel begünstigt vorzeitiges Altern, Arthrosen, Mitralklappenprolapse, schlechte Wundheilung und Bindegewebserkrankungen wie Cellulite. Wie viel Hyaluronan der Körper produziert, ist genetisch bedingt. Rauchen beschleunigt den Abbau der Hyaluronsäure im Körper.

Die gute Nachricht ist, dass sich die Hyaluronanproduktion auf natürliche Weise erhöhen lässt, indem man dem Körper Glucosamin, den wichtigsten Baustein der Hyaluronsäure, zuführt. Glucosamin wird auch zur Behandlung bei Gelenkverschleiß eingesetzt. Glucosamin soll den Knorpel wieder aufbauen und dic Funktionsfähigkeit des Gelenks – zumindest teilweise – wiederherstellen. Zur Herstellung von Hyaluronan wird außerdem Magnesium benötigt. Darüber hinaus haben Studien gezeigt, dass ein Zink- und Magnesiummangel Hautanomalien begünstigen kann. Man nimmt an, dass die Menschen in traditionellen Gesellschaften deshalb in der Regel ein hohes Alter erreichen, weil dort Wurzelgemüse, das reich an Magnesium und Zink ist, eine wichtige Rolle in der Ernährung spielt.

Brühen – ein Allheilmittel, auch für die Haut

Die Anti-Aging-Brühe (S.360) enthält viele der Nährstoffe, die zur Herstellung von gesundem Kollagen benötigt werden. Doch um ehrlich zu sein: Das Rezept ist keineswegs neu. Gelten Brühen doch schon seit Jahrhunderten als Allheilmittel gegen alle mögliche Beschwerden, ob sie nun das Bindegewebe, die Haut, die Gelenke, den Verdauungstrakt, die Lunge, die Muskeln oder das Blut betreffen.

Eine gute Brühe legt sich wie ein Schutzfilm über die Darmschleimhaut, hilft bei Verdauungsbeschwerden und sorgt für eine bessere Verdauung. Brühen sind reich an Glycin (eine der wichtigsten Aminosäuren, die der Körper benötigt, um selbst das Antioxidans Glutathion herstellen zu können) und Schwefel. Dadurch unterstützen sie die Entgiftung der Leber und eignen sich gut zur Behandlung von Hautproblemen wie Pickeln und Ausschlägen. Darüber hinaus liefern sie dem Körper Kollagen, Knorpel, Aminosäuren zur Bildung von Bindegewebe, Chondroitinsulfat und Hyaluronan. Auf diese Weise fungieren sie indirekt ebenfalls als Gelenkschmiere und sind deshalb auch Menschen sehr zu empfehlen, die unter Gelenkverschleiß leiden. Hühnerbrühen enthalten außerdem schleimlösend wirkendes Cystein, weshalb sie bei Erkältungen das Mittel der Wahl sind. Richtig zubereitet schmeckt eine Brühe also nicht nur lecker, sondern ist auch eine gute Medizin.

Zur Herstellung einer Brühe benötigen Sie Knochen (am besten mit anhaftenden Fleischresten, Knorpel und Sehnen), die Sie in reichlich Wasser zusammen mit Gemüse kochen. Und zu alledem bekommen Sie so eine wirklich preiswerte Mahlzeit, denn alles, was man dafür braucht, sind Hähnchen- oder Fischkarkassen, Fleischreste vom Vortag oder preiswerte Fleischstücke vom Metzger sowie Gemüseabfälle und -schalen (die im Übrigen besonders wertvoll, weil sehr nährstoffreich sind).

Je länger Sie die Brühe köcheln und damit reduzieren lassen, desto intensiver wird der Geschmack und desto reicher an Mineral- und anderen gesundheitsfördernden Inhaltsstoffen wird sie. Mit einem Trick lässt sich der Mineralstoffgehalt sogar noch erhöhen, indem man nämlich einen ordentlichen Schuss Essig in das Wasser gibt, mit dem die Knochen ausgekocht werden. Denn Essig ist eine schwache Säure, die eine Säure-Basen-Reaktion auslöst. Sie bewirkt, dass die basischen Mineralstoffe aus den Knochen herausgelöst werden.

Ein zweiter Trick besteht darin, die Brühe einen ganzen Tag lang köcheln zu lassen (dabei bei Bedarf immer wieder Wasser nachgießen). Dadurch werden reichlich Kollagen und Nährstoffe aus den Knochen extrahiert. Das kostet zwar Zeit, dafür werden Sie aber mit einer außerordentlich schmackhaften Brühe belohnt, die reich an Kalzium und Phosphor, Magnesium, Kalium, Sulfaten und Fluorid ist und mit der Sie nicht nur Ihrer Haut, sondern auch Ihren Knochen und Zähnen etwas Gutes tun. Das Rezept für die Anti-Aging-Brühe finden Sie im Rezeptteil (S. 360).

Tipps für die Umsetzung in die Praxis

Wenn Sie auch bei Restaurantbesuchen etwas Gesundes essen wollen, suchen Sie auf der Speisekarte nach guten Alternativen und wählen Sie beispielsweise anstelle eines Weißbrot-Sandwichs ein Körner- oder Sauerteigbrot (das nur einen GI von etwa 43 hat). Ist dies nicht möglich, bestellen Sie sich ein mageres Proteingericht wie Thunfisch, Hähnchenfleisch (ohne Haut), Tofu oder mageres Rindfleisch. Auch so lässt sich die glykämische Ladung einer Mahlzeit reduzieren. Oder Sie entscheiden sich einfach für Fisch und Salat und essen Ihre gesunden Vollkorn-Kohlenhydrate zu Hause.

Pflanzliche Proteine richtig kombinieren: Bestellen Sie sich ein thailändisches Reisgericht mit Gemüse, liefert Ihnen dies unter Umständen nicht genug vollständige Proteine. Um die Menge der verwertbaren Proteine in Ihrer Mahlzeit zu erhöhen, empfehle ich Ihnen, sich für ein Reis- und Gemüsegericht zu entscheiden, das auch Cashewkerne und Zuckerschoten enthält. Wenn Sie Haferflocken zum Frühstück essen, geben Sie Soja- oder Mandelmilch und gemahlene Leinsamen dazu, um den Proteingehalt zu erhöhen.

Das Wichtigste noch einmal in Kürze

- Setzen Sie sich zum Ziel, Ihre Nahrungsaufnahme um 30 % zu reduzieren. Denn wenn Sie weniger essen, erhöht sich der Melatoninspiegel in der Nacht, und das hält nicht nur die Haut jung, sondern sorgt auch für einen gesunden Schlaf.
- Beim Mittag- und Abendessen sollte der Teller zur Hälfte mit kalorienarmem Salat oder gekochtem Gemüse gefüllt sein. Die andere Hälfte bietet dann gerade noch Platz für je eine kleine Portion Kohlenhydrate und eine proteinhaltige Speise.
- Bei schweren Mahlzeiten (z. B. Pasta mit Fleisch) sollte der Teller nur zu zwei Dritteln gefüllt sein. Noch besser ist es allerdings, wenn er nur zur Hälfte gefüllt ist und Sie noch einen großen Salat dazu essen.
- Nehmen Sie täglich etwa drei größere Mahlzeiten zu sich.
- Nehmen Sie täglich nur eine Zwischenmahlzeit zu sich (Menschen mit niedrigem Blutzuckerspiegel und Schwangere sollten allerdings zwei Zwischenmahlzeiten einnehmen). Achten Sie darauf, dass Sie stets einen Vorrat an Mandeln und einen Apfel im Haus haben.
- Bevorzugen Sie langsame Kohlenhydrate wie Körnerbrot, braunen Reis und Haferflocken.
- Achten Sie darauf, dass zwei Hauptmahlzeiten ein proteinreiches Nahrungsmittel (Fleisch oder Fisch) enthalten. Handelt es sich um ein tierisches Eiweiß, sollte die Portion nicht größer und dicker sein als Ihre Handfläche. Essen Sie eine vegetarische Mahlzeit, benötigen Sie die doppelte Menge an pflanzlichen Proteinen aus unterschiedlichen Quellen, um aus den unvollständigen pflanzlichen Proteinen vollständige Proteine zu machen (Bohnen, Hülsenfrüchte, Nüsse, Samen + Getreide = vollständiges Protein).
- Weniger zu essen heißt aber nicht, dass Sie hungern sollten.

Regel Nr. 4: Sich schön schlafen

Wie wohltuend ein gesunder Nachtschlaf ist, werden wohl vor allem all jene zu schätzen wissen, die unter Schlaflosigkeit leiden und sich nächtelang im Bett hin- und herwälzen.

Warum ist Schlaf so wichtig?

Im Schlaf schüttet der Körper eine ganze Reihe von Hormonen aus, die einige wichtige Körperfunktionen regulieren. Eines der wichtigsten ist das Melatonin. Licht hemmt die Ausschüttung von Melatonin, Dunkelheit regt sie an. Deshalb erhöhen sich die Chancen einer optimalen Melatoninproduktion, wenn man nachts in einem dunklen Raum schläft. In kleinen Mengen wird Melatonin zwar auch am Tag hergestellt, es sind jedoch die nächtlichen Melatoninspitzen, von denen der Körper am meisten profitiert.

Weshalb ist das Melatonin so wertvoll?

Melatonin ist unverzichtbar für unsere Gesundheit, weil es den Tag-Nacht-Rhythmus steuert. So weiß der Körper, wann er schlafen und wieder aufwachen muss. Darüber hinaus hat es Einfluss auf die Fortpflanzungshormone der Frau und steuert den Beginn und die Dauer der Menstruation, ja es entscheidet sogar darüber, wann die Menopause einsetzt. Und last but not least trägt es zur Erhaltung eines jugendlichen Aussehens bei.

Kinder haben von Natur aus einen hohen Melatoninspiegel, doch mit zunehmendem Alter nimmt die Fähigkeit des Körpers, Melatonin zu produzieren, ab, und es machen sich erste Alterserscheinungen wie zunehmende Faltenbildung, Einschlafschwierigkeiten, Unausgeschlafenheit am Morgen, eine unregelmäßige Periode oder bereits einsetzende Menopause bemerkbar.

Frage »Wenn die Melatoninproduktion mit zunehmendem Alter unweigerlich abnimmt, warum ist ausreichender Schlaf dann immer noch so wichtig?«

Antwort Wie bereits an früherer Stelle erwähnt, haben Wissenschaftler eine Möglichkeit gefunden, die Melatoninausschüttung bei alternden Menschen zu beeinflussen. Man kann in jedem Alter eine gute Melatoninausschüttung haben, wenn man einfach weniger Kalorien zu sich nimmt und auf einen regelmäßigen guten Nachtschlaf achtet. Ausführlichere Informationen dazu finden Sie im Kapitel »Regel Nr. 3: Weniger essen« (S. 78).

Schlaflosigkeit

Schlaflosigkeit kann im wahrsten Sinn des Wortes ein Albtraum sein und kann das Aussehen auf unterschiedlichste Weise beeinflussen. Sichtbare Zeichen sind beispielsweise eine fahle Haut, Tränensäcke und dunkle Ringe unter den Augen. Aber auch die Wundheilung und die Erneuerung der Hautzellen vollziehen sich nachts. Wenn wir dann nicht schlafen können, geht uns wertvolle Verjüngungszeit verloren.

Was raubt uns den Schlaf?

Da gibt es eine ganze Reihe von Faktoren: Stress, Angst oder eine Umgebung, in der wir uns nicht sicher fühlen, um nur einiges zu nennen. Vielleicht hat man sich aber einfach nur selbst antrainiert, ein Nachtmensch zu sein, oder geht schon mit dem Gedanken ins Bett, dass einem wieder eine schlaflose Nacht bevorsteht (und so wird es dann auch sein). Das, was wir gegessen, getrunken oder sonst konsumiert haben, kann unseren Schlaf ebenfalls beeinflussen.

Im Folgenden finden Sie eine Liste mit den häufigsten Ursachen von Schlaflosigkeit:

- Durch säurebildende Speisen und Getränke wie Schweinekoteletts, Zucker und Alkohol wird Säure im Körpergewebe eingelagert, und dies kann ein Grund für einen schlechten Schlaf sein.

- Kaffee, schwarzer und grüner Tee sowie Cola können ebenfalls für Schlaflosigkeit sorgen, denn das darin enthaltene Koffein regt die Adrenalinausschüttung an, die uns wachhält.
- Medikamente, etwa rezeptfreie Erkältungsmittel, Kortikosteroide, Antidepressiva und Bronchodilatatoren, wie sie bei Asthma eingesetzt werden, verschreibungspflichtige Medikamente und illegale Betäubungsmittel können den Schlaf beeinträchtigen.
- Gewohnheiten, etwa das Lesen, Arbeiten oder Fernsehen im Bett, führen dazu, dass das Unterbewusstsein das Bett mit Aktivität anstatt mit Schlafen verbindet.
- Schmerzen, Fieber und Infektionen können sich negativ auf den Schlaf auswirken.
- Depression verändert den REM-Schlaf. Etwa 40 % der Betroffenen leiden auch unter Schlaflosigkeit.
- Traumata, Kummer und das posttraumatische Belastungssyndrom können Auswirkungen auf den Schlaf haben.
- Beeinträchtigt wird der Schlaf aber auch durch eine Schlafapnoe (das berüchtigte Schnarchen).
- Gleiches gilt für die Refluxkrankheit.
- Sorgen, Ängste und Stress sind vermutlich die häufigsten Ursachen von Schlaflosigkeit, denn sie aktivieren das sympathische Nervensystem, das dann Adrenalin und Kortisol ausschüttet. Beide Hormone treiben Sie eher dazu an, zu fliehen oder sich der Krise (und sei sie auch nur eingebildet) zu stellen, und verhindern so den Schlaf.
- Schlafstörungen und Jetlag sind häufig die Folge von Höhenveränderungen und Langstreckenflügen.
- Üppige Mahlzeiten vor dem Zubettgehen können nicht nur den Schlaf, sondern auch die Verdauung beeinträchtigen. Da der Körper die Nahrung im Schlaf nur schwer verdauen kann, ist die Wahrscheinlichkeit, in der Nacht aufzuwachen, groß. Deshalb sollten Sie nach 21 Uhr keine Mahlzeiten mehr einnehmen und Speisen und Getränke meiden, die den Schlaf verhindern. Dazu zählen:
  - säurebildende Speisen und Getränke wie Fruchtsäfte, Spirituosen, Wein, Bier, Softdrinks, Schokolade, Schweinefleisch und Essig
  - stark gewürzte Gerichte

- Eiscreme und andere Süßspeisen, die nicht nur säurebildend wirken, sondern auch den Blutzuckerspiegel, der über Nacht ohnehin ansteigt, zusätzlich erhöhen.
- Zu viel Essen oder Alkohol – nach einem »Gelage« schläft man zwar unter Umständen wie ein Stein. Dies ist jedoch kein gesunder Schlaf, und man fühlt sich danach alles andere als erholt.
- Koffein erhöht die Herzfrequenz, bringt das Nervensystem auf Touren, beeinflusst den Blutzuckerspiegel und regt die Magensäureproduktion an.

So finden Sie in einen gesunden Schlaf

Es ist nicht einfach damit getan, für einen guten Nachtschlaf zu sorgen, genauso wichtig ist es, den Tag richtig zu beginnen. Ein guter Nachtschlaf beginnt schon morgens beim Aufwachen. Wichtig ist, dass Sie immer zur gleichen Zeit aufstehen (selbst wenn es am Vorabend spät geworden ist!) und vor 10 Uhr zehn Minuten Sonne tanken. Dadurch wird die innere Uhr neu gestellt und Sie haben gute Chancen, am nächsten Tag erholt aufzuwachen.

Ein aktiver, produktiver Tag ist das A und O. Powern Sie sich täglich, möglichst am Morgen und nicht kurz vor dem Schlafengehen, mit etwas Sport aus. Erledigen Sie mindestens zwei Aufgaben. Bei Dingen, die man gerne vor sich herschiebt, beispielsweise irgendwelchen Schriftkram oder die Steuererklärung, sollten Sie wenigstens einen Teil sofort erledigen und den Rest auf die folgenden Tage verteilen. Sorgen und Stress können Ihnen den Schlaf rauben, deshalb sollten Sie Ihrem Unterbewusstsein zeigen, dass Sie Ihre Probleme während des Tages gelöst haben. War dies nicht möglich, sollten Sie aufhören, sich nachts im Bett weiter damit herumzuquälen.

Gewöhnen Sie sich ein Zubettgehritual an. Das könnte zum Beispiel ein warmes Bad eine Stunde vor dem Schlafengehen sein. Das wirkt umso besser, wenn Sie Epsom-Salz ins Wasser geben. Es enthält Magnesium, das Ihre Muskeln entspannt.

Das Bett ist dem Schlafen und dem Sex vorbehalten. Ihr Bett ist kein Büro und auch kein Kino. Und es ist auch nicht der Ort, an dem man Abenteuerromane lesen sollte. Ich weiß, es ist wunderbar, im Bett zu liegen und zu lesen, aber wenn Sie unter Schlafstörungen leiden, müssen Sie dafür sorgen, dass Ihr Unterbewusstsein das Bett ausschließlich mit Schlaf verbindet.

Nehmen Sie nach 15 Uhr keinen Kaffee oder andere Stimulanzien mehr zu sich.

Wälzen Sie sich nicht zu lange im Bett herum. Verlassen Sie das Bett, wenn Sie nicht schlafen können. Wenn Sie vergeblich versucht haben, sich mit angenehmen Gedanken und Atemübungen zu entspannen, ist es besser, aufzustehen. Denn die Frustration darüber, dass Sie nicht einschlafen können, hält Sie wach. Machen Sie dann aber nicht den Fehler, E-Mails zu schreiben, Papierkram zu erledigen oder fernzusehen. Denn wer um 2 Uhr nachts das Licht anmacht und irgendwelche mehr oder weniger sinnvollen Arbeiten verrichtet, programmiert seinen Körper nur auf Schichtarbeit, und wenn Sie nicht Schicht arbeiten, soll Ihr Körper die Nacht ja gerade nicht mit Aktivität verbinden. Wollen Sie Ihren Körper aber dazu erziehen, richtig zu schlafen, sollten Sie aufstehen, sich im Dunkeln im Wohnzimmer aufrecht auf ein Kissen oder auf den Boden setzen und sich auf Ihre Atmung konzentrieren, bis Sie sich schläfrig fühlen. Klingt furchtbar? Ja, das ist es auch, vor allem in kalten Nächten, wenn die Heizung schon seit Stunden aus ist. Aber das ist gut so. Denn Ihr Körper wird die nächtliche Schlaflosigkeit rasch mit etwas absolut Qualvollem assoziieren. Das mag er nicht und wird deshalb alles tun, um dies zu vermeiden. Und irgendwann wird er Wohlbehagen mit Ihrem weichen, warmen Bett assoziieren.

Vermeiden Sie große Anstrengungen und Reizüberflutung vor dem Zubettgehen. Den Tag produktiv zu verbringen, ist zweifellos wichtig, doch wenn es ans Zubettgehen geht, sollte man rechtzeitig ein paar Gänge zurückschalten. Machen Sie also drei Stunden vor dem Schlafengehen keine anstrengenden Turnübungen mehr, streiten Sie nicht, sehen Sie sich keine spannenden oder gruseligen Filme oder aufregende Fernsehsendungen an und lesen Sie keine fesselnden Romane. Denn all dies kann dazu führen, dass man noch einmal so richtig aufdreht, anstatt langsam herunterzukommen.

Und dann wäre da noch etwas ... Reden Sie sich niemals ein, unter Schlaflosigkeit zu leiden. Denn Dinge, die man sich einredet, werden schneller Realität als einem lieb ist. Es mag ein bisschen verrückt klingen, doch wenn Sie nachts (wirklich) acht Stunden schlafen und danach ausgeruht aufwachen wollen, sollten Sie sich wie ein Mantra immer wieder sagen: Ich schlafe nachts acht Stunden und wache erholt auf. Fällt es Ihnen schwer, dies mit voller Überzeugung zu sagen, können Sie es auch so formulieren: Wäre es nicht schön, wenn ich nachts acht Stunden schlafen und danach ausgeruht aufwachen könnte?

Tipps für die Umsetzung in die Praxis

Einem guten Nachtschlaf förderlich sind vor allem tryptophanhaltige Nahrungsmittel. Tryptophan ist eine Aminosäure, aus der der Körper die beiden Schlafhormone Serotonin und Melatonin herstellt. Reich an Tryptophan sind unter anderem Milch, Hüttenkäse und Naturjoghurt. Unser Ernährungsprogramm verzichtet zwar auf Milchprodukte, Sie können jedoch stattdessen auf andere Lebensmittel mit hohem Tryptophangehalt wie Sojabohnen, Fisch und Meeresfrüchte, Truthahnfleisch, Vollkornprodukte, Bohnen, braunen Reis, Hummus, Linsen, Haselnüsse, Eier und Sonnenblumenkerne zurückgreifen. Trinken Sie eine halbe Stunde vor dem Zubettgehen ein Glas warme Sojamilch mit einem Teelöffel Honig.

Das Wichtigste noch einmal in Kürze

- Guter Schlaf ist wichtig für ein schönes Hautbild.
- Tanken Sie täglich vor 10 Uhr für zehn Minuten Sonne, um Ihre innere Uhr zu stellen.
- Seien Sie tagsüber aktiv und produktiv.
- Gewöhnen Sie sich ein Zubettgehritual an.
- Das Bett ist dem Schlafen und dem Sex vorbehalten.
- Reden Sie sich niemals ein, Sie könnten ohnehin nicht schlafen, sondern gehen Sie mit dem Vorsatz zu Bett, dass Sie acht Stunden schlafen und danach ausgeruht aufwachen werden.

Regel Nr. 5: Täglich 15 Minuten schwitzen

Haben Sie schon einmal beobachtet, was passiert, wenn man einen Eimer mit Wasser einige Wochen lang im Freien stehen lässt? Das Wasser wird faulig und zu einem Tummelplatz für Fliegen. Lässt man es noch etwas länger stehen, bildet sich am Rand eine Schleimschicht. Unrat fällt hinein und verrottet langsam. Mikroben sterben darin, andere hinterlassen dort ihre Ausscheidungen, und das Wasser verfärbt sich. Um Wasser vor gesundheitsschädlichen Verunreinigungen zu schützen, bedarf es eines Filtersystems. Das Wasser muss in Bewegung bleiben, denn Bewegung ist der Filter der Natur. Sie reinigt, sie regeneriert und gibt neue Energie.

Ähnlich verhält es sich mit unserem Körper. Sind wir aktiv, wird er von unserem lymphatischen System und unserem Blut sauber gehalten. Das mag banal klingen, aber dieser Flow hält uns am Leben, und Bakterien können sich nur schwer ausbreiten. Sind Sie hingegen ein Couch-Potato, dann muss das Herz die meiste Arbeit leisten, um das Blut durch den Körper zu pumpen.

Da das lymphatische System jedoch nicht auf körpereigene Pumpen zurückgreifen kann, wird es träge, wenn es nicht durch tägliche körperliche Aktivität in Schwung gehalten wird. Und das wiederum hat zur Folge, dass sich Abfallstoffe schnell ansammeln können. Abgestorbene Zellen und Bakterien produzieren Giftstoffe, die, wenn sie sich anhäufen, ein ungesundes inneres Milieu – in unserem Körper – entstehen lassen. Genauso wie sich der Müll auf den Straßen türmt, wenn die städtische Müllabfuhr streikt.

Frage »Was ist das lymphatische System eigentlich genau?«

Antwort Das lymphatische System besteht aus Organen und Gewebe, die weiße Blutkörperchen produzieren, einlagern und transportieren. Diese weißen Blutkörperchen sind unsere Immunzellen, denn sie bekämpfen Infektionen und Krankheiten. Zum lymphatischen System zählen die Thymusdrüse, die Milz, das Knochenmark und die Lymphknoten. Vielleicht ist Ihnen schon einmal aufgefallen, dass die beiden Lymphknoten an Ihrem Hals (direkt unter dem Kiefer) nach einer Infektion angeschwollen sind und schmerzen. Das gesamte lymphatische System ist durch ein Netzwerk dünner Röhren verbunden, die sich wie Blutgefäße verzweigen und das gesamte Körpergewebe durchziehen. Auf diese Weise können die weißen Blutkörperchen jederzeit dorthin gelangen, wo sie benötigt werden.

Bewegung durch Aktivitäten wie Powerwalking, Laufen, Radfahren und Schwimmen regt den Lymphfluss an, und wie Ihnen vermutlich bekannt ist, ist eine gute Lymphzirkulation eine wesentliche Voraussetzung für eine gesunde Haut. Denn nur so ist gewährleistet, dass Nährstoffe und Sauerstoff in die Haut transportiert werden, damit Wunden repariert und neue Hautzellen gebildet werden können.

Ist die Lymphzirkulation schlecht, fehlt es der Haut an Nährstoffen und es gelangen weniger essenzielle Fettsäuren, Antioxidantien und Sauerstoff in die äußere Hautschicht. Und dieser Nährstoffmangel ist der Haut anzusehen – sie wirkt trocken, rissig, matt und blass und heilt nur sehr langsam. Mitunter sieht sie auch gräulich aus (ein Zeichen dafür, dass die äußeren Körperteile nur unzureichend mit Blut versorgt werden) oder es bilden sich eitrige Pusteln, weil die Abfallprodukte zu langsam abtransportiert werden und verklumpen. Weil sich die Blutgefäße ausdehnen, um die unzureichende Sauerstoffversorgung zu kompensieren, treten nicht selten auch Rosazea, Gesichtsrötungen und Besenreiser auf. Man weiß inzwischen, dass Hauterkrankungen wie die Rosazea (S. 259) reversibel sind, wenn man sich sportlich betätigt.

Zum Einfluss von Sport auf die Hautgesundheit

Verschiedene wissenschaftliche Studien zum Einfluss von Sport auf die Haut haben folgende interessante Resultate gezeigt:

- Eine Studie an Mäusen ergab, dass sich das Risiko, Hautkrebs zu entwickeln, durch sportliche Betätigung senken lässt. Die Mäuse wurden dazu über einen Zeitraum von 16 Wochen einer UVB-Bestrahlung ausgesetzt. Diejenigen, die körperlich nicht aktiv waren, entwickelten bereits nach kurzer Zeit Hautkrebs, während die aktiven Tiere seltener und erst deutlich später erkrankten. Auf einen Sonnenschutz sollte man aber dennoch keineswegs verzichten, denn auch regelmäßige sportliche Betätigung ist keine Garantie für ein krebsfreies Leben.

- Durch moderate sportliche Betätigung wird Körperfett abgebaut, und es kommt seltener zu Entzündungsprozessen, die Ekzeme, Arthritis, Asthma etc. auslösen können.
- Moderate sportliche Betätigung senkt den Arachidonsäurespiegel im Blut. Arachidonsäure ist eine Fettsäure, die vor allem in Fleisch und Milchprodukten enthalten ist und Entzündungen begünstigen kann.
- Mit regelmäßiger sportlicher Betätigung lässt sich der Blutzuckerspiegel und damit die Gefahr von Blutgefäßschädigungen senken.

Positive Effekte von sportlicher Betätigung

Vielleicht machen Sie sich, vor allem wenn Sie noch jung sind, keine Gedanken über mögliche Erkrankungen. Und das ist auch in Ordnung. Es ist besser, sich nicht damit zu belasten, was kommen könnte. Dennoch ist das noch lange kein Grund, die Hände in den Schoß zu legen. Als Motivationshilfe haben wir deshalb im Folgenden die positiven Wirkungen sportlicher Betätigung aufgelistet:

- Wenn wir Sport treiben, schütten wir Endorphine aus und fühlen uns glücklich und entspannt.
- Das Laufen, insbesondere der Langstreckenlauf, kann uns sogar ein Hochgefühl bescheren, das man landläufig als Runner's High (Läuferhoch) bezeichnet.
- Sportliche Betätigung gibt uns Energie und steigert die Vitalität, und das macht uns auch für andere attraktiver.
- Und last but not least ist Sport die beste Möglichkeit, den Körper schlank und straff zu erhalten. Darüber hinaus beugt er Cellulite vor und verleiht der Haut ein gesundes Aussehen.

Welche Art von Sport ist für mich geeignet?

Für welche sportliche Betätigung Sie sich entscheiden, hängt ganz von Ihren Fähigkeiten und Ihren Vorlieben ab. Haben Sie beispielsweise Probleme mit dem Knie, werden Sie nicht mit dem Joggen beginnen, sondern könnten in ein Fitnessstudio gehen und sich von einem Fitnesstrainer ein speziell auf Sie zugeschnittenes Trainingsprogramm ausarbeiten lassen, das sie genauso ins Schwitzen bringt wie das Joggen. Wenn Sie gerne Tennis spielen, spricht nichts dagegen, es in Ihr Programm aufzunehmen. Zusätzlich sollten Sie sich allerdings für mindestens noch ein weiteres Training mit moderater oder hoher Intensität entscheiden.

Körperliche Aktivität und Fettverbrennung

Je nachdem, wie sehr man dabei ins Schwitzen gerät und wie viel Energie verbrannt wird, werden sportliche Aktivitäten in verschiedene Kategorien eingeteilt.

Aktivitäten mit geringer Fettverbrennung Bei diesen Aktivitäten produzieren wir nicht genug Schweiß, um gesundheitlich davon profitieren zu können. Dazu zählen etwa Nordic Walking (ohne Pause), Golf, Tischtennis, Stretching, Bowling und Freizeittennis.

Aktivitäten mit mäßiger Fettverbrennung Schweißtreibender sind Aktivitäten wie schnelles Gehen, Radfahren, Volleyball, Kricket, Reiten, Segeln, Tanzen, Badminton, Pilates, Yoga und Aerobic, aber auch Tätigkeiten wie kraftvolles Kehren, Schrubben, Staubsaugen, das Schieben einer Schubkarre, Bauarbeiten sowie Unkrautjäten. Und obwohl man dabei nicht ins Schwitzen kommt, zählt dazu auch langsames Schwimmen.

Aktivitäten mit hoher Fettverbrennung Zu diesen Aktivitäten, bei denen man richtig ins Schwitzen kommt, zählen schnelles Bergauflaufen, das Tragen von Lasten, schnelles Gehen oder Rennen in weichem Sand, Power Yoga wie zum Beispiel Ashtanga Yoga, Intervalltraining, Gymnastik, Eislaufen, Roller-Skating, schnelles Radfahren, Fußball,

Basketball, Freizeitrudern, Joggen (mit einer Geschwindigkeit von mehr als 7 km/h), Krafttraining, moderates Squash und moderates Schwimmen, des Weiteren Tätigkeiten wie schwere Gartenarbeit, Graben, Holzhacken sowie schwere Bau- und Hebearbeiten.

Warum ist Schwitzen so gut für den Körper?

Wenn wir uns bewegen, produziert der Körper Schweiß und dieser enthält Lysozym, ein Enzym, das Bakterien bekämpft und Mikroben von der Hautoberfläche spült. Darüber hinaus unterstützt das Schwitzen die Ausscheidung von Abfallstoffen und verhindert so, dass sich Giftstoffe im Körper ansammeln.

Frage »Weshalb sollte man täglich nur 15 Minuten schwitzen?«

Antwort Sie können durchaus auch länger schwitzen. Die 15 Minuten habe ich lediglich als Minimum angesetzt, denn sie reichen bereits aus, um die Hautgesundheit zu verbessern. Und abgesehen davon wird jeder, und sei er oder sie noch so viel beschäftigt, in der Lage sein, eine Viertelstunde am Tag zu erübrigen. Genauso viel Zeit brauchen Sie im Übrigen, um gemütlich eine Tasse Kaffee zu trinken. Und dieses fünfzehnminütige Schwitzen gibt Ihnen weit mehr als die Tasse Kaffee, tun Sie damit doch etwas für Ihre Gesundheit.

Nehmen Sie sich vor, sich vier- bis fünfmal in der Woche sportlich zu betätigen. An den übrigen Tagen können Sie in die Sauna gehen oder ein warmes Entspannungsbad nehmen und dabei ein Körperpeeling machen.

So bringen Sie sich ins Schwitzen:

- Beginnen Sie den Tag mit schweißtreibenden Übungen wie Trampolinspringen – im Wechsel mit Sprints um das Haus. Dadurch wird die Darmtätigkeit angeregt und die Anhäufung von Giftstoffen verhindert.
- Saunagänge und warme Bäder fördern das Schwitzen und sind überdies herrlich entspannend.

- Wenn Sie die Möglichkeit dazu haben, sollten Sie in Salzwasser schwimmen. Das bringt den Lymphfluss in Schwung. Außerdem ist Salzwasser ein fantastisches Heilmittel bei Hautunreinheiten und leichten Ausschlägen (bei empfindlicher Haut: das Salzwasser anschließend abduschen und eine Feuchtigkeitscreme auftragen).
- Kaufen Sie sich eine Digitaluhr und ein Springseil und springen Sie täglich 20 Minuten Seil. Dabei dürfen Sie ruhig auch Pausen einlegen, die allerdings nicht länger als 40 Sekunden sein sollten.
- Nutzen Sie professionelle Aerobic- oder Yoga-Videos.

Tipps:

- Liegt bei Ihnen ein orthopädisches oder sonstiges medizinisches Problem vor, sollten Sie vor der Aufnahme eines Trainingsprogramms den Arzt konsultieren.
- Bevor Sie mit dem Training beginnen, sollten Sie sich mit sanften Dehnübungen aufwärmen oder erst einmal eine Runde gehen.
- Das Laufen auf harten Oberflächen wie Beton kann schädlich für den Rücken oder die Knie sein. Suchen Sie sich deshalb zum Laufen einen weichen Untergrund wie Gras oder Sand.
- Sie sollten beim Trainieren keinesfalls in irgendeinem Teil des Körpers einen heftigen Schmerz verspüren.
- Investieren Sie in ein Paar hochwertige, für Ihre Sportart geeignete Sportschuhe.
- Hören Sie auf Ihren Körper, um Verletzungen zu vermeiden, die Sie unter Umständen dazu zwingen, Ihre Trainingsroutine zu unterbrechen.
- Lassen Sie sich von einem Personal Trainer oder einem Experten in Ihrer Sportart Tipps geben, wie sich Verletzungen vermeiden lassen und sich Ihre Technik verbessern lässt.
- Trainieren Sie nicht länger als zwei Stunden am Tag. Zu viel Sport kann zu vorzeitiger Alterung führen und das Risiko von Entzündungen im Körper erhöhen.
- Nutzen Sie jede Gelegenheit, sich zu bewegen: Nehmen Sie die Treppe und nicht den Aufzug oder die Rolltreppe, parken Sie Ihr Auto etwas weiter weg (das gilt vor allem dann, wenn Sie am Arbeitsplatz vorwiegend sitzen).

Wie sieht ein effizientes Trainingsprogramm aus?

Wie Sie Ihr Trainingsprogramm gestalten, bleibt ganz Ihnen überlassen. Sie können sich auf eine Aktivität beschränken und zum Beispiel fünf Tage in der Woche joggen gehen. Oder Sie wechseln mit einer oder mehreren anderen Sportarten ab. Hauptsache, Sie bleiben bei der Stange und achten auf Regelmäßigkeit. Nehmen Sie am besten gleich Ihren Terminkalender zur Hand und tragen sich für jeden Tag dieser Woche das Trainingsprogramm ein. Da Sie dabei 15 Minuten schwitzen sollten, müssen Sie dafür 5 Minuten zusätzlich einplanen, um den Körper erst einmal zum Schwitzen zu bringen. Ihr Wochenplan könnte dann beispielsweise so aussehen:

Wochenplan Sportprogramm

Montag 20 Minuten Cardio-Training, z. B. Laufen, Rennen, Sprinten. Nehmen Sie, wann immer möglich, die Treppe und nicht den Aufzug.

Dienstag 20–40 Minuten Krafttraining, einschließlich Kräftigung der Bauch- und Rückenmuskulatur.

Mittwoch Entspannungstag: 5–10 Minuten Atemübungen. Nehmen Sie ein warmes Bad (20–30 Minuten) und machen Sie dabei ein Peeling. Im warmem Wasser schwitzen Sie! Begleiten Sie Ihre Kinder zur Schule. Laufen Sie Rolltreppen hinauf und hinunter.

Donnerstag Tanzen, Fußball, Korbball, Surfen … – heute ist Ihr Lieblingssport an der Reihe. Parken Sie Ihr Auto in größerem Abstand zu Ihrem Arbeitsplatz.

Freitag 10 Minuten Joggen, 1 Minute Sprinten und 20 Minuten schnelles Gehen (oder 30 Minuten Joggen mit 1-minütigen Sprints alle 5 Minuten).

Samstag Entspannungstag: 5–10 Minuten Atemübungen. 15 Minuten Sauna mit anschließender Dusche (danach das Eincremen mit Feuchtigkeitscreme nicht vergessen).

Sonntag 20 Minuten Schwimmen plus Trockenmassage und ein warmes Bad.

Können Sie das Haus nur schwer verlassen, weil Sie Mutter – oder Vater – eines Kleinkinds sind, könnte Ihr Wochenplan so aussehen:

Wochenplan Sportprogramm für Eltern

Montag 20 Minuten Seilspringen im Hof (versuchen Sie, mindestens 5 Minuten zu springen, bevor Sie eine kurze Pause (weniger als 40 Sekunden) machen.

Dienstag Joggen Sie 20 Minuten ohne Unterbrechung ums Haus.

Mittwoch Gehen Sie mit Kinderwagen in den Park oder zum Einkaufen und schieben Sie den Wagen mindestens 20 Minuten ohne Unterbrechung.

Donnerstag Entspannungstag: Machen Sie Atemübungen, nehmen Sie ein warmes Bad und machen Sie ein Peeling.

Freitag Machen Sie Yoga oder Aerobic in Ihrem Wohnzimmer.

Samstag Gehen Sie auf einen ausgedehnten Spaziergang mit Ihrem Partner, einem Freund oder einer Freundin.

Sonntag Entspannungstag: Machen Sie Atemübungen, gehen Sie laufen oder im Park spazieren und nehmen Sie ein warmes Bad.

Damit es sich gut in Ihren Alltag integrieren lässt, haben Sie bei der Gestaltung des »15-Minuten-Schwitz-Programms« völlig freie Hand. Geht es Ihnen jedoch einmal wirklich nicht gut, sollten Sie unbedingt aussetzen und sich Ruhe gönnen. Sie werden feststellen, dass Sie sich schneller erholen, wenn Sie sich eine kleine Auszeit nehmen. Und mit großer Wahrscheinlichkeit wird auch Ihre Fitness nicht darunter leiden, und Sie werden keineswegs wieder bei null anfangen müssen.

Tipp: Um die durch das Schwitzen verlorene Flüssigkeit wieder »aufzufüllen«, gleich im Anschluss ein Glas Green Water (S. 337), Mineralwasser oder Leitungswasser mit einer Prise Meersalz trinken.

Tipps für die Umsetzung in die Praxis

- Stellen Sie sich bildlich vor, was Sie erreichen möchten. Wie gut würden Sie mit einer schönen Haut aussehen und wie gut würden Sie sich fühlen?
- Erstellen Sie sich eine Liste mit Sportarten und Aktivitäten, die Sie gerne einmal ausprobieren würden. Wenn Sie Sport nicht mögen und Ihnen nichts einfällt, was Ihnen gefallen könnte, stellen Sie sich folgende Fragen:
  - Welche Art von Sport könnte mir Spaß machen, wenn ich gut darin wäre?
  - In welcher Sportart wäre ich gerne besser?
  - Ich sollte mich unbedingt sportlich betätigen. Was sollte ich als Erstes ausprobieren?
  - Was kann ich tun, damit mir das Sporttreiben mehr Spaß macht? Dies ist eine wichtige Frage, um erfolgreich in den Sport einzusteigen, und wenn Sie ein paar gute Ideen haben, ist die Wahrscheinlichkeit groß, dass Sie auch »am Ball bleiben«.
- Treffen Sie gleich heute erste Vorbereitungen. Zum Beispiel:
  - Suchen Sie im Telefonbuch oder im Internet nach Sportzentren, Fitnessstudios oder Yogakursen.
  - Tätigen Sie einen ersten Anruf und fragen nach Aufnahmegebühren, Öffnungszeiten und Personal Trainern oder Coaches. Können Sie sich nicht dauerhaft einen Personal Trainer leisten, könnten Sie ihn auch nur für drei Sitzungen engagieren. So bekommen Sie ein effizientes Trainingsprogramm und der Coach kann ein paar Mal überwachen, ob Sie die Bewegungen richtig ausführen, damit Sie sich keine Verletzungen zuziehen. Danach können Sie alleine weitertrainieren.
  - Sie könnten sich aber auch mit einigen Freundinnen und Freunden zu einer Trainingsgruppe zusammentun und gemeinsam einen Personal Trainer engagieren.

- Gehen Sie am Wochenende in den Park oder an den Strand und halten dort nach Trainern Ausschau, die gerade mit einer Gruppe arbeiten. Dies ist eine gute Möglichkeit, um einen geeigneten Coach zu finden, können Sie ihn oder sie so doch schon einmal in Aktion sehen (die Zertifikate sollten Sie sich aber dennoch in jedem Fall zeigen lassen).
- Als junge Mutter oder junger Vater könnten Sie nach Trainingsgruppen eigens für junge Eltern suchen, in denen die Kinder betreut werden, während Sie trainieren. Manche Fitnessstudios bieten ebenfalls eine Kinderbetreuung an. Oder packen Sie das Kleine einfach in den Kinderwagen und gehen zu einem hügeligen Gelände. Sie werden staunen, wie Sie ins Schwitzen kommen werden, wenn Sie den Wagen einen steilen Hang hinaufschieben.
- Kaufen Sie sich ein Springseil.
- Kaufen Sie sich eine Yoga-DVD und eine Yogamatte.

Das Wichtigste noch einmal in Kürze

- Nehmen Sie sich vor, täglich mindestens 15 Minuten zu schwitzen. Wenn Sie möchten, dürfen Sie natürlich auch länger schwitzen, trainieren sollten Sie hingegen nicht mehr als zwei Stunden täglich. Denn wer es mit dem Sport übertreibt, der riskiert vorzeitig zu altern.
- Trainieren Sie vier- bis fünfmal in der Woche. An den übrigen Tagen können Sie in der Sauna oder einem warmen Bad schwitzen.
- Wenn Sie nach Ausflüchten suchen, um sich vor dem Training zu drücken, sollten Sie sich stets vor Augen halten, dass es sich nur um eine Viertelstunde handelt – und das bisschen Zeit kann doch jeder, und sei er noch so vielbeschäftigt, erübrigen.

Regel Nr. 6: Auf sorgfältige Hautpflege achten

Würden Sie Ihr Auto mit einem chemischen Reinigungsmittel waschen, das den Lack ruiniert? Doch sicher nicht! Warum also sollten Sie Ihre Haut mit einem Produkt reinigen, dessen Inhaltsstoffe die Haut schädigen? Möglicherweise wird es Sie überraschen, aber selbst in vielen Markenprodukten von Reinigungsmilch, Shampoos, Schaumbädern und Geschirrspülmitteln finden sich Inhaltsstoffe, die sich in wissenschaftlichen Studien als hautschädlich erwiesen haben.

Warum, werden Sie sich fragen, sind sie dann Hauptbestandteil vieler Kosmetika? Weil sie preiswert sind und die Produkte attraktiver machen. Sorgen sie doch dafür, dass eine Creme gut riecht oder sich seidig anfühlt oder dass ein Badezusatz schäumt. Für die Schönheit Ihrer Haut tun viele dieser Inhaltsstoffe rein gar nichts.

Hände weg von Produkten mit diesen Inhaltsstoffen

Bevor wir uns ansehen, was Ihrer Haut guttut, wollen wir uns zunächst einmal die Zusatzstoffe ansehen, die nichts auf Ihrer empfindlichen Haut zu suchen haben.

Natriumlaurylsulfat

Verwendung Waschaktive Substanz, die als Schaumbildner in Reinigungsmitteln und als Emulgator eingesetzt wird.

Problematik Wissenschaftliche Studien haben immer wieder gezeigt, dass Natriumlaurylsulfat (SLS) in die Haut eindringt und ihre schützende Barrierefunktion stört. Unter dem Mikroskop sind diese Schäden noch bis zu vier Wochen nach der Verwendung erkennbar und mit bloßem Auge sind sie immerhin neun Tage sichtbar. SLS-haltige

Produkte schwächen die Barrierefunktion der Haut, was zu einem extremen Feuchtigkeitsverlust führt, der wiederum zur Folge hat, dass andere chemische Stoffe sowie Staubmilben und Bakterien leichter in die Haut eindringen können. SLS kann Hautausschläge, Kopfschuppen und Haarausfall verursachen und zu trockener oder fettiger Haut und vergrößerten Poren führen.

Produkte SLS ist in nahezu allen schäumenden Pflegeprodukten wie Zahnpasta, Shampoo, Reinigungsmilch, Flüssigseifen und Schaumbädern enthalten.

Sulfathaltige Produkte sollten Sie grundsätzlich meiden. Die unten aufgelisteten, dem Natriumlaurylsulfat ähnlichen Zusatzstoffe sind zwar weniger aggressiv, aber auch sie können leichtere Hautirritationen verursachen:

- Sodium C14-16 Olefin Sulfonate
- Natriumlaurylethersulfat (SLES)
- Triethanolamin-Laurylsulfat

Formaldehyd

Einschließlich der Derivate Imidazolidinyl Urea und DMDM-Hydantoin.

Verwendung Wird als Konservierungsmittel in Kosmetika und Hautpflegeprodukten eingesetzt.

Problematik DMDM-Hydantoin setzt Formaldehyd frei, das Hautirritationen verursachen und allergische Reaktionen wie Hautausschläge und Herzklopfen begünstigen kann. Darüber hinaus kann es die Atmung beeinträchtigen und bei Asthmatikern zu einer Verschlimmerung der Krankheit führen.

Produkte Shampoos, Flüssigseifen, Haargele, Nagellack und Hautpflegeprodukte wie zum Beispiel Feuchtigkeitscremes.

Mineralöl

Verwendung Dient dazu, die Verdunstung von Feuchtigkeit zu verhindern.

Problematik Mineralöl umschließt die Haut wie eine Frischhaltefolie und verhindert so die Ausscheidung von Giftstoffen über die Haut, die eines der wichtigsten Entgiftungsorgane ist. Es stört die natürliche Immunschranke der Haut und kann den Hautalterungsprozess beschleunigen. Mineralöl ist allerdings auch ein hypoallergenes Fett, durch das sich die Haut weicher anfühlt. Wenn Sie unter einer Problemhaut leiden, sollten Sie mineralölhaltige Produkte unbedingt meiden. Damit die Haut in der Lage ist, Abfallstoffe effizient auszuscheiden, sollte man mineralölhaltige Pflegemittel nachts nicht anwenden. Für empfindliche Babyhaut sind sie ebenfalls nicht geeignet.

Produkte Billige Feuchtigkeitscremes und einige Babyöle.

Duftstoffe

Es gibt etwa 4000 verschiedene, zumeist synthetische Duftstoffe.

Verwendung Duftstoffe dienen dazu, unerwünschte Gerüche zu überdecken.

Problematik Durch Duftstoffe können sich Ekzeme an den Händen verschlimmern, und sie können Hautirritationen im Gesicht und Dermatitis verursachen. Darüber hinaus kann es zu Schwindelanfällen und Hyperpigmentierungen der Haut kommen. Bei Kindern können synthetische Duftstoffe Hyperaktivität und Reizungen auslösen. Da Duftstoffe Pigmentstörungen hervorrufen können, sollten Menschen, die zu Pigmentstörungen neigen, zu parfüm- und duftstofffreien Cremes und Sonnencremes greifen.

Produkte Nicht genauer spezifizierte Duftstoffe sind in Feuchtigkeitscremes, Deos, Reinigungsmilch, Conditionern, Shampoos (auch in manchen Babyshampoos), Parfüms, Kosmetika und Eau de Cologne enthalten.

Parabene

Einschließlich Methylparaben mit den Derivaten Butyl-, Ethyl- und Propylparaben.

Verwendung Methylparaben ist ein synthetisches Konservierungsmittel/Anti-Schimmel-Zusatz.

Problematik Methylparaben kann Reizungen der Haut und der Mundschleimhaut verursachen. Studien haben gezeigt, dass Parabene eine ähnliche Wirkung haben wie das weibliche Sexualhormon Östrogen und deshalb das Brustkrebsrisiko erhöhen können. Es ist zwar erwiesen, dass Östrogen das Tumorwachstum beeinflussen kann, gesicherte Erkenntnisse darüber, ob Parabene wie das Methylparaben Krebs verursachen, gibt es jedoch nicht. Wissenschaftlich erwiesen ist hingegen, dass Parabene sehr schnell in die Haut eindringen, und das vor allem deshalb, weil viele dieser Produkte zusätzlich Absorptionsaktivatoren enthalten.

Produkte Parabene werden in Tausenden von Kosmetika, Lebensmitteln und pharmazeutischen Erzeugnissen als Konservierungsmittel eingesetzt. Man findet sie beispielsweise in Peelings, Reinigungsmilch, Feuchtigkeitscremes sowie Deos und Antitranspirants.

Isopropylalkohol (Isopropanol)

Verwendung Isopropanol wird als antibakterielles Lösungsmittel eingesetzt.

Problematik Isopropanol trocknet die Haut aus, verursacht Hautreizungen, schädigt den natürlichen Säuremantel der Haut und macht sie so anfällig für Bakterien- und Pilzbefall. Darüber hinaus kann Isopropanol die Bildung von Leber- und Pigmentflecken fördern und die Augen reizen.

Produkte Rasiercremes und andere Hautpflegeprodukte für Männer, wie zum Beispiel Aftershaves. Da isopropanolhaltige Produkte häufig Hautreizungen verursachen, zählt es heute nicht mehr zu den gängigen Zusatzstoffen.

Diethanolamin und Monoethanolamin

Einschließlich aller Inhaltsstoffe, die wie zum Beispiel Cocamid-MEA den Zusatz DEA oder MEA im Namen tragen.

Verwendung Diethanolamin (DEA) und Monoethanolamin (MEA) werden als Emulgatoren und Schaumbildner eingesetzt.

Problematik DEA kann bereits in einer Konzentration von 2% Kontaktallergien wie Hautausschläge auslösen. Viele Hersteller von Hautpflegeprodukten verzichten inzwischen auf die Verwendung von DEA, da es auch im Verdacht steht, Krebs zu verursachen. Der »Final Report on the Safety Assessment of Cocamide MEA« warnt vor dem Einatmen von MEA-Dämpfen, die hochgiftig sind. MEA sollte also in Sprays nicht verwendet werden, ist jedoch nach wie vor in vielen Hautpflegeprodukten zu finden. Darüber hinaus wird empfohlen, Cocamid-MEA nicht in Produkten zu verwenden, in denen N-Nitroso-Verbindungen gebildet werden. Da wir als Normalverbraucher jedoch nicht wissen können, welche Produkte diese Verbindungen bilden, sollten Sie gleichzeitig mit einem MEA-haltigen Produkt kein weiteres Produkt verwenden.

Produkte Manche Shampoos enthalten noch immer Laurinsäure-Diethanolamid und Cocamid-DEA. MEA ist ein gängiger Inhaltsstoff in vielen handelsüblichen Pflegeprodukten, etwa in Shampoos.

Sie sind diesen berüchtigten synthetischen Inhaltsstoffen jedoch keineswegs auf Gedeih und Verderb ausgesetzt. Sie müssen lediglich nach den unbedenklichen Alternativen Ausschau halten, auf die ich später eingehe (siehe »Empfehlenswerte Inhaltsstoffe«, S. 124).

Frage »Manche in Kosmetika enthaltenen Inhaltsstoffe sollen gesundheitlich nicht unbedenklich sein. Dringen diese Stoffe aber überhaupt in die Haut ein?«

Antwort Ja! Wie bereits erwähnt, enthalten viele Hautpflegeprodukte sogenannte Absorptionsaktivatoren, die dafür sorgen, dass beispielsweise eine Creme besser in die Haut eindringt. Und denken Sie nur daran, wie ein Nikotinpflaster funktioniert. Sie haben das Verlangen nach einer Zigarette und kleben sich, anstatt das Nikotin zu inhalieren, ein nikotinhaltiges Pflaster auf die Haut. Das Nikotin wird von der Haut absorbiert, durch die Blutbahn zu den Nikotinrezeptoren auf den Zellen transportiert und Ihr Rauchverlangen wird auf diese Weise ebenso gestillt als hätten Sie eine Zigarette geraucht.

Aufgrund ihres geringen Körpergewichts und ihrer schnellen körperlichen Entwicklung können Kinder empfindlicher auf chemische Produkte reagieren.

Wenn die Haut nach dem Auftragen eines Hautpflegeprodukts kribbelt, spannt oder brennt, ist sie gereizt.

Empfehlenswerte Inhaltsstoffe

Laut Paula Begoun, der Autorin der »Beauty Bible«, können Inhaltsstoffe mit reizlindernder und entzündungshemmender Wirkung dazu beitragen, die Haut vor schädlichen Umwelteinflüssen, UV-Strahlung und reizenden Inhaltsstoffen zu schützen.

Inhaltsstoffe mit reizlindernder und entzündungshemmender Wirkung

Allantoin, Aloe vera, Beinwell, Bisabolol, Borretsch, Coenzym Q_{10}, Gingko, Glycyrrhetinsäure, Grüntee, Haferextrakt, Hartriegel, Kamille, Klettenwurzel, Schmalblättriges Weidenröschen, Schwarztee, Silberweide, Süßholzwurzel, Traubenkernextrakt, Vitamin C, Weidenrinde, Weidenröschen

Sehen wir uns nun einmal einige Inhaltsstoffe genauer an, die ein Hautpflegeprodukt unbedingt enthalten sollte.

Besonders empfehlenswerte Inhaltsstoffe

Inhaltsstoff	Eigenschaften
Apfelessig	Wirkt desinfizierend und leicht säurebildend. Sorgt für einen ausgeglichenen pH-Wert der Haut und greift den Säureschutzmantel nicht an.
Alpha-Hydroxy- (AHA) und Beta-Hydroxysäure (BHA)	Hat einen Peelingeffekt und verzögert den Alterungsprozess. Achten Sie auf Inhaltsstoffe wie »Glykolsäure«, »Milchsäure« und »Apfelsäure«.
Beta-Glucan	Wirkt antioxidativ, beugt Alterserscheinungen und dem Austrocknen der Haut vor. Trägt zur Faltenreduktion bei und unterstützt die Reparatur der Haut.
Grüner Tee	Wirkt entzündungshemmend, schützt vor Krebs und ist reich an Antioxidantien, die vor Schädigungen durch freie Radikale schützen. Tierversuche haben gezeigt, dass Grüntee und Grünteepolyphenole äußerlich angewendet bestimmten Formen von durch UV-Strahlung verursachtem Hautkrebs vorbeugen können. Die antikanzerogene Wirkung ist jedoch stärker, wenn man den Tee trinkt.
Hagebuttenöl	Reich an Antioxidantien (Hagebutten enthalten außerordentlich viel Vitamin C). Enthält darüber hinaus ein natürliches Vitamin-A-Derivat (Tretinoin) sowie Lycopin, Carotinoide und essenzielle Fettsäuren (EFAs)*. EFAs schützen die Kollagen- und Elastinfasern und mildern kleine Falten.
Johannisbeerkernöl	Enthält Gamma-Linolensäure (GLA), die auch in Nachtkerzenöl enthalten ist, und wirkt dadurch nicht nur entzündungshemmend, sondern lindert darüber hinaus Rötungen und Hautirritationen. Hervorragender Feuchtigkeitsspender.
Jojobaöl	Schützt die Haut vor Feuchtigkeitsverlust, ist ein ausgezeichneter Feuchtigkeitsspender. Hypoallergen, enthält Wachsester und Fettsäuren. Sorgt für einen ausgewogenen pH-Wert der Haut, verstopft die Poren nicht und schützt so vor der Bildung von Mitessern.
Kamille	Wirkt adstringierend, reinigend, antibakteriell und entzündungshemmend. Enthält Fettsäuren und Flavonoide (u. a. Quercetin und Rutin), die entzündungshemmend wirken. Beruhigt gereizte Haut, hilft bei fettiger Haut und Akne.
Karottensamenöl	Wirkt feuchtigkeitsspendend und bietet einen gewissen Schutz vor freien Radikalen. Antioxidantien tragen zum Schutz der Haut vor Schädigung durch Sonnenstrahlung und frühzeitiger Faltenbildung bei. Enthält Beta-Carotin und Provitamin A. Wird häufig in natürlichen Sonnenpflegeprodukten verwendet. Gut als Feuchtigkeitsspender bei gealterter Haut geeignet.
Kokosöl	Wirkt feuchtigkeitsspendend, schützt die Haut vor Mikroben und Austrocknung. Darüber hinaus verleihen ihm Caprin- und Laurinsäure eine antifungale bzw. antimikrobielle Wirkung.
Mandelöl/ Süßmandelöl	Wirkt antibakteriell; enthält feuchtigkeitsspendende Fettsäuren und Triglyzeride. Lindert Hautreizungen und verstopft die Poren nicht.
Nachtkerzenöl	Enthält Gamma-Linolensäure und wirkt daher entzündungshemmend. Nährt die Haut und ist reich an essenziellen Fettsäuren. Schützt die Haut vor Schädigung durch freie Radikale.

Fortsetzung.

Inhaltsstoff	Eigenschaften
Olivenöl (extra vergine)	Feuchtigkeitsspendend; enthält Phenolverbindungen, die vor Schädigung durch freie Radikale schützen.
Ringelblume	Wirkt entzündungshemmend, antiseptisch und adstringierend. Trägt zum Schutz vor Bakterien wie z. B. Staphylokokken, bei. Enthält Carotinoide. Lindert Hautentzündungen, unterstützt die Regeneration und Heilung der Haut. Besonders geeignet bei Nesselsucht, Krampfadern und Hämatomen.
Sanddornöl	Wirkt feuchtigkeitsspendend und entzündungshemmend. Traditionell verwendete man Sanddornöl zur Behandlung von Hämatomen. Reich an Antioxidantien wie Vitamin A, C und E. Das Verhältnis von Omega-3- und Omega-6-Fettsäuren liegt bei 1 : 1.* Die beiden essenziellen Fettsäuren sind unverzichtbar für eine gesunde Haut und schützen sie vor Schädigung durch UV-Strahlung. Sanddornöl enthält 35 % Palmitoleinsäure und wertvolle Fettsäuren, die auch im menschlichen Talg enthalten sind. Dadurch kräftigt es das Zellgewebe, fördert die Wundheilung und schützt vor bestimmten Bakterien, den sogenannten »grampositiven« Bakterien.
Sheabutter	Ein ausgezeichneter Feuchtigkeitsspender, insbesondere bei trockener, geschädigter und gereizter Haut. Enthält Fettsäuren und einen natürlichen Lichtschutzfaktor. Verbessert die Elastizität der Haut und unterstützt die Heilung bei gereizter Haut und kleinen Wunden.
Sojalecithin	Sojalecithin ist ein natürlicher Emulgator und ein guter Feuchtigkeitsspender.
Vitamin A/Retinol	Ein natürliches Konservierungsmittel. Einige Vitamin-A-Formen bieten einen guten Schutz vor Hautalterung.
Vitamin C (Ascorbinsäure)	Natürliches Konservierungsmittel und Antioxidans. Einige Formen des Vitamin C schützen vor vorzeitiger Hautalterung. Achten Sie beim Kauf auf Inhaltsstoffe wie L-Ascorbinsäure (in mindestens 10- bis 15-prozentiger Konzentration), Ascorbylpalmitat und Magnesium-Ascorbylpalmitat.* Vitamin C fördert die Elastin- und Kollagenbildung und mildert durch UVA- und UVB-Strahlung verursachte Hautschäden.
Vitamin E (D-Alpha-Tocopherol)	Natürliches Konservierungsmittel und Antioxidans. Trägt zum Schutz der Haut vor Schädigungen durch Sonnenbestrahlung und Oxidation bei. Kann die Durchblutung und die Bildung neuer Hautzellen verbessern.
Xanthan	Wird als natürlicher Emulgator und gesunde Alternative zu chemischen Emulgatoren in Hautpflegeprodukten eingesetzt.
Zinkoxid (in Sonnenschutzprodukten)	Trägt zum Schutz vor Sonnenbrand bei, ist aber auch zur Reduzierung von Pigmentflecken geeignet. Wählen Sie einen Breitband-Sonnenschutz mit Lichtschutzfaktor 20 + und hohem Zinkgehalt (über 12 %)*

* Für die Informationen zu den genannten Inhaltsstoffen danke ich Dr. Van Huynh-Park von Concept Cosmetic Medicine (Sydney) und Snezna Kerekovic von der Firma Bellaboo (Pflegeprodukte für Teenager).

Sonnenschutz

Um sich ein jugendliches Aussehen zu bewahren, ist ein Sonnenschutz unverzichtbar. Tragen Sie deshalb auf die Körperteile, die am schnellsten altern – das Gesicht, den Hals, das Dekolleté und die Hände –, stets einen Sonnenschutz auf, bevor Sie in die Sonne gehen. Die UVA-Strahlen der Sonne – und von Sonnenbänken – durchdringen die Haut und verursachen Schäden durch freie Radikale. Diese führen zum Zerreißen der Kollagen- und Elastinfasern und auf diese Weise entstehen Falten. Eine Sonnenschutzcreme oder -milch alleine ist jedoch nicht ausreichend, und man sollte zudem auch noch einen Hut tragen (S. 136).

Wenn Sie sich nicht für ein Produkt auf Zinkbasis entscheiden, sollten Sie einen Sonnenschutz für Kinder und Kleinkinder verwenden, denn diese Produkte sind in der Regel parfümfrei und enthalten weniger synthetische Chemikalien, sind dabei aber genauso wirksam wie Sonnencremes für Erwachsene. Und denken Sie daran, den Sonnenschutz alle zwei Stunden – bzw. immer dann, wenn Sie stark geschwitzt haben oder geschwommen sind – zu erneuern.

Die verschiedenen Hauttypen

Die Pflegeprodukte, die man verwendet, sollten stets auf den Hauttyp abgestimmt sein. Es geht also um die Frage, ob Sie eine normale, eine fettige oder trockene Haut haben. Wenn Sie sich richtig ernähren, achtsam mit sich selbst sind und in Bewegung bleiben, kann übrigens aus einer fettigen oder trockenen Haut sogar eine eher normale werden.

Normale Haut Fühlt sich geschmeidig an, sieht nicht dehydriert aus, ist nicht übermäßig empfindlich und hat eine ebenmäßige Pigmentierung. Kann gelegentlich eine fettige T-Zone (Stirn, Nase, Kinn), kleine Pickel oder trockene Stellen aufweisen.

Trockene oder reife Haut Neigt zu Dehydrierung, wird schuppig, kann sich schälen, kann spannen oder sich trocken anfühlen. Extrem trockene Haut sollte mit einer cremigen, nicht schäumenden Reinigungsmilch gesäubert werden. Darüber hinaus sind regelmäßige Peelings und das Auftragen einer Feuchtigkeits- oder Hautschutzcreme erforderlich.

Sehr trockene Haut Hier hilft nur eine dicke, reichhaltige Hautschutzcreme und eine Ernährungsumstellung. Darüber hinaus empfiehlt sich einmal wöchentlich ein Peeling.

Fettige oder unreine Haut Die Haut, insbesondere in der T-Zone, hat einen öligen Glanz, die Poren sind verstopft oder die Haut ist schlecht durchblutet und weist Unreinheiten auf. Damit sie sich normalisiert, ist eine Ernährungsumstellung erforderlich. Bis sie sich normalisiert hat, sollte man eine leichte Hautcreme verwenden.

Empfindliche Haut Neigt stark zu Reizungen, sei es durch Witterungseinflüsse, Pflegeprodukte oder aufgrund von Lebensmittelunverträglichkeiten. Die Haut ist dann rot, entzündet und fleckig, weist trockene Stellen auf und neigt zu Rosazea und Ekzemen. Extrem empfindliche Haut darf nur mit Reinigungsmitteln und Cremes behandelt werden, die keine oder nur wenig essenzielle Fette oder aggressive Chemikalien enthalten. Von Peelings ist eher abzuraten.

Mischhaut Die Haut an den Wangen ist normal, in der T-Zone (Stirn, Nase und Kinn) ist sie fettig und kann deshalb gelegentlich kleinere Unreinheiten aufweisen. Deshalb empfehlen sich Pflegeprodukte, die die Poren nicht verstopfen. Von Peelings ist abzuraten, da sich Pickel dadurch über das ganze Gesicht verteilen können.

Kosmetikprodukte

Das richtige Reinigungsprodukt

Ein Hautreiniger dient zum Entfernen von Schmutz, Umweltschadstoffen und Make-up. Neben schäumenden Produkten werden auch dicke, cremige, nicht schäumende Reiniger angeboten. Geeignet sind auch Seifen und seifenfreie Waschstücke. Das Reinigungsmittel kann entweder direkt auf die nasse Haut aufgetragen oder auf einen feuchten Waschlappen gegeben werden. Mit dem Waschlappen (oder angefeuchteten Wattepads) reibt man über Gesicht und Hals, um Schmutz und Make-up zu entfernen. Anschließend wird das Reinigungsmittel mit Wasser abgespült.

Viele speziell für fettige Haut entwickelte Reinigungsprodukte enthalten Inhaltsstoffe, die den natürlichen Fettfilm der Haut angreifen, sodass sie nach der Reinigung spannt und sich trocken anfühlt. Darüber hinaus ist dies auch unter gesundheitlichen Aspekten nicht wünschenswert, dient der natürliche Fettfilm doch dem Schutz des Körpers vor Bakterienbefall und er soll die Haut gegen Witterungseinflüsse schützen. Spannt die Haut unmittelbar nach der Reinigung und fühlt sich trocken an, dann ist das Produkt zu aggressiv. Ein gutes Reinigungsmittel entfernt den Schmutz und etwas überschüssiges Fett, ohne den natürlichen Fettfilm allzu sehr anzugreifen.

Fallbeispiel

Ich hatte schon immer eine sehr trockene Haut, Pickel hatte ich nur als Teenager. Mit Anfang dreißig habe ich jedoch einmal versehentlich ein Reinigungsprodukt für fettige Haut gekauft. Als ich es zum ersten Mal benutzte, fühlte sich meine Haut unmittelbar danach trocken an und spannte. Deshalb trug ich (wie gewöhnlich) eine Feuchtigkeitscreme auf, und meine Haut fühlte sich bald danach wieder gut an. Nachdem ich es eine Woche lang verwendet hatte, bekam ich jedoch eine fettige Haut. Mein Gesicht war von Pickeln übersät, und die Poren waren ungewöhnlich groß. Dennoch stellte sich nach dem Reinigen immer noch dieses unnatürliche »Quietschsauberkeitsgefühl« ein. Ich warf das Produkt weg und kaufte mir ein Reinigungsmittel, das die Haut nicht austrocknete. Meine Poren schrumpften zwar schon bald wieder auf Normalgröße, aber es dauerte fast einen Monat, bis sich die Haut wieder normalisiert hatte und die Pickel verschwanden.

Toner und Gesichtswässer

Von der Verwendung von Tonern und Gesichtswässern rate ich ab, denn es gibt in der einschlägigen Literatur keinerlei Hinweise, dass sie für eine gesunde Haut erforderlich sind. Bei Menschen mit empfindlicher Haut können sie sogar Hautirritationen auslösen. Investieren Sie stattdessen lieber in eine gute Feuchtigkeitscreme, die reich an Antioxidantien ist.

Feuchtigkeitscremes

Bei der Feuchtigkeitscreme sollten Sie unbedingt darauf achten, dass sie auf Ihren Hauttyp abgestimmt ist. Auf eine Feuchtigkeitscreme verzichten können lediglich Menschen mit fettiger, unreiner Haut. In diesem Fall könnten Sie bestenfalls zu speziellen »normalisierenden« Ölen greifen, die die Talgproduktion reduzieren.

Bei extrem empfindlicher Haut wählt man am besten eine Feuchtigkeitscreme mit natürlichen Inhaltsstoffen (wie zum Beispiel Mandelöl), die nicht zu viele essenzielle Fette enthält. Bei trockener und sehr trockener oder reifer Haut benötigen Sie, vor allem im Winter, eine dickere, reichhaltigere Feuchtigkeitscreme. Lesen Sie sich vor dem Kauf eines Produkts die Liste der Inhaltsstoffe durch und testen Sie, wenn möglich, an einer kleinen Hautstelle, ob die Creme die Haut reizt.

Make-up

Auch ein Make-up kann seinen Platz in der Hautpflege haben, lassen sich damit doch nicht nur störende Hautunreinheiten kaschieren, sondern auch die Konturen Ihres Gesichts betonen.

Peelings

Peelingprodukte enthalten mikroskopisch kleine Körnchen, die die Haut »polieren«, wenn man sie mit kreisenden Bewegungen damit einreibt. Beim Peeling werden abgestorbene Hautzellen entfernt, sodass die Haut danach glatter und besser durchfeuchtet wirkt. Nach einem Peeling kann die Haut etwas gerötet sein. Die Rötung sollte jedoch nach etwa fünf Minuten wieder verschwunden sein. Am besten macht man ein Peeling deshalb vor dem Zubettgehen.

Peelings müssen nicht unbedingt Teil Ihrer Hautpflegeroutine sein, bei trockener oder schuppiger Haut, bei Falten oder Zeichen vorzeitiger Alterung kann ein kurzes Peeling der Haut jedoch ein weicheres, glatteres Aussehen verleihen. Wichtig ist, dass man kein aggressives Produkt verwendet, das Kratzer auf der zarten Gesichtshaut hinterlassen kann. Leider sind deshalb auch natürliche Peelings, etwa aus scharfkantigen gemahlenen Aprikosenkernen, ungeeignet. Am sanftesten und effektivsten sind Gesichtspeelings mit runden Schleifpartikeln. Für den Körper kann man hingegen ohne Weiteres zu einem groberen Peeling, zur Bürste oder zum Luffaschwamm oder -handschuh greifen. Bei Akne, Hautausschlag oder wenn die Haut verletzt ist, sollte man unbedingt auf Peelings verzichten.

Gesichtspeeling Wie bereits erwähnt, sollte man für das Gesicht eine Peelingcreme oder ein Peelinggel mit runden Schleifpartikeln verwenden. Nachdem Sie das Gesicht gereinigt und mit warmem Wasser abgespült haben, ein etwa erbsengroßes Stück Peelingcreme oder -gel auf die Fingerspitzen geben und mit kreisenden Bewegungen auf Gesicht und Hals verreiben. Anschließend mit warmem Wasser abspülen, die Haut trocken tupfen und eine Feuchtigkeitscreme auftragen.

Ein Gesichtspeeling sollte man ein- bis zweimal wöchentlich machen oder immer dann, wenn sich die Haut zu schuppen beginnt.

Körperpeeling Stellen Sie sich unter die Dusche. Verteilen Sie dann eine großzügige Menge Ihres Peelingprodukts auf der feuchten Haut und massieren Sie es mit kreisenden Bewegungen ein. Beginnen Sie (wie beim Luffahandschuh) zunächst an den Füßen und arbeiten Sie sich von dort nach oben bis in die Herzgegend vor und dann von den Händen über die Schultern bis zur Brust. Für den Rücken eignet sich am besten eine Massagebürste. Spülen Sie das Peeling danach sorgfältig ab und cremen Sie sich mit einer Feuchtigkeitscreme oder -lotion ein. Ihr Körper sollte sich jetzt wunderbar weich anfühlen!

Preiswerte Utensilien für ein Körperpeeling sind ein Luffahandschuh und eine langstielige Massagebürste. Wenn Sie einen Luffahandschuh verwenden, den Handschuh nass machen, etwas Duschgel darauf geben, den feuchten Körper damit abreiben und das Duschgel anschließend abspülen.

Frage »Ich habe einen Lieblingslidschatten, den ich schon seit Jahren benutze. Wenn mich nicht alles täuscht, stammt er noch von meiner Mutter aus den 1990er-Jahren. Kann ich ihn ohne Bedenken auch weiterhin benutzen?«

Antwort Die Antwort ist ein entschiedenes Nein! Auch Make-ups haben ein Verfallsdatum. Das Produkt kann durch Bakterien an Ihren Fingern kontaminiert werden, und wenn Sie es auf die Haut auftragen, können Ausschläge und bakterielle Infektionen die Folge sein. Ein Make-up sollte also unter keinen Umständen über Jahrzehnte verwendet werden, sondern darf nach der Herstellung maximal drei Jahre benutzt werden.

Haltbarkeit von Kosmetikprodukten

Nach dem Öffnen eines Produkts ist es folgendermaßen haltbar:

- Wimperntusche ist drei bis sechs Monate haltbar. Sie wird schnell kontaminiert, da beim Hineinstecken des Bürstchens Bakterien in den Behälter gelangen.
- Feuchtigkeitscremes sind drei bis zwölf Monate haltbar.
- Grundierungen und Concealer sind zwölf bis neunzehn Monate haltbar.
- Puder, Eyeliner, Lippenstifte und Lipliner sind etwa zwei Jahre haltbar.
- Rouge und Lidschatten sind ein bis zwei Jahre haltbar.

Wenn die Haltbarkeit eines Produkts überschritten ist, verändert sich die Textur und die Konsistenz oder der Geruch. Naturprodukte, die keine chemischen Konservierungsmittel enthalten (hier arbeitet man mit natürlichen Konservierungsmitteln wie zum Beispiel Kräutern) sind weniger lange haltbar. Das Verfallsdatum ist jedoch in der Regel auf der Verpackung angegeben. Waschen Sie Bürstchen und andere Applikatoren mindestens einmal pro Woche aus, um Bakterien zu entfernen, die Infektionen verursachen können. Benutzen Sie Schminke, insbesondere Augen-Make-up, niemals gemeinsam mit anderen Personen, um Ansteckungen mit bakteriellen Infektionen zu vermeiden.

Aufgabe

Waschen Sie noch heute Ihre Bürstchen und Schwämmchen aus.

Die tägliche Hautpflegeroutine

Der folgende einfache Hautpflegeplan ist für die meisten Menschen geeignet. Sollten Sie allerdings unter einer Akne leiden, finden Sie im Kapitel »Akne« (S. 158) ein spezielles Pflegeprogramm.

Morgens Waschen Sie Ihre Hände mit einer milden Handseife, um Bakterien zu entfernen, und spülen die Seife danach mit Wasser ab. Füllen Sie das Waschbecken oder eine große Schüssel mit sehr warmem Wasser und befeuchten Sie Ihr Gesicht großzügig damit. (Wenn Sie es bereits am Vorabend gereinigt haben, können Sie morgens auf ein Reinigungsprodukt verzichten, was ich Ihnen, außer bei fettiger und zu Akne neigender Haut, auch empfehlen würde.) Natürlich können Sie Ihr Gesicht auch beim Duschen reinigen.

Die Haut anschließend trocken tupfen, etwas Feuchtigkeitscreme auf die Fingerspitzen geben und in die Haut einklopfen. Den Vorgang gegebenenfalls noch einmal wiederholen, sodass Gesicht und Hals vollständig damit überzogen sind. Feuchtigkeitscremes nur sparsam verwenden und überschüssige Creme mit einem Kosmetiktuch abtupfen. Zum Schluss gegebenenfalls noch einen Sonnenschutz auftragen.

Sie wundern sich vielleicht, dass ich Ihnen empfehle, die Creme in die Haut einzuklopfen anstatt sie auf die Haut zu reiben. Dies ist ganz einfach eine sanftere – und sparsamere – Methode, die Ihnen überdies hilft, Ihre Gesichtsmuskeln zu entspannen und damit Stressfalten zu reduzieren.

Abends Waschen Sie Ihre Hände, um Bakterien zu entfernen. Füllen Sie das Waschbecken oder eine große Schüssel mit warmem Wasser und befeuchten Sie Gesicht und Hals großzügig damit. Tragen Sie Ihr Reinigungsmittel auf und verreiben es sanft auf Gesicht und Hals. Machen Sie dann zwei Wattepads oder einen Peelingschwamm (oder ein weiches Peelingtuch) nass und reiben damit sanft über das Gesicht, um den Reiniger mitsamt Schmutz und Make-up zu entfernen. Falls erforderlich, den Vorgang noch einmal wiederholen.

Spülen Sie das Reinigungsmittel anschließend sorgfältig mit warmem Wasser ab. Bei trockener, schuppiger Haut könnten Sie danach noch ein Peeling machen (S. 131). Zum Schluss wiederum eine Feuchtigkeitscreme in die Haut einklopfen.

Kleiner Tipp am Rande

Ihre Hautpflegeroutine sollte nicht nur Ihrem Hauttyp, sondern auch Ihrem Lebensstil und Ihrem Geldbeutel angepasst sein. Denn was nützt Ihnen ein teures Wunderprodukt, wenn es Ihnen Sorgenfalten ins Gesicht treibt, weil Sie Ihr Budget damit hoffnungslos überzogen haben.

Aufgabe

Prüfen Sie Ihre Kosmetikprodukte (Feuchtigkeitscreme, Gesichtsreinigungsprodukt, Shampoo und Conditioner) auf möglicherweise bedenkliche Inhaltsstoffe.

Das Wichtigste noch einmal in Kürze

- Lassen Sie sich nicht von der Werbung täuschen. Prüfen Sie vor dem Kauf eines Produkts die Liste der Inhaltsstoffe und testen Sie es möglichst auf Ihrer Haut.
- Meiden Sie Produkte mit schädlichen Inhaltsstoffen wie zum Beispiel Natriumlaurylsulfat.
- Eine Ernährungsumstellung kann dazu führen, dass sich Ihr Hauttyp verändert.
- Achten Sie auf unbedenkliche, natürliche Inhaltsstoffe und eine sanfte, effektive Hautreinigung.

Regel Nr. 7: Ein Hut als ständiger Begleiter

Es ist zwar allgemein bekannt, dass übermäßige Sonnenbestrahlung die Haut vorzeitig altern lässt, als ich jedoch in Vorbereitung dieses Kapitels die vielen besorgniserregenden Statistiken über die durch Sonnenlicht verursachten gesundheitlichen Schäden las, habe ich mir sofort einen Hut gekauft – und das, obwohl ich bis dahin nicht im Traum daran gedacht hätte, jemals einen Hut aufzusetzen. Inzwischen trage ich ihn täglich.

Aufgabe

Sehen Sie sich einmal die Haut an Ihrem Po (kein Scherz!) oder einem anderen Körperteil, der nie der Sonne ausgesetzt ist, an. Ist die Haut, die nie »von der Sonne geküsst wurde«, in besserem Zustand als an den Körperpartien, die von der Sonne bestrahlt werden?

Hautkrebs

Eine Folge übermäßiger Sonnenbestrahlung kann, insbesondere wenn man zu Sonnenbränden neigt, ein erhöhtes Risiko für die Entwicklung eines Hautkrebses sein. In Australien und den Vereinigten Staaten ist der Hautkrebs die am häufigsten auftretende Krebserkrankung. Der intensivierten medizinischen Forschung, der medialen Aufmerksamkeit und dem gesteigerten öffentlichen Bewusstsein ist es jedoch zu verdanken, dass Hautkrebserkrankungen heute früher erkannt werden und die Überlebensrate signifikant gestiegen ist.

Der Cancer Council of Australia unterscheidet drei Hauptformen des Hautkrebses: Das Melanom, die gefährlichste Form, ist für die Mehrzahl der Todesfälle verantwortlich. Melanome können sich aus bereits existierenden Leberflecken entwickeln, die sich in Farbe, Form und Größe verändern. Sie können aber auch als neue Hautveränderungen auftreten. Melanome können unregelmäßig geformt und unterschiedlich gefärbt sein. Sie können an allen Stellen des Körpers auftreten, selbst an solchen, die nie der Sonne ausgesetzt sind.

Basalzellkarzinome sind die am häufigsten auftretenden und ungefährlichsten Formen. Sie erscheinen in der Regel an den oberen Körperpartien wie Kopf, Hals und Oberkörper, als Knoten oder rote, helle oder perlmuttfarbene Flecken.

Plattenepithelkarzinome sind zwar nicht so tödlich wie Melanome, können sich aber vermehren, wenn sie nicht behandelt werden. Sie erscheinen als warzenartige rote Flecken, die leicht bluten oder ulzerieren, und treten an den Körperstellen auf, die der Sonne ausgesetzt sind.

Zahlen und Fakten

- Jährlich wird bei etwa 1 Million Amerikanern ein Hautkrebs diagnostiziert. 1000 bis 2000 Erkrankungen enden tödlich.
- In Australien werden pro Jahr mehr als 382 000 Fälle von Hautkrebs diagnostiziert, davon etwa 8800 Melanome. In etwa 1400 Fällen endet die Erkrankung tödlich.
- In Großbritannien werden jährlich etwa 68 000 Fälle von Hautkrebs diagnostiziert, obwohl die Sonnenstrahlung in diesem Teil der Welt weniger intensiv ist.

Dass Menschen mit heller Haut, die zu Sommersprossen neigen und anfälliger für Sonnenbrände sind, ein höheres Risiko haben, durch UV-Strahlung einen Hautkrebs zu entwickeln, ist nicht verwunderlich. Doch auch Menschen mit dunklem Teint (die also durch reichlich Melanin geschützt sind), sind dagegen nicht gefeit.

Was ist UV-Strahlung?

UV-Strahlen sind unsichtbare, von der Sonne ausgesendete Strahlen. UV-Strahlen werden auch von Sonnenbänken und Bräunungslampen erzeugt. Bei der UV-Strahlung (die auch die Atmosphäre und uns Menschen erreicht) unterscheidet man zwischen UVA- und UVB-Strahlen. Basalzell- und Plattenepithelkarzinome sowie Sonnenbrände werden eher durch UVB-Strahlen verursacht. (Als Eselsbrücke könnte man sich vielleicht merken, dass das B in UVB für »brennen« stehen könnte.) UVA-Strahlen dringen tiefer in die Haut ein und begünstigen die Bildung freier Radikale, die die Haut frühzeitig altern lassen. Wissenschaftler vermuten jedoch, dass sie indirekt auch Melanome verursachen können. (Hier könnte man sich als Eselsbrücke merken, dass das A in UVA für »altern« stehen könnte.) In hohen Dosen wird UVA-Strahlung in Sonnenbänken und Bräunungslampen eingesetzt, weshalb diese keine unbedenklichere Alternative zum Sonnenbad am Strand sind. Am ungefährlichsten sind Bräunungscremes. Am besten aber akzeptiert man sich so, wie man ist.

Durch reflektierende Oberflächen wie Sand, Wasser, Schnee und Eis wird die UV-Strahlung noch verstärkt. Deshalb bekommt man im Winter- oder Sommerurlaub auch schneller einen Sonnenbrand. Die UV-Strahlen dringen selbst durch Fenster, Windschutzscheiben, Wolken und dünne Kleidung. Dauerhafte Sonnenbestrahlung und häufige Sonnenbrände erhöhen das Risiko, an Hautkrebs zu erkranken. Hautkrebs kann jedoch auch an Körperpartien auftreten, die niemals UV-Licht ausgesetzt sind (will sagen, Hautkrebs kann sogar an Ihrem Po auftreten), was vermuten lässt, dass UV-Licht nicht der einzige Auslöser von Hautkrebs ist. Neueren Forschungen zufolge spielen dabei auch die Ernährung, der Lebensstil und die genetische Veranlagung eine Rolle.

Minimieren Sie das Risiko einer Hautkrebserkrankung:

- Verwenden Sie stets eine Sonnencreme und bedecken Sie Körper und Kopf mit geeigneter Kleidung bzw. einem Hut.
- Meiden Sie möglichst zwischen 10 und 15 Uhr die pralle Sonne, denn dann ist die UV-Strahlung am intensivsten.

- Nehmen Sie nur kleine Mahlzeiten zu sich und trinken Sie Alkohol nur in Maßen. Greifen Sie auf Lebensmittel zurück, die reich an Antioxidantien und essenziellen Fettsäuren sind.
- Wenn Sie unter Stress stehen, sollten Sie Entspannungstechniken, wie zum Beispiel Tiefatmungsübungen, in Ihren Alltag integrieren.
- Treiben Sie regelmäßig Sport.
- Vermeiden Sie den Kontakt mit aggressiven Chemikalien. Verwenden Sie natürliche Reinigungsmittel und waschen Sie Obst und Gemüse vor dem Verzehr.

Sonnenschutzmittel

Wissenschaftliche Studien haben gezeigt, dass Breitband-Sonnenschutzmittel einen guten Schutz vor UVB-Strahlen bieten und das Auftreten bestimmter Hautkrebsformen verringern können. Schutz vor durch UVA-Strahlen verursachte Schädigungen durch freie Radikale bieten sie jedoch nur sehr bedingt. Dennoch spielen Sonnenschutzmittel auch eine wichtige Rolle, wenn es darum geht, die Haut vor frühzeitiger Alterung zu schützen. Während meiner Recherche habe ich eine Vielzahl an Sonnencremes getestet und habe dabei festgestellt, dass Sonnencremes derzeit das beste Mittel zur Faltenreduzierung sind.

Billige Sonnenschutzmittel enthalten unnötig viele chemische Inhaltsstoffe. Kaufen Sie deshalb am besten einen hypoallergenen Sonnenschutz für Babys und Kleinkinder. Er ist ebenso gut für Erwachsene geeignet und gleichzeitig hautfreundlicher. Bei ungleichmäßiger Pigmentierung der Haut empfehle ich Ihnen einen Sonnenschutz mit hohem Zinkoxidgehalt (siehe dazu »Die tägliche Hautpflegeroutine«, S. 133). Und cremen Sie sich alle zwei Stunden – oder wenn Sie stark geschwitzt haben oder im Wasser waren – erneut ein.

Kleidung

Dicht gewebte Baumwoll-T-Shirts und breitkrempige Hüte sehen zwar nicht unbedingt sexy aus, aber mit dem richtigen Styling werden Sie auch damit fabelhaft aussehen und schützen so Ihre empfindliche Haut vor Krebs. Obendrein beugen Sie Falten und vorzeitigem Altern vor.

Das sollten Sie wissen
Etwas Sonnenlicht ist wichtig für unsere Gesundheit. Man sollte sich sogar – in Maßen – regelmäßig der Sonne aussetzen, denn nur so kann die Haut eine Form des für unsere Knochen so wichtigen Vitamin D produzieren. So können etwa Kinder, die stets von Kopf bis Fuß mit Sonnencreme eingecremt und nur bekleidet in die Sonne dürfen, unter Umständen rachitisch werden und es kann zu Verformungen der Knochen kommen, weil zu wenig Sonne an ihre Haut kommt. Hier kommt es einfach auf die richtige Dosis an: Mit einer täglichen etwa zehnminütigen direkten Sonnenbestrahlung der Haut beugt man einem Vitamin-D-Mangel vor. Dabei empfiehlt es sich, die frühen Morgen- und die späten Nachmittagsstunden zu nutzen, wenn die Sonnenstrahlung weniger intensiv ist.

Tipps für die Umsetzung in die Praxis

Nehmen Sie Ihre Haut unter die Lupe: Hautkrebs möglichst früh zu erkennen, ist lebenswichtig. Wenn Sie Glück haben, fällt einem anderen ein seltsamer Fleck auf Ihrer Haut auf, doch darauf sollten Sie sich nicht verlassen. Untersuchen Sie Ihre Haut deshalb selbst regelmäßig auf verdächtige Leberflecken und andere Veränderungen. Bitten Sie außerdem Ihren Partner oder Ihre Partnerin, sich Ihren Rücken, Ihre Kopfhaut und andere Körperpartien, die man selbst nur schwer einsehen kann, anzusehen. Haben Sie keine Hemmungen, dies könnte lebensrettend für Sie sein.

Am besten macht man dies nach dem Duschen oder Baden oder am Tag, solange es sehr hell ist. Stellen Sie sich vor einen Ganzkörperspiegel und suchen Sie Ihren Körper mithilfe eines Handspiegels nach Leberflecken, Muttermalen und anderen Hautveränderungen ab. Achten Sie darauf, wie diese aussehen und sich anfühlen. Treten solche Veränderungen an einer Stelle gehäuft auf, können Sie sie auch fotografieren.

Achten Sie bei der Selbstuntersuchung auf:

- neue Hautveränderungen, etwa einen neuen Leberfleck, der sich in der Farbe von den anderen unterscheidet, oder ein neues festes, fleischfarbenes Knötchen
- schuppige, leicht erhabene Hautveränderungen oder schorfige Stellen, die nicht verheilen
- kleine helle, rote oder perlmuttfarbene Geschwülste
- Hautveränderungen, die sich über Wochen oder Monate in Größe, Farbe oder Form verändert haben

Untersuchen Sie sich von Kopf bis Fuß: den Rücken, die Kopfhaut, den Genitalbereich, zwischen den Pobacken, die Zehenzwischenräume, die Fußsohlen, die Fuß- und Fingernägel. Denken Sie immer daran: Je früher Sie bei verdächtigen Hautveränderungen den Arzt aufsuchen, desto besser sind Ihre Heilungschancen. Ihr Arzt kann eine Biopsie durchführen, um festzustellen, ob es sich um eine krebsartige Veränderung handelt. Sind Sie wegen der Diagnose beunruhigt, können Sie auch eine zweite Meinung, am besten bei einem Krebsspezialisten, einholen.

Aufgabe

Besorgen Sie sich ein hypoallergenes Sonnenschutzmittel und einen Hut und benutzen Sie beides täglich. Wenn Sie später, mit 50, in den Spiegel sehen, werden Sie froh sein, dass Sie es getan haben.

Das Wichtigste noch einmal in Kürze

- Untersuchen Sie Ihre Haut regelmäßig – am besten immer am Monatsersten (das lässt sich leichter merken) – auf ungewöhnliche Flecken oder andere Hautveränderungen bzw. auf Veränderungen an bereits existierenden Hautmalen. Sind Sie sich unsicher, worauf Sie achten müssen, lassen Sie sich von Ihrem Arzt untersuchen.
- Tragen Sie stets einen Sonnenschutz auf, wenn Sie in die Sonne gehen. Ziehen Sie sich immer etwas über und setzen Sie einen Hut auf.
- Meiden Sie die Sonne zwischen 10 Uhr vormittags und 15 Uhr nachmittags.
- Übertreiben Sie es nicht mit dem Sonnenbaden – eine tolle braune Farbe ist es nicht wert, dafür seine wertvolle Haut oder gar sein Leben aufs Spiel zu setzen.
- Verwenden Sie ein leichtes, hypoallergenes Sonnenschutzmittel für Babys und Kleinkinder. Diese Produkte enthalten weniger chemische Inhaltsstoffe.
- Sonnenbrände gilt es zwar zu vermeiden, dennoch ist es wichtig, der Gesundheit zuliebe täglich etwas Sonne zu tanken. Für eine gesunde Vitamin-D-Produktion werden täglich zehn Minuten empfohlen.

Regel Nr. 8: Sich entspannen

Wenn wir uns entspannen, fühlen wir uns gut. Entspannung ist unverzichtbar für unsere Gesundheit, denn sie aktiviert den Parasympathikus, eine der Komponenten des vegetativen Nervensystems. Das parasympathische Nervensystem sorgt für einen guten Nachtschlaf und fördert eine gesunde Verdauung. Beides ist wichtig für eine gesunde Haut, denn die Nährstoffe, die bei der Verdauung aus den Nahrungsmitteln extrahiert werden, benötigt man für die Reparatur und Gesunderhaltung der Haut. Bei einer schlechten Verdauung werden weniger fettlösliche Vitamine absorbiert, was eine trockene, rissige Haut und Hauterkrankungen wie zum Beispiel Ekzeme zur Folge haben kann.

Stressbedingte Erkrankungen

Bei Stress, aber auch bei Angst, Sorgen und Wut wird das sympathische Nervensystem aktiviert. Dabei wird die Produktion von Verdauungssäften und Hormonen wie Insulin blockiert und die Blutzufuhr in Darm, Leber und Nieren nimmt ab. Das kann auch bei einer dauerhaft flachen Atmung oder beim Marathonlauf (physischer Stress) passieren. In diesen Fällen schüttet der Körper Adrenalin aus und der Blutdruck steigt an. Chronischer Stress kann zu gesundheitlichen Problemen wie Entzündungen der Haut, Verstopfung, Schlaflosigkeit, Impotenz, verminderter Libido, trockenen Augen, Mundtrockenheit und Erkrankungen des Darms, wie etwa dem Reizdarmsyndrom, führen.

Wenn wir uns jedoch entspannen, wenn wir entspannende Musik hören, tief atmen und angenehmen Gedanken nachhängen, wird der Parasympathikus aktiviert. Selbstvertrauen, Selbstliebe, Selbstachtung und Anerkennung fördern ebenfalls dieses Gefühl der Entspanntheit und können die Stressreaktion unterdrücken.

Entspannung fördert:
- eine gute Verdauung
- einen gesunden Schlaf-wach-Rhythmus (circadiane Rhythmik)
- das Gefühl innerer Ruhe
- eine gesunde Haut
- eine gesunde Libido
- einen niedrigeren Blutdruck

Frage »Bei Stress bekomme ich regelmäßig Ekzeme an den Händen. Die Haut wird rot und wund und schält sich. Das ist sehr schmerzhaft. Wie kommt es dazu?«

Antwort Stress kann solch dramatische Auswirkungen auf die Haut haben, weil dadurch Stresshormone ausgeschüttet werden, die auch in Zusammenhang mit trockener Haut und frühzeitiger Alterung stehen. Darüber hinaus hemmt Stress die Produktion einiger wichtiger Prostaglandine (S. 60) und es kommt zu Entzündungen, die sich aufgrund Ihrer genetischen Disposition bei Ihnen in Form einer Dermatitis manifestieren. Andere Menschen bekommen bei großem Stress möglicherweise Asthma oder Pickel oder entwickeln eine Schuppenflechte. Chronischer Stress wirkt sich nicht nur negativ auf die Haut aus, er kann Sie auch anfälliger für schwere Krankheiten machen.

Was ist Stress?

Stress zu definieren ist nicht einfach, denn was der eine als Stress empfindet, ist für den anderen vielleicht ein Abenteuer. So werden viele beispielsweise einen Nachmittagsspaziergang am berühmten Küstenwanderweg in Sydney als entspannend empfinden. Manche nehmen dafür sogar eine einstündige Autofahrt im Sonntagsverkehr auf sich. Für andere jedoch herrscht zu viel Betrieb auf dem Wanderweg und sie fühlen sich dadurch beeinträchtigt und gestresst. Ihre Beklemmung wird immer größer, weil sie Menschengruppen ausweichen müssen, die ihnen nicht nur den Weg, sondern auch die Aussicht versperren.

Wieder andere empfinden das Gehen als langweilig, sodass auch sie die biologischen Auswirkungen von Stress verspüren. Lappalien wie nervige Autofahrer oder lange Schlangen an der Supermarktkasse werden von manchen bereits als extrem stressig empfunden, während sich andere nicht weiter daran stören. Doch ob man nun zu Recht gestresst ist oder nicht – der Körper macht da keinen Unterschied und erlebt eine Fülle hormoneller Veränderungen, die es ihm ermöglichen sollen, mit diesem »Ausnahmezustand« fertig zu werden. Befindet sich vielleicht auch Ihr Körper ständig in diesem »Kampf-oder-Flucht-Modus«? Ob Sie Anzeichen von chronischem Stress zeigen, zeigt Ihnen der folgende Test.

Stresstest

Symptome	ja	nein
Heben sich Ihre Schultern beim Einatmen? Stellen Sie sich vor einen Spiegel, um festzustellen, ob Sie eine flache Atmung haben.	5	0
Ist Ihre Libido zurzeit geringer als sonst?	5	0
Fühlen Sie sich häufig einsam, ängstlich, missverstanden oder isoliert?	5	0
Gehen Sie gerne mal auf andere los oder werden Sie häufig ärgerlich und ungehalten, wenn etwas schief läuft?	5	0
Kommt es bei Ihnen zu Gewichtsschwankungen, wenn Sie Stress haben?	5	0
Lehnen Sie sich selbst ab oder haben Sie ein geringes Selbstwertgefühl?	10	0
Sind Sie unzufrieden mit Ihrem Job, Ihrem Verdienst, belasten Sie Schulden oder regen Sie sich über alltägliche Kleinigkeiten (nervige Autofahrer, lange Schlangen an der Kasse) auf?	10	0
Gibt es Beziehungen, die Sie als stressig empfinden?	10	0
Müssen Sie Menschen um sich haben, um Freude zu haben, sich sicher zu fühlen? Haben Sie Angst vor dem Alleinsein?	10	0
Leiden Sie unter einer psychischen Störung oder nehmen Sie Medikamente zur Behandlung stressbedingter gesundheitlicher Probleme ein?	15	0
Haben Sie in jüngster Vergangenheit einen schweren, mit tiefer Trauer verbundenen Verlust erlitten?	20	0
Gesamtpunktzahl		
Liegt Ihre Gesamtpunktzahl zwischen 50 und 100 sind Sie vermutlich extrem gestresst oder können sich nur schlecht entspannen. In diesem Fall sollten Sie unbedingt lernen, jeden Tag einige Augenblicke abzuschalten und zur Ruhe zu kommen. Bei einer Gesamtpunktzahl von 20 bis 50 sind Sie zwar vielleicht nicht übermäßig gestresst, Entspannung täte aber dennoch nicht nur Ihrer Haut gut, sondern auch Ihrer Gesundheit im Allgemeinen. Bei weniger als 20 Punkten ist Ihr Stresslevel in Ordnung.		

Bevor Sie weiterlesen, lassen Sie mich noch ein paar Dinge klarstellen: Ein wenig Stress ist in Ordnung, ja er ist sogar gut für uns. Eine kurze Stressattacke motiviert uns, vor einer Prüfung zu lernen und kann uns in echten Gefahrensituationen helfen zu fliehen oder zu kämpfen. Schädlich für die Haut und die Gesundheit ganz allgemein, ist der dauerhafte oder chronische Stress. Die Lösung des Problems besteht hier darin, die Stressreaktion jeden Tag für eine gewisse Zeit »auszuschalten«. Wie das geht? Sie müssen sich Zeit zum Entspannen nehmen. Das allerdings ist nicht so einfach, wie es klingt. Richtige Entspannung besteht nicht nur darin, sich auf die Couch zu legen und fernzusehen. Vielmehr gilt es auch das Gedankenkarussell für einige Augenblicke anzuhalten, und dies gelingt Ihnen folgendermaßen.

Entspannung

Am effektivsten entspannt man bei einem warmen Bad, sanfter Musik und Tiefenatemübungen. Für eine schöne Haut ist Entspannung besonders wichtig. Sie sollten sich also über den Tag verteilt immer wieder kurz entspannen. Nehmen Sie ein schönes Bad und genießen Sie die Wirkung des Wassers. Hören Sie Musik, die Sie beruhigt, und atmen Sie dabei entspannt ein und aus, ein und aus … Denken Sie aber daran, dass nur ruhige, lange Atemzüge entspannend wirken.

Gehören Sie zu den Menschen, die sich Zeit nehmen, um zu entspannen und neue Energie zu tanken, zeigt dies, dass Sie ein gutes Maß an Eigenliebe besitzen und Ihre Gesundheit wertschätzen.

Aufgabe

Nehmen Sie heute Abend ein warmes Bad. Für ein Entspannungsbad geben Sie 1 Tasse Epsom-Salz, 1 TL Oliven-, Kokos- oder Mandelöl und fünf Tropfen Lavendelöl ins Wasser (da das Öl einen glitschigen Film hinterlässt, die Wanne nach dem Baden mit Backnatron reinigen).

Fallbeispiel

Man könnte mich als Workaholic bezeichnen. Außerdem neige ich zum Perfektionismus und bin deshalb für gewöhnlich beruflich sehr eingespannt. Habe ich wieder einmal einen dieser stressigen Tage und höre (wenn mich die Panik ergreift) meine innere Stimme sagen: »Diesen Termin kann ich niemals halten«, zwinge ich mich, mit der Arbeit aufzuhören. Ich verbiete mir selbst, weiterzumachen, und erinnere mich an dieses Kapitel (und daran, dass man mehr Fehler macht und weniger effizient arbeitet, wenn man gestresst ist). Und dann sage ich mir: »Ich darf erst wieder arbeiten, wenn ich mich beruhigt habe.« Danach verlasse ich, wenn auch widerstrebend, den Schreibtisch und mache ein paar lange, tiefe Atemzüge. Hinterher koche ich mir entweder eine Tasse Schwarzen Tee oder Löwenzahntee oder ich gehe nach draußen und vertrete mir fünf Minuten die Beine. Nicht selten habe ich genau dann eine gute Idee oder mir fällt die Lösung für ein Problem ein.

Frage »Wie schaffe ich es, mich trotz meiner schlimmen Haut selbst zu mögen?«

Antwort Wenn Sie große Probleme mit Ihrem Aussehen haben – sei es nun Ihre Haut, Ihre Figur oder etwas an Ihrem Gesicht –, baut sich dadurch in Ihrem Körper ein enormer Stress auf. Das tut Ihnen nicht gut und Sie bekommen so auch nicht die Haut, die Sie sich wünschen. Mit Selbsthass zu einer schönen Haut zu gelangen, ist schlichtweg nicht möglich. Stattdessen könnten Sie sich dafür entscheiden, sich selbst mit all Ihren Unzulänglichkeiten zu mögen und dabei gleichzeitig zu lernen, wie Sie eine wundervolle Haut bekommen. Frieden mit dem eigenen Körper zu schließen, ist der wichtigste Schritt, um zu einer schöneren Haut zu gelangen. Wenn Sie sich selbst akzeptieren und sich für Ihre guten Eigenschaften loben, wird Ihnen bewusst werden, dass Sie etwas Besseres (eine bessere Haut, einen besseren Job ...) verdienen.

Und sich selbst mit allen Fehlern und Makeln zu mögen, hat noch einen weiteren positiven Effekt: Ihr Körper schüttet Endorphine aus, die dafür sorgen, dass Sie sich gut fühlen. Endorphine werden auch bei sportlichen Aktivitäten ausgeschüttet (das viel zitierte Hochgefühl beim Laufen), aber auch beim Lachen, Lächeln und bei Umarmungen. Wenn diese Glückshormone Ihren Körper durchströmen, essen Sie wahrscheinlich auch gesund, treiben Sport und machen tiefe Atemzüge – kurz alles, was der Haut guttut. Sind Sie aber unglücklich wegen Ihrer Haut und machen sich Selbstvorwürfe, unterdrücken Sie die Endorphinproduktion in Ihrem Körper. Versagen Sie sich die Liebe zu sich selbst und die Achtsamkeit für sich selbst, versagen Sie sich zugleich das Wohlgefühl der Endorphine und damit blockieren Sie auch die Heilung Ihrer Haut. Das ist ein Teufelskreis. Wenn Sie sich darauf konzentrieren, was Sie an sich nicht mögen, verhindern sie, ohne es zu wollen, dass sich Ihr Hautbild verbessert.

Aufgabe

Stehen Sie jetzt sofort auf, gehen (mit dem Buch) zu einem Spiegel und sehen sich Ihr Spiegelbild an. Konzentrieren Sie sich auf einen Teil Ihrer Haut, über den Sie unglücklich sind, etwa einen Pickel oder Falten. Dann sagen Sie laut (oder wenn andere in der Nähe sind, in Gedanken) folgenden Satz zu sich selbst: »Meine Haut sieht scheußlich aus und ich bin so hässlich!« Wiederholen Sie den Satz und legen dabei viel Gefühl hinein. Verziehen Sie das Gesicht, runzeln Sie die Stirn und verschränken Sie die Arme, um das Ganze noch zu unterstreichen. Und? Wie schlecht fühlen Sie sich jetzt? Ich garantiere Ihnen, es geht Ihnen nicht gut. Das sind die Stresshormone, die Ihre Blutbahnen durchfluten. Hatten Sie auch ein beklemmendes Gefühl in der Brust? Selbsthass bricht einem im wahrsten Sinne des Wortes das Herz.

Konzentrieren Sie sich nun auf einen Teil Ihres Körpers mit schöner Haut. Richten Sie sich auf, lächeln Sie sich liebevoll an und sagen mit voller Überzeugung: »Ich habe eine so schöne Haut!« Möglicherweise kommen Sie sich dabei ein bisschen komisch vor, aber es ist nur eine

Übung, die Sie etwas ganz Wichtiges lehren soll. Wiederholen Sie den Satz jetzt so, als wären Sie davon überzeugt: »Ich habe so eine schöne Haut, ich bin so glücklich!«

Und nun setzen Sie dabei Ihren ganzen Körper ein. Richten Sie sich gerade auf, lächeln sich noch ein bisschen liebevoller an und sagen: »Meine Haut ist einfach fantastisch, ich bin so glücklich!«

Wie fühlen Sie sich jetzt? Haben Sie diese Übung mit Enthusiasmus gemacht, haben Sie gerade einen Endorphinschub ausgelöst, der dem gesamten Körper guttut. Und was lernen Sie daraus? Sie haben es selbst in der Hand, wie gut Sie sich fühlen – und sei es nur für ein paar wunderbare Sekunden.

Acht schnelle Wege zum Wohlbefinden

Fühlt man sich gestresst, ängstlich oder deprimiert, gelingt es unter Umständen nicht, »einfach so wieder glücklich zu werden«. Man kann sich nicht einfach vornehmen, den Kopf nicht mehr hängen zu lassen, und im Handumdrehen geht es einem besser. Und was, wenn Sie gerade Bankrott gemacht haben oder Ihre Ehe in die Brüche gegangen ist? Wie sollen Sie da einen Endorphinschub bekommen? Eine dauerhafte Lösung zu finden, kann unter Umständen schwierig sein. Doch es gibt eine ganze Reihe schneller Wege, die Ihnen helfen, sich wieder gut zu fühlen.

Machen Sie sich selbst Komplimente

Wenn es Ihnen schwerfällt, sich selbst für jede Kleinigkeit zu loben, die Sie richtig gemacht haben, dann ist dies genau die richtige Übung für Sie. Und wenn Sie zu den Menschen gehören, die lieber abwarten und darauf hoffen, von jemandem gelobt zu werden, wird sie Ihnen diese Illusion hoffentlich nehmen. Denn darauf zu warten, dass Sie jemand mit freundlichen Worten überschüttet, ist schlichtweg unrealistisch. Denn sind wir einmal ganz ehrlich, Komplimente von anderen zu erwarten ist gerade so, als wollte man versuchen, das Wetter zu beeinflussen. Wir können den Regen ebenso wenig abschalten wie wir jemanden dazu zwingen können, nett zu uns zu sein. Nur Komplimente, die wir uns selbst machen, sind wirklich glaubwürdig, können uns genau das sagen, was wir gerade hören möchten und wir können sie uns jederzeit machen.

Positive Botschaften können sein:
- Ich habe eine wundervolle Haut!
- Ich bin glücklich!
- Ich sehe in diesem Kleid toll aus!
- Meine Augenbrauen sind umwerfend!
- Ich bin einfühlsam und großzügig!
- Ich bin klug, toll und einzigartig!

Und kaum ist die Botschaft bei Ihnen angekommen, bekommen Sie auch schon einen Endorphinschub. Wenn es Ihnen Probleme bereitet, sich selbst zu loben, notieren Sie Ihre Stärken zunächst auf einem Blatt Papier und lesen die Liste dann laut und mit Enthusiasmus vor. Damit Sie den Endorphinschub fühlen können, müssen Sie die Worte allerdings mit Nachdruck und Gefühl aussprechen. Denn es ist die Emotion, die Sie in das Kompliment hineinlegen, die die Ausschüttung der heilenden Endorphine bewirkt.

Aufgabe

Nehmen Sie sich einen Stift und ein Blatt Papier (oder Ihr Tagebuch, Ihren Kalender) und schreiben Sie eine Liste Ihrer persönlichen Stärken. Sind Sie beispielsweise sehr talentiert im Geschichtenschreiben, können Sie sich Songtexte oder Namen besonders gut merken, dann sollten Sie dies, neben anderen Dingen, die Ihnen noch einfallen, auf die Liste setzen. Wenn man sich ganz auf seine Stärken konzentriert und sich selbst lobt, ist es unmöglich, sich gleichzeitig ängstlich zu fühlen.

Hören Sie Ihre Lieblingsmusik

Musik kann in Bruchteilen von Sekunden die Stimmung heben. Hören Sie Ihren Lieblingssong. Drehen Sie dabei die Lautstärke auf und entspannen Sie einige Minuten. Wichtig ist allerdings, dass Sie die richtige Musik auswählen. Wer zu depressiven Verstimmungen und negativen Gefühlen neigt, wird zwangsläufig eher zu Trash Metal oder traurigen Balladen greifen, die die eigene Stimmung widerspiegeln. Sie wollen sich aber von den negativen Gefühlen befreien und sollten deshalb eine entsprechende Musik wählen. Wenn Sie eine langweilige Arbeit, beispielsweise den Hausputz, erledigen müssen, können Sie dabei ebenfalls Musik hören, um die Arbeit angenehmer zu gestalten. Und ein paar Extra-Endorphine werden dafür sorgen, dass sie Ihnen noch besser von der Hand geht.

Aufgabe

Stehen Sie auf und legen Sie Ihre Lieblings-CD ein. Falls Sie sie nicht sofort anhören können, legen Sie sie sich so zurecht, dass Sie später daran denken, sie anzuhören.

Widmen Sie sich Ihrem Lieblingshobby

Gibt es eine Beschäftigung, bei der Sie sich immer wohlfühlen? Ob Sie nun malen, Ball spielen, einen Schaufensterbummel machen oder Schuhe entwerfen – mit einer positiven kreativen oder sportlichen Betätigung können Sie Ihre Stimmung heben. Destruktive Hobbys wie Glücksspiele, zu viel Geld ausgeben oder übermäßiges Trinken sollten Sie jedoch meiden, können Sie sich damit doch nicht nur finanzielle, sondern auch gesundheitliche Probleme – und damit noch größeren Stress – einhandeln. Suchen Sie sich etwas, das Spaß macht. Nehmen Sie Tennisstunden, trommeln Sie ein paar Freunde zusammen und treiben Sie gemeinsam mit ihnen Sport oder gehen Sie in einen Chor.

Lächeln und lachen Sie viel

Wenn wir lächeln oder aus vollem Herzen lachen, wird unser Körper augenblicklich mit Glückshormonen überschwemmt. Doch wie bringt man mehr Lachen in den Tag? Am einfachsten, indem man sich lustige Filme ansieht. Lassen Sie Nachrichten und Dramen außer Acht und richten Sie Ihre Aufmerksamkeit auf Komödien. Wenn Sie das täglich tun, wird das Lachen zur Gewohnheit. Und wenn Sie nicht lachen, sollten Sie zumindest lächeln. Studien haben gezeigt, dass es dazu gar keinen Anlass geben muss. Ein bloßes breites Lächeln genügt, um Endorphine freizusetzen. Also lächeln Sie und Sie werden sich im Nu wohlfühlen.

Aufgabe

Legen Sie dieses Buch für einen Moment weg und lächeln Sie 30 Sekunden lang.

Üben Sie gezielte Tiefenatmung

Mit gezielter Tiefenatmung lässt sich die Sauerstoffaufnahme im Nu erhöhen. Mit Atemübungen können Sie sogar Ihr sympathisches Nervensystem abschalten und in den parasympathischen Modus wechseln. Im Kapitel »Mit richtiger Atmung zu einer schönen Haut« (S. 278) erfahren Sie mehr über Entspannung mithilfe von Atemübungen.

Seien Sie dankbar

Manche Menschen scheinen alles zu haben: Geld, Ruhm, ein gutes Aussehen und ein tolles Haus. Und trotzdem sind sie nicht glücklich. Ich könnte auf der Stelle ein paar reiche, berühmte Leute aus der Yellow Press nennen, die ihr Leben mit Drogen und Alkohol ruinieren. Doch weshalb sind diese Menschen unglücklich? Nach Ansicht des Glücksexperten und Motivationsredners Anthony Robbins liegt es daran, dass sie nicht dankbar sind. Er sagt, wer dankbar ist, fühlt sich reich. Wer undankbar ist und sich ständig damit beschäftigt, was in seinem Leben fehlt, fühlt sich arm und gestresst und macht verrückte Dinge, konsumiert Drogen oder trinkt zu viel Alkohol, um »dieses gute Gefühl« wiederzuerlangen.

Der schnellste Weg, um seine Vitalität einzubüßen und gesundheitliche Probleme und eine schlechte Haut zu bekommen, besteht darin, sich auf das zu konzentrieren, was einem in seinem Leben fehlt. Das führt dazu, dass man schlechte Entscheidungen trifft. Denn wenn man die eigenen Probleme in den Fokus rückt, verstärken sich die negativen Gefühle und das Urteilsvermögen ist getrübt. Es ist durchaus in Ordnung, Probleme beim Namen zu nennen, wichtig ist dabei aber, dass man sich auf eine Lösung konzentriert. Oder aber, sollte man nichts tun können, um die Situation zu verändern, nach vorne zu schauen, anstatt sich über Dinge zu grämen, die man nicht ändern kann.

Richtet man seine Aufmerksamkeit hingegen auf die Dinge, für die man dankbar ist, werden die positiven Gefühle verstärkt. Dann ist man entspannter und die Gefahr, dass man zu Junkfood greift oder die Nächte durchzecht, ist geringer und es ist eher wahrscheinlich, dass man Sport treibt und rechtzeitig schlafen geht. Das ist zwar nicht ganz einfach, aber es ist ein guter Anfang, um gesünder und glücklicher zu werden. In dem Moment, in dem man sich auf die guten Dinge in seinem Leben konzentriert und von Herzen dafür dankt, ist es unmöglich, sich unglücklich zu fühlen. Das mögen vielleicht nur 60 Sekunden sein, doch diese eine Minute wird eine schöne Minute sein.

Aufgabe

Merken Sie sich in Ihrem Kalender für jeden Tag fünf Minuten fürs Dankbarsein vor. Eigentlich wäre genau jetzt der richtige Moment, um schon einmal zehn Dinge aufzuschreiben, für die Sie dankbar sind.

Hier ein paar Fragen, die Ihnen dabei helfen könnten:

- Sind Sie dankbar dafür, dass Sie zu Hause im Trockenen sitzen, wenn es regnet?
- Sind Sie dankbar, dass Sie einen Fernseher haben?
- Sind Sie dankbar für die Menschen, die Sie lieben? Was schätzen Sie besonders an ihnen?

Lesen Sie nun laut und mit Gefühl und Emphase, was Sie geschrieben haben, und Sie werden einen Endorphinschub bekommen.

Sie müssen übrigens nicht nur für etwas dankbar sein, das sich gerade ereignet hat. Sie können Ihre Stimmung auch heben, wenn Sie sich etwas vorstellen, von dem Sie wünschten, dass es bereits geschehen wäre.

Konzentrieren Sie sich auf die schönen Dinge

Haben Sie schon einmal darauf geachtet, wie Sie sich fühlen, wenn Sie einen schönen Sonnenuntergang, ein schönes Bild oder andere Dinge, die Sie als schön empfinden, betrachten? Sie fühlen sich gut. Und Sie können gar nicht anders, denn wenn man etwas Schönes betrachtet, schüttet der Körper Endorphine aus.

Sehen Sie hingegen etwas, das Sie zunächst als schön empfinden, dann aber ablehnen oder kritisieren, stellen sich keinerlei gute Gefühle ein. Nehmen wir einmal an, eine schöne Frau (oder ein schöner Mann) hat den Raum betreten und löst bei Ihnen ein Gefühl des Neides aus. Und schon wird sich bei Ihnen eine Anspannung oder ein

Unbehagen einstellen, weil Ihr Körper mit Stresshormonen überflutet wird. Ob man es nun Angst, Neid oder einen Minderwertigkeitskomplex nennt – jedes dieser Gefühle löst den gleichen inneren Aufruhr aus. Neid ist ein Gefühl, das nicht nur Ihrer Gesundheit, sondern auch Ihrem Selbstbewusstsein schadet. Seien Sie deshalb dankbar, dass es so viel Schönes auf der Welt gibt – sei es nun ein schöner Mensch, ein Buch, ein Gemälde, eine Aussicht oder ein Schmuckstück.

Lassen Sie Ihre Wut raus!

Angst kann aus einem Gefühl der Machtlosigkeit entstehen. Ein schnelles Heilmittel gegen das Gefühl der Machtlosigkeit ist ein Wutanfall. Den sollten Sie aber lieber nur bekommen, wenn Sie allein sind. Sammeln Sie sich einen Augenblick, stampfen Sie dann mit dem Fuß auf und sagen: »Ich verdiene Besseres!« Sehen Sie dabei mit entschlossenem Blick nach oben und stellen sich vor, sie würden ausrufen: »Ich verdiene eine Beförderung!« oder »Ich verdiene es, mit Liebe und Respekt behandelt zu werden!« Ein ordentlicher Wutanfall kann, einfach dadurch, dass es guttut auszusprechen, was man wirklich will, eine Panikattacke im Keim ersticken. Sagen Sie es mit Überzeugung und es wird Ihnen danach sehr viel besser gehen.

Das Wichtigste noch einmal in Kürze

- Entspannung sorgt für eine gute Verdauung und lässt Sie nachts besser schlafen.
- Menschen, die sich ausreichend Zeit zur Entspannung nehmen, haben in der Regel eine makellose Haut.
- Etwas Stress ist in Ordnung, ja ist unter Umständen sogar ein guter Motivator.
- Chronischer, lang anhaltender Stress kann ernsthafte gesundheitliche Probleme verursachen.
- Gehören Sie zu den Menschen, die sich Zeit nehmen, um zu entspannen und neue Energie zu tanken, zeigt dies, dass Sie ein gutes Maß an Eigenliebe besitzen und Ihre Gesundheit wertschätzen.
- Loben Sie sich möglichst oft selbst.
- Hören Sie Ihre Lieblingsmusik. Achten Sie dabei aber darauf, dass sie entspannend ist und Ihre Stimmung hebt.
- Gehen Sie mindestens einmal in der Woche Ihren Lieblingshobbys nach.
- Lächeln und lachen Sie viel. Sehen Sie sich lustige Filme oder positive, erbauliche Fernsehsendungen an.
- Trainieren Sie Ihre Atmung (S. 278).
- Seien Sie dankbar für alles, was Sie gerade besitzen, und Sie werden sich, wenn auch vielleicht nur für einen kurzen Moment, fantastisch fühlen.
- Seien Sie dankbar für alle schönen Dinge und begegnen Sie ihnen nicht mit Neid oder Ablehnung.
- Nehmen Sie nach langen Arbeitstagen ein warmes Entspannungsbad.

Kapitel 3
Spezialprogramme

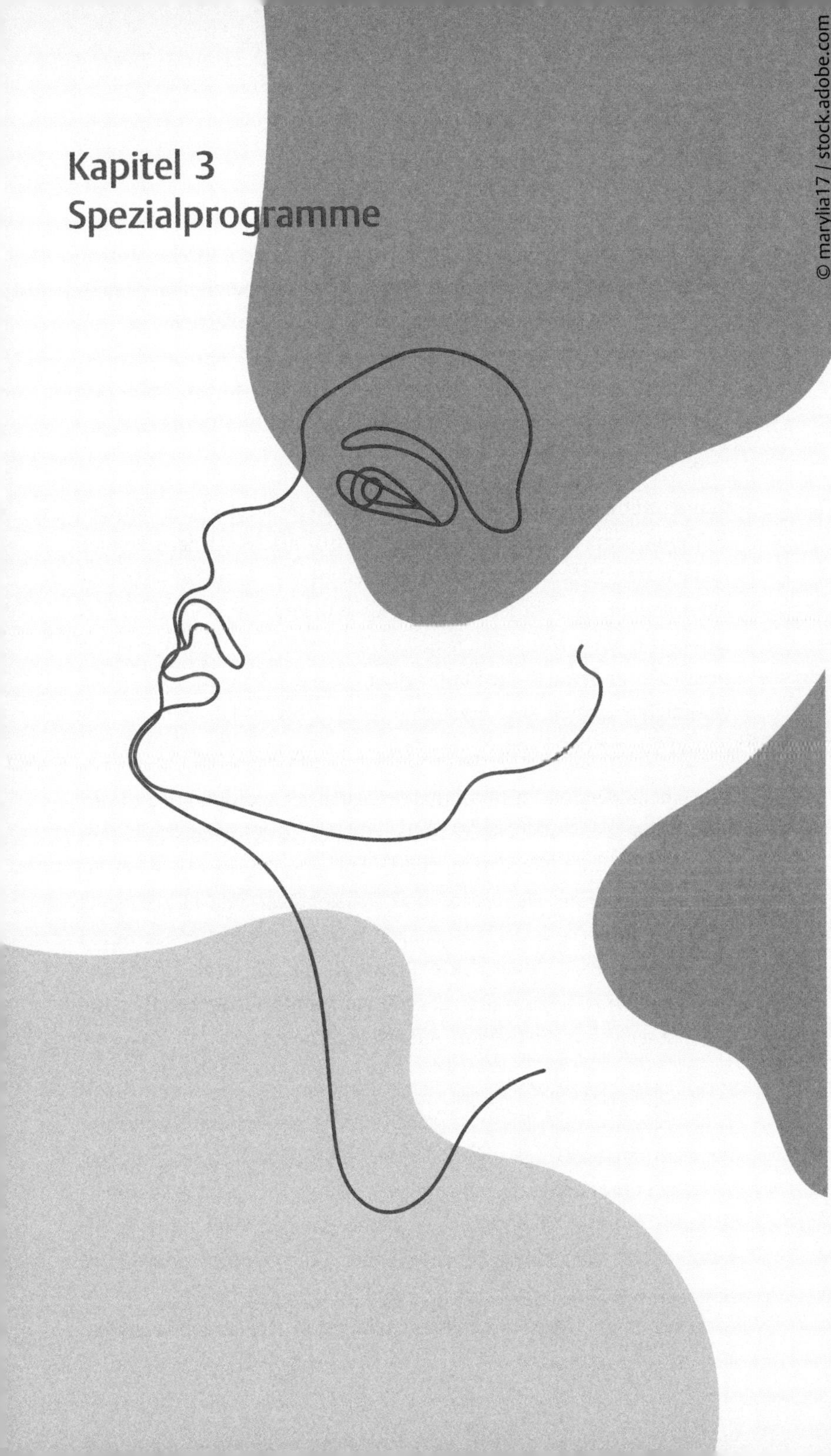

Akne

Eine Acne vulgaris kann sich in Form von roten Pusteln, weißen »Würmchen«, Mitessern oder tief reichenden, schmerzhaften Abszessen, die unter Umständen Narben hinterlassen, manifestieren. Betroffen sind vor allem Gesicht, Rücken, Brust und Schultern. Bei den Betroffenen kann das Auftreten einer Akne mit Scham verbunden sein und ein geringes Selbstwertgefühl, Ängstlichkeit und Depression zur Folge haben.

Klinische Studien haben gezeigt, dass eine Akne bereits bei 4-Jährigen auftreten kann. In der Altersgruppe der 16- bis 18-Jährigen können sogar bis zu 93 % betroffen sein. Bei jedem Vierten hinterlässt eine Akne Narben. Akne ist jedoch durchaus kein Problem, unter dem ausschließlich junge Menschen leiden. So leiden etwa in Australien auch circa 13 % der Erwachsenen unter einer Form der Acne vulgaris. In den Vereinigten Staaten sind etwa 85 % der 12- bis 24-Jährigen von der Hautkrankheit betroffen.

Wie eine in der Zeitschrift Journal of Paediatrics and Child Health veröffentlichte neuseeländische Studie, an der 10 000 Highschool-Studenten teilgenommen hatten, zeigt, kann eine schwerwiegende Erkrankung der Haut Depression und Sozialphobien und in besonders schweren Fällen sogar Suizidgedanken auslösen. Die Ergebnisse waren besorgniserregend: Jeder dritte Teenager mit schwerer Akne hatte schon einmal an Selbstmord gedacht und mehr als jeder zehnte hatte sogar bereits einen Selbstmordversuch unternommen.

Viele Betroffene setzen bei der Behandlung einer Akne auf eine medikamentöse Therapie. Diese ist jedoch unter Umständen nicht nur unwirksam, sondern birgt aufgrund einer Vielzahl von Nebenwirkungen, zu denen unter anderem schwere Depression zählt, auch gesundheitliche Risiken. Das Medikament Accutane, das den Wirkstoff Isotretinoin enthält, wird häufig bei chronischer Akne verordnet, obwohl es laut der amerikanischen Lebens- und Arzneimittelbehörde zu den Medikamenten zählt, die mit am häufigsten Depression auslösen.

Gegen Acne vulgaris werden häufig Antibiotika verordnet, weil sie die mit der Akne einhergehenden bakteriellen Infektionen unterbinden. Aufgrund der zunehmenden Antibiotika-Resistenzen kann diese Behandlung jedoch unwirksam sein. Darüber hinaus greifen Antibiotika auch die guten Darmbakterien an, die für ein gesundes Verdauungssystem unverzichtbar sind. Und dies wiederum kann weitere negative Folgen, wie Pilzerkrankungen oder spätere Hautprobleme, nach sich ziehen. Die medikamentöse Therapie ist also, wie Sie sehen, nicht das Mittel der Wahl.

Managementplan

Akne lässt sich gut mit natürlichen Mitteln behandeln, die sich positiv auf den gesamten Körper auswirken und überdies keine schädlichen Nebenwirkungen haben. Das Akne-Programm ist in mehrere Schritte gegliedert.

Sehen wir uns zunächst einmal an, welche der im Folgenden aufgelisteten Faktoren mitverantwortlich für Ihr Akneproblem sein könnte:

- schlechte Ernährung
- hoher Konsum von Milchprodukten
- hormonelle Veränderungen
- die Antibabypille
- steroidhaltige Medikamente
- Traumata und emotionaler Stress
- zu starkes Schminken
- zu eng anliegende Kleidung
- aggressive Hautreinigungsprodukte und Seifen

Was Akne verschlimmern kann:

- unsanfte Hautreinigung mit den falschen Produkten
- Peelings
- mit ungewaschenen Händen (Bakterien!) ins Gesicht fassen

Die richtige Hautpflege

Wenn Sie unter Akne leiden, sollten Sie Ihre Haut besonders sanft reinigen. Es kommt darauf an, die Entzündung zu lindern, die Bakterien zu minimieren und die Haut sauber zu halten, ohne den schützenden Fettfilm vollständig zu entfernen.

Bei der Wahl des Reinigungsmittels sollten Sie Folgendes beachten:

- Verwenden Sie keine Seifen oder Reinigungsprodukte, die die Haut zu sehr austrocknen. Fühlt sich die Haut unmittelbar nach dem Reinigen »quietschsauber« oder extrem trocken an, ist das Produkt für Sie ungeeignet.
- Achten Sie darauf, dass das Produkt keine Inhaltsstoffe enthält, die die Haut reizen, etwa Natriumlaurylsulfat oder einen synthetischen Schaumbildner, der leider oft in Reinigungsprodukten enthalten ist.

Ausführliche Informationen zu Reinigungsmitteln und Inhaltsstoffen finden Sie im Kapitel »Kosmetikprodukte« (S. 128).

Aknehaut richtig reinigen:

- Auf ungewaschenen Händen tummeln sich Bakterien. Deshalb immer erst Hände waschen, bevor Sie Ihr Gesicht reinigen. Danach eine kleine Schüssel mit warmem Wasser füllen.
- Das Gesicht mit Wasser befeuchten, ein bis zwei erbsengroße Tropfen Ihres Reinigungsprodukts auf die Fingerspitzen geben und sanft auf Gesicht und Hals verteilen.
- Zwei Wattepads nass machen, gut ausdrücken und das Reinigungsmittel vorsichtig damit entfernen. Den Vorgang gegebenenfalls noch einmal wiederholen, um Make-up und überschüssiges Fett wirklich vollständig zu entfernen. Anstelle der Wattepads kann man auch ein sanftes Peelingtuch speziell für das Gesicht verwenden.
- Das Gesicht danach mindestens sechs Mal mit Wasser abspülen, um das Reinigungsmittel vollständig zu entfernen.
- Die Haut zum Schluss vorsichtig mit einem sauberen Handtuch trocken tupfen.

Akne und Toner oder Gesichtswasser Bei Akne am besten auf Toner und Gesichtswässer verzichten. Mehr dazu finden Sie in »Toner und Gesichtswässer« (S. 130).

Akne und Feuchtigkeitscreme Verwenden Sie keine medizinischen Produkte gegen Ihre Akne. Ist Ihre Haut sehr fettig, benötigen Sie eigentlich keine Feuchtigkeitscreme. Eine gute Feuchtigkeitscreme mit den richtigen Inhaltsstoffen kann allerdings zur Normalisierung Ihrer Haut beitragen. Der Naturkosmetikhersteller Dr. Hauschka empfiehlt bei Akne tagsüber ein »normalisierendes« Öl oder Hautpflegeprodukt aufzutragen und nachts auf eine Feuchtigkeitscreme zu verzichten. Die Haut hat so die Möglichkeit, Stoffwechselabfälle zu beseitigen.

Die Feuchtigkeitscreme kann folgende Inhaltsstoffe enthalten:
Mandelöl, Aprikosenkernöl, Kamille, Teebaumöl, echtes Johanniskraut, Vitamin E, D-alpha-Tocopherol, Calendula, Niemöl, Jojoba-Öl, Sanddornöl, Macadamia-Öl, Alpha-Hydroxy-Säure (AHA), Beta-Hydroxy-Säure (BHA)

AHA und BHA haben einen Peelingeffekt und tragen so dazu bei, abgestorbene Hautzellen zu entfernen, ohne die Haut zu schädigen.

So tragen Sie die Feuchtigkeitscreme richtig auf:

- Bei Pickeln oder entzündeter Haut nach dem Reinigen und Trocknen ein erbsengroßes Stück Creme auf die Fingerspitzen geben.
- Die Creme zunächst auf die nicht von Akne betroffenen Hautpartien auftragen, um Kontaminierungen zu vermeiden, und sanft in die Haut einklopfen. Durch das Einklopfen wird verhindert, dass die Poren zu sehr verstopfen.
- Anschließend das übrige Gesicht und den Hals eincremen und den Vorgang falls nötig noch einmal wiederholen.
- Haben Sie zu viel Creme aufgetragen, entfernen Sie die überschüssige Creme mit einem Kosmetiktuch.

Akne und Sonnenschutz

Das Auftragen eines Sonnenschutzes führt häufig zur Verschlimmerung einer Akne oder lässt sie erneut ausbrechen. Um dies zu vermeiden, rate ich Ihnen zu einer leichten Feuchtigkeitscreme mit Sonnenschutzfaktor (testen Sie aber zuerst an einer kleinen Stelle, wie Ihre Haut darauf reagiert) oder dazu, einen Hut zu tragen. Denn die empfindliche, durch die Akne geschädigte Haut sollte unbedingt vor UV-Strahlen geschützt werden, da es durch exzessive Sonnenbestrahlung zu Narbenbildung kommen kann. Hat sich die Haut (am Ende des achtwöchigen Ernährungsprogramms) wieder normalisiert, können Sie wieder einen Sonnenschutz verwenden, ohne negative Reaktionen fürchten zu müssen.

Wichtig

Sollten Sie gerade mit dem Medikament Roaccutan behandelt werden, wissen Sie vermutlich bereits, dass Sie die Sonne unbedingt meiden oder sich, beispielsweise durch einen breitkrempigen Hut, vor ihr schützen sollten, da die Haut durch die Behandlung extrem lichtempfindlich wird. Sind Sie wegen der Nebenwirkung des Medikaments in Sorge, sprechen Sie am besten mit Ihrem Arzt.

Frage »Wie kommt es, dass ich ausgerechnet jedes Mal vor einem Date einen Pickel bekomme und wie werde ich ihn am schnellsten los?«

Antwort Es scheint ein ungeschriebenes Gesetz zu sein, dass man vor einem wichtigen Date, einem Schulball oder anderen offiziellen Anlässen einen Pickel bekommt. Besondere Ereignisse können dazu führen, dass der Körper Stresshormone ausschüttet, was zur Folge haben kann, dass sich ein paar Pickel zeigen. In diesem Fall sollten Sie ein bisschen an Ihrem Stressmanagement arbeiten (dabei helfen Ihnen vielleicht die Entspannungstechniken, S. 146). Ist der Pickel aber bereits da, ist Salzwasser, insbesondere Meerwasser, ein probates Mittel.

Das liegt daran, dass Salzwasser eine leicht antibakterielle Wirkung hat und zudem alkalisch ist. Dadurch trägt es zur Normalisierung der Talgproduktion bei. Wenn Sie zu den Glücklichen gehören, die am Meer leben, sollten Sie mindestens zweimal wöchentlich im Meer schwimmen und dabei mindestens dreimal vollständig unter Wasser tauchen. Spülen Sie das Salzwasser danach, wenn überhaupt, frühestens nach einer halben Stunde ab. Haben Sie, wie vermutlich die meisten von uns, kein Meer vor der Haustür, tut es auch ein Salzwasser-Gesichtsbad.

Salzwasser-Gesichtsbad

- Waschen Sie sich die Hände und reinigen Sie Ihr Gesicht sorgfältig. Füllen Sie eine Schüssel mit warmem Wasser, fügen Sie ½ Tasse natürliches Meersalz hinzu und rühren Sie so lange um, bis sich das Salz aufgelöst hat. Schneller geht es, wenn Sie das Salz in eine Tasse kochendes Wasser geben, umrühren und das Wasser anschließend in die mit lauwarmem Wasser gefüllte Schüssel gießen.
- Tauchen Sie Ihr Gesicht etwa eine Minute lang mehrmals für einige Sekunden in das Salzwasser, spülen Sie das Salz danach mit klarem Wasser ab und tragen Sie eine Feuchtigkeitscreme auf.
- Das Salzbad kann problemlos zweimal benutzt werden. Das Wasser dann vor dem Gebrauch einfach kurz auf der Herdplatte erwärmen oder etwas kochendes Wasser hinzufügen. Prüfen Sie vorher stets, ob die Temperatur angenehm für Sie ist.

Um Pickel möglichst schnell loszuwerden, eignen sich außerdem Teebaumöl oder Produkte, die Benzoylperoxid oder Salicylsäure enthalten.

Studien haben gezeigt, dass Teebaumöl (in 5 %iger Lösung) bei einzelnen oder vereinzelten Pickeln (nicht jedoch bei starker Akne) ein wirksames Mittel ist, denn es wirkt entzündungshemmend, antibakteriell und antifungal. Tupfen Sie etwas Teebaumöl direkt auf den Pickel und lassen es trocknen. Anschließend keine Feuchtigkeitscreme auftragen.

Benzoylperoxid (BPO) ist ein wirksamer chemischer Inhaltsstoff, der in handelsüblichen Aknecremes verwendet wird. BPO hemmt das Wachstum der die Akne verursachenden Bakterien, wirkt antiseptisch und reduziert die verstopften Poren. Es handelt sich allerdings um einen sehr aggressiven Inhaltsstoff, der schwere Hautreizungen und Rötungen verursachen und die Haut austrocknen kann.

Salicylsäure, ein leicht saurer Inhaltsstoff, findet sich in manchen freiverkäuflichen Anti-Akne-Mitteln. Sie löst abgestorbene Hautzellen auf und beugt verstopften Poren, Eiterpickeln und Mitessern vor. Salicylsäure darf nicht gleichzeitig mit BPO- oder schwefelhaltigen Aknecremes verwendet werden. Salicylsäurehaltige Präparate können beim Auftragen ein brennendes Gefühl sowie Rötungen und Hautirritationen verursachen.

Natürliche Antiseptika wie Schweiß und Salzwasser können die Symptome einer Akne ebenso effektiv lindern wie BPO und Salicylsäure (und sind sanfter zur Haut).

Das Anti-Akne-Programm

Das Anti-Akne-Programm ist so konzipiert, dass es die erkrankte Haut von innen heraus kuriert. Es werden also nicht nur die äußerlichen Symptome, sondern die eigentlichen Ursachen der Akne behandelt.

Wodurch entwickelt sich eine Akne?

Sätze wie »Man weiß nicht, wodurch eine Akne verursacht wird«, »Akne wird nicht durch die Ernährung verursacht« oder »Eine Akne entsteht, wenn die Talgdrüsen zu viel Fett produzieren« kann ich langsam nicht mehr hören. Denn man weiß sehr viel über die Ursachen einer Akne und Akne kann durchaus durch die Ernährung verursacht werden (manche Menschen bekommen zum Beispiel Pickel, wenn sie Schokolade gegessen haben). Die Talgdrüsen sind allerdings nicht für die Entstehung einer Akne verantwortlich. Denn wenn sie nicht einfach nur durch ein falsches Reinigungsprodukt verursacht wird, ist eine übermäßige Talgproduktion ein Symptom für etwas, das sich tiefer, nämlich im Körper, abspielt.

Sehen wir uns zunächst einmal die häufigsten Symptome der Akne an, die jedoch nicht mit deren Ursachen verwechselt werden dürfen. Bei der Akne handelt es sich um eine Entzündung der Talgdrüsen der Haut, die ungewöhnlich vergrößert sind und zu viel Talg produzieren. Der Talg vermischt sich mit den natürlichen Hautbakterien und abgestorbenen Hautzellen. Diese Mischung wird immer dicker und verstopft schließlich die Poren, was dann zu einer Akne führt.

- Talg ist eine Mischung aus Fetten, Proteinen, Cholesterin, Salzen und Pheromonen. Zu Ihrer Information: Pheromone sind Duftstoffe, die für die sexuelle Anziehung eine wichtige Rolle spielen. Man sollte sie also nicht durch zu intensives Waschen entfernen.
- Der Talg sorgt dafür, dass die Haut weich bleibt, er schützt vor übermäßigem Wasserverlust und hemmt das Bakterienwachstum auf der Haut.
- Auch die Haare sind mit einer Talgschicht überzogen, die sie davor schützt, trocken und brüchig zu werden.

Die gängigen Aknecremes und -reinigungsprodukte behandeln lediglich die sichtbaren Symptome wie bakterielle Infektionen und eine übermäßige Talgproduktion. Dabei darf man jedoch nicht vergessen, dass diese Symptome niemals ursächlich für eine Akne sind, sondern dass sie durch etwas anderes ausgelöst wurden.

Der Leber helfen, überschüssige Hormone abzubauen

Warum verhalten sich die Talgdrüsen der Haut nicht wie normale Drüsen? Das hat verschiedene Gründe und hat unter anderem mit hormonellen Veränderungen zu tun. In der Pubertät kommt es zu einem starken Anstieg von Androgenen, das heißt von Sexualhormonen, zu denen etwa das Testosteron zählt. Zwar produzieren beide Geschlechter Androgene, männliche Jugendliche produzieren jedoch mehr davon. Die Androgene sind es auch, die die Talgproduktion steuern. Geben nun aber zu viele Hormone den Talgdrüsen den Befehl dazu, werden diese immer größer, um die Nachfrage erfüllen zu können. Der überschüssige Talg vermischt sich mit abgestorbenen Hautzellen und Bakterien und so verstopfen die Poren.

Die Hormone regulieren die meisten Körperfunktionen. Sie diktieren die Wachstums- und Schlafzyklen, steuern den Muskelaufbau und bestimmen darüber, wie viel Fett wir speichern bzw. verbrennen. Die Sexualhormone steuern die Entwicklung der Sexualorgane, das Erwachen der Libido und die Zunahme der Muskel- und Knochenmasse. Wegen des vorübergehenden Hormonanstiegs während der Menstruation bekommen Frauen zu diesem Zeitpunkt mitunter Pickel.

Weshalb aber leiden nur manche Teenager unter Akne, obwohl der Hormonanstieg bei allen Jugendlichen der gleiche ist? Befinden sich zu viele Sexualhormone im Körper eines Teenagers, sollte die Leber die überschüssigen Hormone rasch deaktivieren und aus dem Blut herausfiltern. Eine gut funktionierende Leber ist also ein Garant dafür, dass man keine Akne bekommt. Ist die Leber jedoch durch eine unzureichende Ernährung und schlechte Lebensgewohnheiten überlastet, verbleiben zu viele Giftstoffe und Hormone im Blut.

Akne im Erwachsenenalter

Die Hormonproduktion sollte sich zwar bis etwa Anfang zwanzig normalisieren, dennoch kann es auch im Erwachsenenalter zur Entstehung einer Akne kommen. Bei Erwachsenen, die unter Akne leiden, werden zwar weniger Sexualhormone ausgeschüttet, doch wenn die Leber ihre Funktion als Entgiftungsorgan nur eingeschränkt erfüllt, verbleiben mehr Hormone, die die Talgdrüsen zu einer vermehrten Talgproduktion anregen, im Blut. Das Entgiftungssystem der Leber arbeitet langsamer, wenn das Organ die Nährstoffe, die es zur Deaktivierung der Sexualhormone benötigt und die ihm nur eine gesunde

Ernährung liefert, nicht in ausreichender Menge bekommt. Die Ernährung kann deshalb, neben anderen Faktoren, die Ursache für eine Akne sein. Zu diesen Nährstoffen zählen essenzielle Fettsäuren (insbesondere die Omega-3-Fettsäuren DHA und EPA), Zink, Magnesium, die acht B-Vitamine (Vitamin B_1, B_2, B_3, B_5, B_6, Biotin, Folsäure und Vitamin B_{12}) sowie Calcium-D-Saccharat, das den Abbau von überschüssigem Östrogen fördert. Das Calcium-D-Saccharat, eine besondere Form des Kalziums, ist die einzige Form des Kalziums, die diese Aufgabe erfüllen kann.

Nahrungsergänzungsmittel zur Leberentgiftung

Ein gutes Leberentgiftungspräparat kann die Ausscheidung überschüssiger Hormone fördern. Für Menschen ab dem 15. Lebensjahr sind vor allem Nahrungsergänzungen zu empfehlen, die Zink, Magnesium, Chrom, Glycin, Taurin, Vitamin A und C, Selen und die acht B-Vitamine (B_1, B_2, B_3, B_5, B_6, Biotin, Folsäure und Vitamin B_{12}) sowie Mariendistelextrakt enthalten. Als Frau sollten Sie darauf achten, dass auch Calcium-D-Saccharat enthalten ist, was aber bei den meisten Nahrungsergänzungsmitteln nicht der Fall ist. Das Präparat sollte über einen Zeitraum von zwei bis vier Wochen eingenommen werden.

Wichtig

In der Schwangerschaft und Stillzeit dürfen keine Entgiftungspräparate oder hoch dosiertes Vitamin A eingenommen werden. Werdende Mütter können stattdessen auf ein Multivitamin-/Multimineralpräparat speziell für Schwangere zurückgreifen, das ebenfalls Zink, Magnesium, Vitamin C und die acht B-Vitamine enthält.

Die Talgproduktion steuern

Eine Akne geht immer mit einer vermehrten Talgproduktion einher. Doch wie viel Talg Ihre Haut produziert, haben sie selbst in der Hand. Sie müssen Ihrem Körper nur die richtigen Nährstoffe zuführen, und das sind vor allem die Nährstoffe, die die Prostaglandine (S. 60) verändern. In unserem Körper erfüllen die Prostaglandine gewissermaßen die Funktion von »Projektmanagern«, indem sie Botschaften von den Zellen an die Hormone weitergeben und können so Veränderungen im Körper bewirken, was in unserem Fall bedeutet, dass sie Einfluss darauf nehmen, wie viel Talg die Talgdrüsen produzieren. Ob Hormone, Entzündungen, Schmerzen, Körpertemperatur oder Fettstoffwechsel – überall haben die Prostaglandine ihre Hände im Spiel. Die »guten« Prostaglandine sorgen dafür, dass Entzündungen verschwinden und unsere Haut rein bleibt. Die »schlechten« hingegen können Entzündungen und eine vermehrte Talgproduktion fördern.

Wie im Leben gibt es auch unter den Prostaglandinen gute und schlechte »Projektmanager«. Einige von den schlechten erteilen den Hormonen unerwünschte Anweisungen und es kommt so zu Entzündungen und Akneausbrüchen. Mit der Aufgabe, die Haut wieder in Ordnung zu bringen, werden Sie dann vermutlich die guten Prostaglandine betrauen wollen. Und dazu müssen Sie einfach nur Ihre Ernährung umstellen. »Gute« Prostaglandine werden gebildet, wenn man ganz bestimmte gesunde Lebensmittel zu sich nimmt und einen ausgewogenen Lebensstil mit ausreichend Entspannung und einem guten Stressmanagement pflegt. »Schlechte« Prostaglandine hingegen werden aus Nahrungsmitteln gebildet, die gesättigte Fettsäuren aus ungesunden Fetten oder Transfetten enthalten. Stress, Angst und Lebensmittel mit einem hohen glykämischen Index (wie Gebäck und andere aus Weißmehl hergestellte Produkte) setzen ebenfalls eine Reaktion in Gang, bei der »schlechte« Prostaglandine produziert werden.

Omega-3-Fettsäuren

Gewiss, es ist nicht immer möglich, sich gesund zu ernähren und ein entspanntes, stressfreies Leben zu führen, doch eine Zutat ist für die Produktion guter Prostaglandine unverzichtbar: die Omega-3-Fettsäuren, auf die wir bereits ausführlich eingegangen sind (S. 75).

Hier zur Erinnerung noch einmal die wichtigsten Fakten:

- Ungesättigte Fettsäuren, zu denen auch die Omega-3-Fettsäuren zählen, wirken entzündungshemmend.
- Omega-3-Fettsäuren liefern antibakteriell wirkende Substanzen, die für eine gesunde Talgproduktion nötig sind.
- Omega-3-Fettsäuren müssen im Körper in EPA und DHA umgewandelt werden, die für die Produktion guter Prostaglandine verwendet werden.
- EPA und DHA können dem Körper auch von außen zugeführt werden, etwa indem man fetten Fisch isst oder ein Fischölpräparat einnimmt.

Um sich ausreichend Omega-3-Fettsäuren über die Ernährung zuzuführen, sollten Sie mindestens zweimal pro Woche fetten Fisch wie Lachs, Forelle oder Sardinen essen und zusätzlich Leinsamen oder Leinsamenöl zu sich nehmen. Ist dies nicht möglich oder haben Sie eine schlechte Verdauung oder bekommt Ihr Körper Omega-3-Fettsäuren nicht in ausreichenden Mengen, sollten Sie die Einnahme eines Nahrungsergänzungsmittels mit essenziellen Fettsäuren in Erwägung ziehen. Ausführliche Informationen zu Omega-3-Fettsäuren und zur Dosierung finden Sie in Kapitel »Wie viel Omega-3-Fettsäuren benötigt ein Erwachsener?« (S. 75).

Zink

Ein weiterer Nährstoff, der für eine aknefreie Haut erforderlich ist, ist Zink. Denn es trägt dazu bei, die Fette aus Nüssen und Samen (Omega-6-Fettsäuren) in gute Prostaglandine umzuwandeln. Zink wird zur Produktion (und Ausschüttung) vieler Hormone, etwa von Sexualhormonen, Insulin und Wachstumshormonen benötigt und reguliert darüber hinaus die Talgproduktion. Ein Zinkpräparat ist deshalb für die Behandlung einer Akne sehr zu empfehlen.

Für Jugendliche ist Zink unverzichtbar, denn aufgrund der raschen Entwicklung, die man im Teenageralter vollzieht, braucht der Körper viel Zink. Wachstumsschübe können zu einem Zinkmangel führen und darunter leidet als Erstes die Haut, steht sie in diesem Fall doch weit unten auf der Prioritätenliste des Körpers, der das reduzierte Zink zunächst für wichtigere Aufgaben wie die DNA-Replikation und die Geschlechtsreifung verwendet.

Der folgende Fragebogen kann Ihnen Aufschluss darüber geben, ob bei Ihnen Anzeichen eines Zinkmangels vorliegen.

? Fragebogen zu Zinkmangel

Kreuzen Sie Gewohnheiten oder Symptome, die Sie regelmäßig (z. B. mindestens dreimal pro Woche) bei sich feststellen:

- ☐ Akne/Pickel
- ☐ Dehnungsstreifen
- ☐ weißer Zungenbelag
- ☐ weiße Flecken auf den Fingernägeln
- ☐ Impotenz
- ☐ Unfruchtbarkeit
- ☐ häufige Infektionen
- ☐ »gekräuseltes« Haar oder Haarausfall
- ☐ schlechte Wundheilung
- ☐ schlechtes Geschmacksempfinden
- ☐ schlechte Geruchswahrnehmung
- ☐ Hodenatrophie
- ☐ regelmäßiger Alkoholgenuss

Treffen mehr als drei Symptome auf Sie zu, liegt bei Ihnen möglicherweise ein Zinkmangel vor. Um festzustellen, ob es sich tatsächlich um einen Mangel handelt, sollten Sie jedoch darüber hinaus einen Zinkgeschmackstest machen. Lassen Sie sich diesbezüglich am besten von einem Heilpraktiker oder Ernährungsberater beraten. Um diesen Test durchzuführen, müssen Sie lediglich eine genau festgelegte Menge flüssiges Zink einige Sekunden im Mund behalten und danach wieder ausspucken. Danach lässt sich an Ihren Geschmacksknospen ablesen, wie viel Zink Sie Ihrem Körper zusätzlich zuführen müssen: Liegt ein Zinkmangel vor, schmeckt die Mischung entweder wie Wasser, hat einen angenehmen Geschmack oder hinterlässt ein pelziges Gefühl im Mund. Liegt kein Zinkmangel vor, schmeckt die Flüssigkeit metallisch oder faulig.

Ursachen eines Zinkmangels Zinkmangel ist eine weit verbreitete Mangelerscheinung und kann durch folgende Faktoren verursacht sein:

- Hohe Kalzium- und Salzaufnahme. Konserven enthalten viel Salz und Milchprodukte sind sehr kalziumreich. Nimmt man zu viel davon zu sich, kann dies zu einem Zinkmangel führen. Denn Zink, Natrium und Kalzium konkurrieren um die Absorption im Magen. Ein Zuviel an Milchprodukten kann aber auch einen Eisen- oder Kupfermangel verursachen.
- Zink wird für die Entgiftung von Alkohol benötigt. Der Genuss von alkoholischen Getränken ist daher vermutlich der schnellste Weg, um die Zinkvorräte zu verringern.
- Weitere Faktoren, die zu einem Zinkmangel führen können, sind Stress, Kaffee, Tee, eine ballaststoffreiche Ernährung, die Menstruation und der Samenerguss (ein Ejakulat enthält etwa 1–3 mg Zink).

Zinkvorräte auffüllen Gute Zinklieferanten sind Austern (sechs mittelgroße Austern enthalten satte 76,4 mg Zink), Weizenkeime, Brunnenkressesalat, geröstete Sojabohnen, Kleieflocken, Haferflocken, Kichererbsen und rotes Fleisch.

Es ist wissenschaftlich erwiesen, dass sich eine Akne durch die Einnahme eines Zinkpräparats erfolgreich behandeln lässt. Eine Gruppe von Wissenschaftlern, die Betroffene mit einem Zinkpräparat behandelte, kam am Ende der auf vier Wochen angelegten Studie zu dem Ergebnis, dass 85 % der Teilnehmer der Gruppe, die Zinksulfat einnahmen, aknefrei waren.

Menschen über 15 Jahren, die unter einer Akne leiden, benötigen täglich 12–20 mg Zink und sollten bei ihrer Ernährung auf zinkhaltige Lebensmittel achten. Betroffene Kinder zwischen dem 9. und 15. Lebensjahr sollten täglich 8–11 mg Zink zu sich nehmen. Denken Sie aber stets daran: Ballaststoffreiche Nahrungsmittel und Nahrungsergänzungsmittel mit Kalzium, Eisen oder Phosphor können die Absorption eines Zinkpräparats blockieren. Deshalb sollten zwischen der Einnahme des Zinkpräparats und kalzium-, eisen- oder phosphorhaltigen Nahrungsergänzungen immer zwei Stunden liegen. Das Zinkpräparat sollte mindestens über einen Zeitraum von zwei Monaten eingenommen werden. Sobald die Akne verschwindet, die Einnahme des Zinkpräparats beenden, aber weiterhin auf eine zinkreiche Ernährung achten.

Wichtig

Zinkpräparate dürfen nicht eingenommen werden, wenn ein Kupfermangel vorliegt oder wenn Sie ein Tetracyclin (ein Breitbandantibiotikum) einnehmen, denn Zink und Kupfer konkurrieren um die Absorption im Magen. Deshalb kann das Medikament unter Umständen nicht seine volle Wirkung entfalten.

Halten Sie sich stets genau an die Dosierungsanweisung.

Milchprodukte

Laut einer im Journal of the American Academy of Dermatology veröffentlichten Studie erhöht der Konsum von Milch und Milchprodukten das Risiko von Akneausbrüchen. Ursache dafür sind möglicherweise die darin enthaltenen tierischen Hormone und bioaktiven Substanzen. Darüber hinaus enthalten Milchprodukte, wenn auch nur in geringen Mengen, Arachidonsäure, den wichtigsten Baustoff der »schlechten« Prostaglandine, die für eine vermehrte Talgproduktion verantwortlich sind. Außerdem zählen Milchprodukte zur Lebensmittelgruppe der Säurebildner (S. 36) und sie erzeugen eine Insulinreaktion. Lebensmittel, die die Insulinproduktion übermäßig anregen, stehen ebenfalls im Verdacht, Akne und frühzeitige Hautalterung zu begünstigen. Um eine Akne schnell loszuwerden, empfiehlt es sich deshalb, für mindestens zwei Monate auf Milchprodukte zu verzichten.

Frage »Mein Kinn ist immer rot und voller Hubbel, die wie blinde Pickel aussehen und sich zu verschlimmern scheinen, wenn ich versuche gesund zu leben. Wie kann ich sie loswerden?«

Antwort Ich habe die Leserin gefragt, wie ihre gesunde Ernährung aussieht, und sie erklärte mir, sie würde Proteinsmoothies mit Früchten trinken (das entspricht etwa einem Liter Milch pro Tag) und fettarmen Joghurt sowie Hüttenkäse (mit Salat und Roggenbrot) essen. Ihre Hautprobleme resultieren also vermutlich daraus, dass sie viel Milch und Milchprodukte zu sich nimmt. Weitere Symptome einer Laktoseintoleranz können etwa postnasaler Schleimfluss, Müdigkeit, Flüssigkeitsretention und Hautausschläge sein.

Wenn Sie unter Akne leiden, sollten Sie während des achtwöchigen Ernährungsprogramms ganz auf Milch und Milchprodukte verzichten. Sobald eine Besserung eingetreten ist, können Sie – in Maßen – wieder zu Milchprodukten greifen. Dabei ist ein Naturjoghurt, der reich an gesunden lebenden Bakterien ist, die beste Wahl. Nach Abschluss des Ernährungsprogramms dürfen Sie täglich jeweils eine Portion Naturjoghurt oder Ricotta (auf Körnerbrot) essen und wieder etwas Milch in Ihren Kaffee oder Tee geben. Ihr Kalzium sollten Sie vorwiegend aus anderen Quellen – Tahina (Sesampaste), Mandeln, grünem Blattgemüse (z. B. Brunnenkresse) beziehen. Eine vollständige Liste milchfreier Kalziumlieferanten finden Sie im Kapitel »Feuchtigkeitsspendende Nahrung essen« (S. 60).

Chrom

Wenn Sie unter Akne leiden, kann dafür auch ein Chrommangel verantwortlich sein. Dieser Mineralstoff ist unverzichtbar für den Glukosestoffwechsel. Führt man dem Körper über die Ernährung kein Chrom zu, kann dies einen zu hohen Blutzuckerspiegel zur Folge haben. Dies wiederum kann nicht nur zu Akneausbrüchen führen, sondern kann noch weit schwerwiegendere Erkrankungen wie einen Typ-2-Diabetes und damit verbundene Hautgeschwüre nach sich ziehen. Lesen Sie dazu auch noch einmal das Kapitel »Das Spurenelement Chrom« (S. 87) und füllen Sie den Fragebogen aus, um zu sehen, ob Sie ein Chrompräparat als Nahrungsergänzung benötigen.

Vitamin A

Vitamin A ist ebenfalls wichtig für eine gesunde, aknefreie Haut, denn es trägt dazu bei, die Talgproduktion zu verringern. Wissenschaftliche Studien haben allerdings gezeigt, dass Zinkpräparate bei der Behandlung einer Akne wirksamer sind als Vitamin-A-Präparate. Deshalb sollte man seinen Bedarf an Vitamin-A bzw. an seiner Vorstufe, dem Beta-Carotin, vor allem über die Ernährung decken (siehe »Tipps für die Umsetzung in die Praxis«, S. 239).

Aufgabe

Regulieren Sie Ihre Talgproduktion während des achtwöchigen Ernährungsprogramms durch Einnahme eines Zinkpräparats. Beginnen Sie damit jedoch erst, nachdem Sie die zweiwöchige Leberentgiftung abgeschlossen haben. Auf diese Weise vermeiden Sie es, zu viele Nahrungsergänzungen gleichzeitig nehmen zu müssen, und es ist gewährleistet, dass Sie Ihrem Körper nicht zu viel Zink auf einmal zuführen.

Die Darmgesundheit verbessern

Ein gesunder Darm ist wichtig für eine reine Haut. Baut der Darm die Abfallprodukte nur langsam ab, muss die Haut gewissermaßen bei der Abfallbeseitigung helfen. Überdies kann ein Darm, der nicht gesund ist, übel riechende Gase, Magenbeschwerden, Völlegefühl, Lebensmittelallergien und -unverträglichkeiten verursachen.

Damit der Darm gesund bleibt, kommt es vor allem darauf an, die richtigen Nahrungsmittel zu sich zu nehmen. Dazu zählen etwa:

- Unlösliche Fasern aus ballaststoffreichem Gemüse und Kohlenhydraten. Eine ballaststoffreiche Ernährung ist wichtig für die Heilung einer Akne. Die Fasern binden Giftstoffe und sorgen so für deren Ausscheidung aus dem Darm. Sie fördern eine gesunde Darmflora und verringern die Zahl der schlechten Bakterien und Pilze, die nicht selten Hautprobleme verursachen. Essen Sie deshalb Vollkornprodukte wie braunen Reis, Körnerbrote, Vollkornnudeln, grünes Blattgemüse, Süßkartoffeln und anderes Gemüse.
- Lösliche Fasern aus Äpfeln und Birnen. Äpfel und Birnen enthalten Pektin, das die Verdauung anregt und eine gesunde Darmflora fördert.
- Und denken Sie auch daran, viel Wasser zu trinken, sich ausreichend körperlich zu betätigen und auf ausreichend Entspannung zu achten, denn Stress ist die Ursache vieler Magen-Darm-Erkrankungen, wie zum Beispiel Geschwüren oder des Reizdarmsyndroms.
- Nehmen Sie ein flüssiges Chlorophyllpräparat ein. Es enthält Magnesium und Chrom, schützt vor Verstopfung, hat eine desodorierende Wirkung auf den Körper und trägt zur Reinigung der Leber bei. Trinken Sie deshalb täglich eine Flasche Green Water (S. 337). Gute Erfolge erzielen Sie auch mit der 3-Tage-Basenkur (S. 307).

Mit Sport ins Schwitzen bringen

Auch wenn ich Ökotrophologin bin, kann ich Ihnen nur empfehlen, nicht ausschließlich auf die Ernährung und Nahrungsergänzungen zu setzen, um alle Pickel loszuwerden, denn um zu »ganzheitlicher« Gesundheit zu gelangen, bedarf es auch eines ausgewogenen Lebensstils. Deshalb kann ich Ihnen nur raten, sich regelmäßig mit sportlichen Aktivitäten ins Schwitzen zu bringen. Ihr Körper und Ihre Haut werden es Ihnen danken, und so manche Ernährungssünde wird dann gar nicht mehr so sehr ins Gewicht fallen.

Zum Thema Sport und Schwitzen sollten Sie sich Folgendes merken:

- moderates Training lindert Entzündungen der Haut
- Schweiß wirkt antibakteriell
- sportliche Betätigung fördert die Darmgesundheit und regt die Verdauung an

Ausführliche Informationen zum Thema Sport und Schwitzen finden Sie im Kapitel »Regel Nr. 5: Täglich 15 Minuten schwitzen« (S. 109).

Tipps für die Umsetzung in die Praxis

Auf diese Nähr- und Mineralstoffe sollten Sie in Ihrer Ernährung ein besonderes Augenmerk richten.

Omega-3-Fettsäuren Essen Sie regelmäßig Eier und mindestens zweimal wöchentlich Meeresfisch/fetten Fisch (Lachs, Forelle, Sardinen, Makrele, Hering). Nehmen Sie außerdem regelmäßig Walnüsse und Leinsamen zu sich. Von den Gerichten aus dem Rezeptteil (S. 337) sind besonders die Regenbogenforelle mit geröstetem Gemüse (S. 370), der Gebackene Fisch mit Mais auf thailändische Art (S. 369), der Salade Niçoise (S. 368) oder die Pochierten Eier mit Räucherlachs (S. 348) zu empfehlen.

Wenn Sie keinen Fisch mögen oder ein paar Tage auf Fisch verzichten möchten, reichern Sie Ihre Speisen mit 1–2 EL Leinsamen an und probieren Sie einmal folgende Rezepte aus: den Zitronendrink mit Lecithin und Leinöl (S. 339), den Beeren-Smoothie (S. 340) und das B-Vitamin-Müsli (S. 351). Essen Sie viel leuchtend rotes und orangefarbenes Gemüse, denn es ist reich an Beta-Carotin, das in Vitamin A umgewandelt wird, das die Talgproduktion verringert.

Zink und Magnesium Essen Sie zum Frühstück Körnerbrot mit Sardinen, Kürbiskerne und Mandeln als Snacks und gönnen Sie sich ab und an ein paar Austern. Denken Sie daran, dass Alkohol ein Zink- und Magnesiumräuber ist und verzichten Sie deshalb während des achtwöchigen Ernährungsprogramms auf Alkohol. Ihre Zink- und Magnesiumaufnahme können Sie mit folgenden Gerichten erhöhen: mit dem Süßkartoffelsalat (S. 375), dem Glutenfreien Müsli (S. 350) und dem Vitamin-E-Müsli (S. 350). Chlorophyll ist reich an Magnesium. Trinken Sie deshalb täglich 1–2 Flaschen Green Water (S. 337).

Milchprodukte Ersetzen Sie Milchprodukte durch andere eiweißreiche Nahrungsmittel wie Freilandhähnchen, Freilandeier, Bohnen und Kichererbsen sowie kleine Portionen rotes Fleisch. Ihren täglichen Bedarf an Kalzium können Sie mit der Anti-Aging-Brühe (S. 360), der Mandelmilch (S. 344) oder dem Kalziumreichen Smoothie (S. 342) sowie mit Tahina Paste, Sesam, Mandeln und grünem Blattgemüse (sehr zu empfehlen ist z. B. der Avocado-Himbeer-Salat auf Brunnenkresse, S. 374) decken.

Getränke Denken Sie stets daran, ausreichend zu trinken (Wasser, Green Water, den Hautklärenden Drink, Kräutertees, frische Gemüsesäfte, Mineralwasser mit frisch gepresstem Zitronensaft). Machen Sie außerdem die 3-Tage-Basenkur (S. 307) und das achtwöchige Ernährungsprogramm (S. 298).

Das Wichtigste noch einmal in Kürze

Die richtige Hautpflege

- Achten Sie darauf, dass Ihre Pflegeprodukte auch wirklich für Ihren Hauttyp geeignet sind.
- Schwimmen Sie im Meer oder machen Sie ein Salzwasser-Gesichtsbad (S. 163).

Der Leber helfen, überschüssige Hormone abzubauen

- Nehmen Sie zwei Wochen lang ein Nahrungsergänzungsmittel zur Entgiftung der Leber ein.

Die Talgproduktion steuern

- Verzichten Sie auf Milchprodukte, reduzieren Sie Ihren Fleisch- und Butterkonsum und essen Sie kein Schweinefleisch.
- Meiden Sie frittierte Speisen, Transfette und Margarine und verwenden Sie stattdessen – in Maßen – Avocados, Tahina-Paste und natives Olivenöl.
- Nehmen Sie möglichst viele Nahrungsmittel zu sich, die reich an Omega-3-Fettsäuren sind (z. B. Lachs, Forelle, Thunfisch, Sardinen, Omega-3-Eier, Leinöl und Leinsamen). Nehmen Sie, falls nötig, von der dritten bis zur achten Woche des Ernährungsprogramms zusätzlich ein Omega-3-Präparat ein. Reichern Sie Ihre Speisen mit Lecithin-Granulat an, um die Fettverdauung und -ausscheidung zu fördern.
- Nehmen Sie von der dritten bis zur achten Woche des Ernährungsprogramms ein Zinkpräparat ein.

Die Darmgesundheit verbessern

- Verzichten Sie auf Weißbrot, Weißmehl und weißen Zucker und ersetzen Sie diese durch Vollkornprodukte, Honig oder Stevia (in Reformhäusern erhältlich).
- Beantworten Sie die den Fragebogen zur Darmgesundheit (S. 253) und machen Sie die 3-Tage-Basenkur (S. 307) sowie das achtwöchige Ernährungsprogramm (S. 298).
- Denken Sie grün! Essen Sie täglich – zum Mittag- oder Abendessen – Salat und achten Sie darauf, mehr frisches, ballaststoffreiches Gemüse – insbesondere rotes und orangefarbenes – zu sich zu nehmen. Essen Sie täglich fünf Portionen Gemüse und zwei Portionen Obst.
- Trinken Sie jeden Tag 1,5 Liter Green Water (S. 337).

Mit Sport ins Schwitzen bringen

- Sorgen Sie dafür, täglich zu schwitzen, und betätigen Sie sich an vier Tagen der Woche sportlich (S. 109).

Cellulite

Cellulite ist eine Hautveränderung, die – im besten Fall – der Orangenschale ähnelt, weshalb man sie landläufig auch als Orangenhaut bezeichnet. Haben Sie jedoch weniger Glück, zeigen sich Grübchen und Dellen an Ihren Oberschenkeln und am Gesäß. Die gute Nachricht: Sie müssen sich nicht länger mit den Grübchen herumquälen, sind sie doch ein durchaus lösbares Problem, das sich allerdings nicht wie von Zauberhand im Handumdrehen lösen lässt, sondern ein bestimmtes Maß an Anstrengung und Geduld erfordert.

Frage »Was ist Cellulite? Ich habe gehört, sie wird nicht durch Übergewicht verursacht.«

Antwort Cellulite ist eine Veränderung im Fettgewebe der Haut. Es handelt sich dabei jedoch nicht um normales Körperfett, denn auch schlanke Frauen können Cellulite bekommen. Der »Hagelschaden« tritt in der Regel an den Oberschenkeln, den Hüften, am Gesäß und am Bauch auf. Frauen sind häufiger betroffen als Männer, die über ein stabileres Bindegewebe verfügen. Bei Frauen dagegen ist das direkt unter der Haut liegende Bindegewebe häufig unregelmäßiger, was sie anfälliger für die Entwicklung einer Bindegewebsschwäche macht, bei der die Bindegewebsfasern, ähnlich wie ein ausgeleierter Badeanzug, der nicht mehr richtig am Körper anliegt, an Flexibilität und Beweglichkeit verlieren. Diese Gewebeschwäche ermöglicht es dem subkutanen Fettgewebe (das heißt der unmittelbar unterhalb der tieferen Hautschichten befindlichen Fettschicht) in die Lederhaut vorzudringen, und so kommt es zu Grübchen- und Dellenbildung.

Obwohl Cellulite in unterschiedlicher Ausprägung bei sage und schreibe 85% aller Frauen auftritt, sind nicht alle Frauen davon betroffen, und das gibt nicht nur Anlass zu Hoffnung, sondern liefert auch Hinweise darauf, wie sich eine Cellulite vermeiden lässt.

Mögliche Ursachen einer Cellulite:

- genetische Veranlagung und Hormone
- schlechte Durchblutung
- sitzende Lebensweise
- Ernährung mit viel Milchprodukten und Zucker
- Umweltverschmutzung, Chemikalien, Giftstoffe
- Mangel an Vitaminen und sonstigen Nährstoffen
- Stress

Zufälligerweise können viele dieser Faktoren auch zu Gewichtsproblemen führen, weshalb Übergewicht häufig mit Cellulite assoziiert wird. Tatsächlich handelt es sich jedoch um zwei unterschiedliche Symptome, die jedoch durch sehr ähnliche Faktoren (genetische Veranlagung, Ernährung und Lebensstil) hervorgerufen werden.

Körperimmanente Faktoren

Die beiden körperimmanenten Faktoren, die einer Cellulite zugrunde liegen können, sind: ein unregelmäßiges Bindegewebe in der Lederhaut und – dadurch bedingt – das Eindringen der Fettschicht in die Lederhaut, was zu einer Grübchen- oder Dellenbildung führt.

Unregelmäßiges Bindegewebe in der Lederhaut

Sie würden gewiss nicht wollen, dass sich Ihre Leber von Ihrem Platz löst und eine Arterie abdrückt und dadurch Ihre Blutversorgung blockiert wird. Zum Glück gibt es das Bindegewebe, ein Geflecht aus Fasern, das im wahrsten Wortsinn unsere Muskeln und Organe miteinander verbindet, sodass sie nicht im Körper umherwandern können. Darüber hinaus wirkt dieser »Zellklebstoff« beim Transport der Nährstoffe in das Körpergewebe mit und verleiht ihm Form und Stabilität. Ohne ein gutes Bindegewebe wird die Haut fragil und schlaff.

Das Bindegewebe enthält die beiden Strukturproteine Kollagen und Elastin, die für eine straffe, elastische Haut sorgen, die sich dehnen und danach wieder in ihre ursprüngliche Form zurückkehren kann. Kehrt das Bindegewebe nicht wieder in seine normale Form zurück, wird es unregelmäßig und es kann sich eine Cellulite entwickeln. Wird es nicht mit den richtigen Nährstoffen (z. B. Zink) versorgt, kann das Bindegewebe sogar reißen, wodurch die sogenannten Dehnungsstreifen entstehen.

Für ein schlechtes Bindegewebe können viele Faktoren verantwortlich sein, etwa Stress, Umwelteinflüsse, eine schlechte Ernährung und eine genetische Veranlagung. Bei Stress verbrennen wir wertvolle Nährstoffe, die eigentlich für die Reparatur des Bindegewebes benötigt werden. Schadstoffe wie zum Beispiel Zigarettenrauch werden über die Haut absorbiert und können sich im Bindegewebe einlagern. Bei einer unzureichenden Ernährung, die den Körper nicht ausreichend mit Eiweiß versorgt, verliert das Bindegewebe an Stabilität und die Haut kann erschlaffen – ein Phänomen, das man häufig bei übergewichtigen Menschen beobachten kann, die versuchen, mit Diäten abzunehmen, die nur aus Salaten und Suppen bestehen. Eine schlechte Verdauung kann ebenfalls dazu führen, dass die Haut nicht ausreichend mit Proteinen versorgt wird. Es ist so, dass wenn der Körper das Eiweiß nicht richtig verdauen kann und sich die Aminosäuren »herauspickt«, die er zur Bildung von Kollagen und Elastin braucht, wird dies letztlich zu Erkrankungen des Bindegewebes führen. Ein schwankender Östrogenspiegel kann ebenfalls zur Schwächung des Bindegewebes beitragen.

In die Lederhaut eindringendes Fettgewebe

Ein weiteres Problem, das bei Cellulite auftritt, ist die Bildung von Grübchen und Dellen, die entstehen, wenn die Fettschicht in die Lederhaut eindringt. Schuld daran können unter Umständen defekte Fettzellen sein. In unserem Körper sitzen, dicht an dicht, Millionen winziger Zellen, die Schicht für Schicht die Haut und den Organismus bilden. Und dafür, dass alles an seinem Platz bleibt, sorgt das Bindegewebe. Eine Cellulite entsteht, wenn die subkutane Fettschicht in die Hautschicht eindringt. Diese Fettschicht besteht zum größten Teil aus

Fettzellen. Wie gut das äußere Erscheinungsbild unserer Haut ist, hängt davon ab, wie gesund diese Fettzellen sind.

Die drei wichtigsten Aufgaben der Fettzellen sind Speicherung, Isolierung und Schutz. Sie umschließen und schützen so wichtige Organe wie die Haut und bilden ein schützendes Polster am Gesäß und den Oberschenkeln. Darüber hinaus werden in ihnen unerwünschte Schadstoffe, wie zum Beispiel Säure, eingelagert, die Schaden anrichten könnten, wenn sie frei im Blut zirkulierten. Unsere Fettzellen versuchen, das Richtige für unsere Gesundheit und unser Wohlbefinden zu tun, dabei wird jedoch das Aussehen unserer Haut beeinträchtigt.

Undichte Zellen fördern die Entstehung einer Cellulite

Durch das Einlagern von chemischen Stoffen und Säuren (Giftstoffen) können die Fettzellen beschädigt und dadurch undicht werden. Stellen Sie sich eine Zelle wie einen mit Wasser gefüllten Ballon vor, in dessen Membran sich im Laufe der Zeit stecknadelgroße Löchlein gebildet haben, durch die das Wasser in das umgebende Gewebe sickert. Sammelt sich dadurch Flüssigkeit an, kommt es zur Bildung von Ödemen, die sich etwa in geschwollenen Knöcheln, verquollenen Augenlidern und Cellulite manifestieren.

Im Fall der Cellulite transportiert der Körper das Wasser möglicherweise an die betroffene Körperpartie, um Säuren zu verdünnen. Es kann aber ebenso gut aus undichten Zellen stammen. Da sich nicht eindeutig feststellen lässt, woher das Wasser kommt, sollte man bei der Behandlung der Cellulite beide Möglichkeiten in Betracht ziehen.

Warum können Zellwände undicht werden?

Die Zellmembran besteht zum größten Teil aus Fett (sogenannten Lipiden). Wie resistent sie sind, undicht zu werden, hängt davon ab, welche Art von Fett für den Aufbau der Zellwände verwendet wurde. Und darüber entscheiden wir bei jeder Mahlzeit selbst. Gesättigte Fettsäuren aus Fleisch und Milchprodukten können bewirken, dass die Zellen starr werden. essenzielle Fettsäuren (EFAs) aus Nüssen,

Samen und Fisch tragen dazu bei, dass sie flexibel und widerstandsfähig werden.

Wird die Zellmembran nicht laufend repariert, kann es zu Beschädigungen kommen. Das beste Material zum »Flicken« undichter Zellen sind EFAs wie zum Beispiel die Omega-3-Fettsäuren. Darüber hinaus ziehen EFAs Flüssigkeit, die sich außerhalb der Zelle angesammelt hat, in die Zelle zurück. Sie tragen also dazu bei, dass die Flüssigkeit dort bleibt, wo sie hingehört und sorgen so mit dafür, dass die Zellen nicht austrocknen und unsere Haut gesund aussieht.

Ein weiterer Baustein der Zellmembran ist Lecithin (Phosphatidylcholin). Es befindet sich in den Zellwänden und entscheidet mit darüber, was in die Zellen hinein und aus ihnen heraus gelangt. Ein Mangel an Lecithin hat die gleichen Folgen wie eine undichte Zellmembran, das heißt, Flüssigkeit kann in die subkutane Schicht sickern. Darüber hinaus fördert Lecithin eine gesunde Fettverdauung, trägt zur Senkung des Cholesterinspiegels, zur Entgiftung der Leber sowie zum Erhalt eines gesunden Nervensystems bei und unterstützt eine gesunde Gewichtsabnahme. Produziert Ihr Körper nicht genug Lecithin, sollten Sie lecithinhaltige Nahrungsmittel zu sich nehmen.

Managementplan

In diesem Abschnitt stellen wir Ihnen Möglichkeiten der äußerlichen Behandlung vor und geben Ihnen Tipps zum Kaschieren der unschönen Orangenhaut. Das folgende Anti-Cellulite-Programm ist ein Ernährungs- und Verhaltensprogramm, das Ihnen helfen wird, Ihre Cellulite zu mildern und vielleicht sogar ganz loszuwerden.

Massageöle anstelle von Cellulitecremes verwenden

Die meisten handelsüblichen Cellulitecremes enthalten leider große Mengen an chemischen Stoffen und Zusatzstoffen, wie zum Beispiel Duftstoffe, die zur Erhöhung der Giftbelastung im Körper beitragen.

Bei der Behandlung einer Cellulite geht es jedoch darum, die Belastung der Haut mit Abfallstoffen zu senken, die Ausscheidung von Giftstoffen anzukurbeln und die lokale Durchblutung zu verbessern. Wir würden Ihnen deshalb speziell für Cellulite entwickelte Massageöle empfehlen, denn sie sind frei von künstlichen Zusätzen, enthalten dafür aber natürliche ätherische Öle (zu chemischen Inhaltsstoffen in Pflegeprodukten siehe Kapitel »Hände weg von diesen Inhaltsstoffen«, S. 119).

Zwei Inhaltsstoffe sollten in einem Anti-Cellulite-Öl unbedingt enthalten sein: Birkenpech, das aus der Birkenrinde gewonnen wird, enthält Salicylsäure und wirkt adstringierend und hautstraffend. Außerdem verbessert es die Blutzirkulation, fördert die Ausscheidung von Giftstoffen und hat eine leicht diuretische Wirkung. Rosmarinöl fördert die Durchblutung der Haut und unterstützt die Entgiftung. Verwenden Sie die beiden Öle nicht in Reinform, sondern mischen Sie sie mit Mandel- und Birkenöl oder greifen Sie zu einem entsprechenden Anti-Cellulite-Massageöl.

Wichtig

Rosmarinöl darf nicht angewendet werden in der Schwangerschaft, bei Epilepsie oder Bluthochdruck. Alternativ eignen sich Aprikosenkern-, Mandel-, Jojoba- oder Weizenkeimöl, Vitamin E, Limetten- und Grapefruitextrakt, Calendula (Ringelblume), Karottenöl, Fenchelextrakt, Hagebuttenöl und Kelp (eine Braunalge).

Anti-Cellulite-Öle richtig anwenden

Duschen oder baden Sie wie gewohnt und tupfen Sie die Haut danach trocken. Geben Sie etwas Anti-Cellulite-Öl (die Menge sollte etwa der Größe einer großen Münze entsprechen) auf Ihre Handfläche und reiben Sie die Handflächen aneinander, um das Öl zu erwärmen. Das Öl anschließend auf die betroffenen Körperpartien (Oberschenkel, Po, Bauch, Arme) auftragen und langsam mit kreisenden Bewegungen von den Beinen zum Herzen hin (damit unterstützen Sie das lymphatische System beim Abbau von Giftstoffen) einmassieren.

Tipp: Dies sollten Sie zweimal täglich, am besten morgens und abends, machen. Und denken Sie auch daran, Ihre restliche Haut mit einer geeigneten natürlichen Feuchtigkeitscreme einzureiben (S. 130).

Wichtig

Anti-Cellulite-Cremes und Massageöle dürfen nicht angewendet werden, wenn Sie nicht gleichzeitig Sport treiben und Schwitzen. Können diese Produkte doch bewirken, dass Giftstoffe freigesetzt werden, die sich sonst irgendwo im Körper ablagern.

Frage »Was sind Toxine?«

Antwort Als Toxine bezeichnet man ganz allgemein alle Substanzen, die keine positive Wirkung auf den Körper haben. Dazu zählen etwa chemische Stoffe aus Reinigungsprodukten, Pestizide, künstliche Lebensmittelzusätze und die Umweltschadstoffe, die wir einatmen. Zu den Toxinen zählen aber auch die Abfallprodukte der Zellen. Unser Körper kann diese Gift- und Abfallstoffe auf sieben unterschiedlichen Wegen ausscheiden, unter anderem über das lymphatische System, den Blutkreislauf, durch Schwitzen oder über den Stuhlgang.

Da eine Cellulite durch die Einlagerung von Flüssigkeit und Toxinen in der subkutanen Hautschicht verursacht sein kann, lässt sie sich durch eine Reduzierung der Toxinbelastung rückgängig machen. Als erste Maßnahme könnten Sie die chemischen Reiniger durch natürliche ersetzen und den Konsum von Knabbereien wie Chips, Keksen und anderem abgepackten Gebäck und Softdrinks reduzieren. Um die Entgiftung des Körpers zu beschleunigen, sollten Sie darüber hinaus eine Nahrungsergänzung zur Entgiftung der Leber einnehmen.

Zu den Giftstoffen und Hormonen, die die Ausbildung einer Cellulite begünstigen, zählen u. a. Pestizidrückstände auf Obst und Gemüse, künstliche Zusatzstoffe, etwa Konservierungsmittel, Umweltschadstoffe sowie Zigarettenrauch, ein Überschuss an bestimmten Hormonen wie zum Beispiel Östrogen, chemische Reinigungsmittel und Kosmetika mit künstlichen Inhaltsstoffen.

Frage »Ich treffe mich am Wochenende mit Freunden am Strand. Wie kann ich meine Cellulite kaschieren? Können Sie mir einen Rat geben?«

Antwort Eine schnelle Möglichkeit zum Kaschieren einer Orangenhaut ist ein Selbstbräuner. Mit einem Selbstbräunungsspray aus der Drogerie können Sie Ihrer Haut eine wunderbar natürliche Bräune verleihen, die bis zu einer Woche anhält. Ich muss Sie allerdings darauf hinweisen, dass diese Selbstbräuner voller chemischer Stoffe stecken, die in die Haut eindringen. Und Chemikalien können das Bindegewebe schädigen und Cellulite verursachen. Wenn Sie also regelmäßig zu Selbstbräunern greifen, kann sich Ihre Cellulite unter Umständen noch verschlimmern. Greifen Sie deshalb nur wenn unbedingt nötig zu dieser Methode, und machen Sie nach fünf Tagen, wenn die Haut fleckig wird, ein Körperpeeling.

Sie könnten aber auch Folgendes ausprobieren:

- Kaufen Sie sich einen schönen Sarong, der farblich zu Ihrem Badeanzug oder Bikini passt.
- Kaufen Sie sich einen Badeanzug, der den Blick auf Ihre Schokoladenseiten lenkt.
- Selbstvertrauen wirkt ausgesprochen attraktiv. Arbeiten Sie also an Ihrem Selbstwertgefühl. Inzwischen könnten Sie aber einfach an den Strand gehen und so tun, als würde es Sie nicht kümmern, was die anderen denken. Gehen Sie erhobenen Hauptes zum Meer und genießen Sie das Wasser, den Sand und die Sonne. Genau wie alle anderen. Je öfter Sie aus Ihrer Komfortzone ausbrechen, desto früher werden Sie erfahren, wie sich wirkliche Selbstsicherheit anfühlt.

Und denken Sie immer daran: Sie sind weit mehr als ein Paar Oberschenkel! Besinnen Sie sich auf Ihre Stärken und Ihre Schokoladenseiten und haben Sie Spaß am Strand, denn das verdienen Sie genau wie jeder andere. Kommen wir nun aber zum eigentlichen Anti-Cellulite-Programm.

Auf die richtigen Nährstoffe achten

Wie bereits ausgeführt, werden unsere Zellen undicht, wenn es ihnen an Nährstoffen fehlt, die sie zur Reparatur und Gesunderhaltung benötigen. Diese Nährstoffe, zu denen insbesondere die Omega-3-Fettsäuren und das Lecithin zählen, sind in den Fleisch- und Getränkerezepten des Ernährungsprogramms enthalten. Und obendrein sind sie auch noch reich an Antioxidantien. Besonders empfehlen möchte ich Ihnen den Hautfestigenden Drink (S. 341), der speziell zur Behandlung von Cellulite entwickelt wurde.

Omega-3-Fettsäuren sind in fettem Fisch (Forellen, Sardinen, Lachs, Thunfisch), Leinsamen, Leinöl sowie in kleinen Mengen in dunkelgrünem Gemüse enthalten. Lecithin ist in Eigelb, Leber, Nüssen, Sojaprodukten und Mais enthalten und wird auch als Soja-Lecithin-Granulat angeboten.

Dosierung: Erwachsene, die unter Cellulite leiden, sollten täglich 2000–4000 mg Lecithin zu sich nehmen. 1 EL Soja-Lecithin-Granulat enthält etwa 1700 mg Lecithin. Sie sollten davon also täglich etwa 1½ bis 2 EL nehmen. Das Granulat können Sie beispielsweise in den Hautfestigenden Drink oder in ein Müsli rühren.

Nährstoffe, die für ein gesundes Bindegewebe wichtig sind

Kollagen und Elastin bestehen aus Aminosäuren wie Glycin und Prolin sowie Hyaluronsäure. Auf die Hyaluronsäure und ihre Bedeutung für eine gesunde Haut bin ich bereits ausführlich eingegangen (S. 99). Ihr wichtigster Baustein ist das Glucosamin, das den Stoffwechsel des Knorpels normalisiert und die Gelenkfunktion wiederherstellt. Zur Produktion von Hyaluronsäure wird darüber hinaus auch Magnesium benötigt, und Studien haben gezeigt, dass ein Mangel an Zink und Magnesium mit ursächlich für Hyaluronsäureanomalien sein kann. Nahrungsergänzungen, die Glucosamin, Glycin, Prolin, Vitamin C, Kupfer, Mangan, Magnesium und Zink enthalten, können die Elastizität und Straffheit des Bindegewebes verbessern (diese Nährstoffe sind in einigen Glucosamin-Komplex-Präparaten zu finden, die in Apotheken erhältlich sind).

Dosierung: Erwachsene sollten täglich – entweder über die Nahrung oder den Hautfestigenden Drink (S. 341) – 1200 mg Glucosaminsulfat oder Glucosaminhydrochlorid (HCL) zu sich nehmen. Achten Sie darauf, dass Ihr Glucosaminpräparat auch Magnesium, Zink, Vitamin C, Kupfer und Mangan enthält.

Sport treiben und die Durchblutung verbessern

Die Durchblutung ist ein wesentlicher Faktor für eine glatte, ebenmäßige Haut. Neben der Blutzirkulation spielt aber auch die Lymphzirkulation eine wichtige Rolle. Wenn Sie Ihre Cellulite also loswerden wollen, kommen Sie um sportliche Betätigung nicht herum. Egal, ob Sie sich dafür begeistern können oder nicht: Sie müssen täglich mindestens 15 Minuten trainieren, um den Lymphfluss anzuregen. Aus Fachkreisen ist zwar gelegentlich zu hören, mit Sport werde man eine Cellulite nicht los, man muss sich aber nur einmal die Athletinnen bei den Olympischen Spielen mit ihren straffen Körpern ansehen, um festzustellen, dass Sport einer Cellulite sehr wohl vorbeugen kann.

Es gibt jedoch noch eine zweite Möglichkeit, um den Lymphfluss anzuregen, und das ist die Tiefenatmung. Atmet man richtig, benutzt man das Zwerchfell, einen unterhalb der Lunge gelegenen Muskel. Dieser bringt die Lymphe in Bewegung, sodass sie in der Lage ist, Zellabfälle und »Problemwasser« abzutransportieren. Auf diese Weise lassen sich Wasseransammlungen vermeiden. Die Atmung und Atemtechniken werden im Kapitel »Mit richtiger Atmung zu einer schönen Haut« (S. 278) behandelt.

Maßnahmen zur Steigerung der Blut- und Lymphzirkulation:

- Führen Sie eine Trockenbürstenmassage zweimal die Woche durch.
- Duschen Sie Ihren Körper abwechselnd mit warmem und eiskaltem Wasser ab und machen Sie anschließend ein Peeling mit einem grobkörnigen Peelinggel oder einer Peelingcreme (beachten Sie den wichtigen Hinweis unten).
- Massieren Sie die Haut mit einem Luffa-Massagehandschuh.
- Lassen Sie von einem qualifizierten Masseur eine Lymphmassage durchführen.
- Massieren Sie die betroffenen Körperstellen sanft mit einem natürlichen Anti-Cellulite-Öl.
- Machen Sie Atemübungen.
- Sorgen Sie täglich für Bewegung und treiben Sie Sport. Informationen und Anregungen dazu finden Sie im Kapitel »Regel Nr. 5: Täglich 15 Minuten schwitzen« (S. 109).

Wichtig

Wenn Sie unter gesundheitlichen Problemen, etwa einer Herzkrankheit oder Diabetes, leiden, konsultieren Sie bitte erst Ihren Arzt, bevor Sie eine der oben aufgelisteten Maßnahmen anwenden. Einige dieser Maßnahmen, etwa ein High-Impact-Training oder Warm-Kalt-Duschen, sind unter Umständen für Sie nicht geeignet.

Aufgabe

Bei einer stark ausgeprägten Cellulite empfehle ich Ihnen ein mindestens 15-minütiges High-Impact-Training. Alternativ können Sie Walking mit anderen sportlichen Betätigungen kombinieren (siehe »Tipps für die Umsetzung in die Praxis«, S. 193). Beginnen Sie noch heute mit dem 15-minütigen High-Impact-Training und steigern Sie sich im Laufe der kommenden Wochen auf 30 bis 60 Minuten. Ein Personal Trainer könnte dabei sehr hilfreich sein.

Milchprodukte und Zucker meiden

So wie es Lebensmittel gibt, die das Bindegewebe und die Zellwände kräftigen, gibt es auch Nahrungsmittel, die die Entstehung einer Cellulite begünstigen. Zu Letzteren zählen vor allem Milchprodukte und Zucker.

Milchprodukte können das Risiko, eine Cellulite zu entwickeln, erhöhen, weil sie Schleim bilden. Trinken Sie bei der nächsten Erkältung einmal ein Glas Milch. Sie werden feststellen, dass Sie plötzlich vermehrt Schleim produzieren. Heilpraktiker behaupten, Milchprodukte machten die Lymphe dicker, sodass sie langsamer im Körper zirkuliere. Ein träges lymphatisches System ist nicht in der Lage, Zellabfälle schnell genug zu beseitigen, sodass sie sich akkumulieren. Da diese Zellgifte Schaden anrichten können, wenn sie im Blut herumschwimmen, werden sie so schnell wie möglich im Körperfett – vor allem an unseren Oberschenkeln – eingelagert.

Darüber hinaus enthalten Milchprodukte gesättigte Fettsäuren und Arachidonsäure, aus denen der Körper starre Zellwände macht, die dazu neigen, undicht zu werden. Eine wesentliche Voraussetzung, um eine Cellulite zu verringern, ist deshalb meines Erachtens der Verzicht auf Milchprodukte. Mit dieser Ernährungsumstellung erzielt man bessere Ergebnisse als mit irgendeiner anderen Behandlungsmethode, verbessert sich dadurch die Lymphgesundheit doch relativ schnell und Mineralien wie Zink, Kupfer und Magnesium, die wichtig für eine straffe Haut sind, werden besser absorbiert.

Auch zu viel Zucker kann das Risiko einer Cellulite erhöhen, denn süßes Junkfood und industriell verarbeitete »weiße« Kohlenhydrate wie Weißbrot, Gebäck und Kuchen lassen den Säuregehalt im Körper ansteigen und wirken sich negativ auf den Blutzuckerspiegel aus. Durch den Anstieg des Blutzuckers wird viel Vitamin C verbraucht, sodass dieses wichtige Antioxidans nur noch in geringen Mengen vorhanden ist. Darüber hinaus kann ein zu hoher Blutzuckergehalt die Blutgefäße schädigen, was wiederum die Durchblutung der cellulite-anfälligen Körperpartien hemmen kann.

Vitamin C ist unverzichtbar für gesunde Blutgefäße. Ein niedriger Vitamin-C-Spiegel kann dazu führen, dass die Blutgefäße brüchig werden und sich Krampfadern bilden, die wie die Cellulite aus einer Bindegewebsschwäche resultieren. Wichtig ist Vitamin C aber auch für die Gesunderhaltung der Zellmembranen und zur Vorbeugung gegen das Undichtwerden von Zellen.

Diese Lebensmittel und Getränke sollten Sie meiden:

- Milchprodukte (Milch, Milchshakes, Käse, Joghurt, Eiscreme und Butter)
- Gebäck, Kuchen, Donuts, Kekse, Müsliriegel, Weißbrot, weißen Reis (mit Ausnahme von Basmatireis), Süßigkeiten und Chips
- Softdrinks aller Art, Fruchtsäfte und Alkohol
- Margarine

Ausführliche Informationen zu milchfreien Alternativen mit hohem Kalziumgehalt finden Sie im Kapitel »Feuchtigkeitsspendende Nahrung essen« (S. 60).

Fallbeispiel

Als Teenager hatte ich eine leichte Cellulite. Das lag vermutlich daran, dass ich ein absoluter Bewegungsmuffel war. Ich hasste Sport und saß am liebsten den ganzen Tag in meinem Zimmer und zeichnete. Zwischendurch nahm ich nur Milchshakes und Berge von Toasts zu mir. Ich trank literweise Milch und aß täglich eine Schüssel Joghurt und Eiscreme. Als ich die Milchprodukte wegließ, wurde mein Po wie durch ein Wunder straffer. Nach einer Ernährungsumstellung hatte ich außerdem deutlich mehr Energie und meine Neigung zu Hautausschlägen ließ nach.

Jetzt, wo ich älter bin und eine Schwangerschaft hinter mir habe, ist es mit einer Ernährungsumstellung allein nicht mehr getan. Damit meine Haut straff bleibt, gehe ich darüber hinaus mehrmals in der Woche auf weichem Sandboden joggen, bringe mich ins Schwitzen und massiere mich mit Ölen.

Für einen gesunden Darm sorgen

Ein gesunder Darm ist wichtig für ein gesundes Aussehen der Haut. Ist der Darm nicht in Ordnung, kann es zu Verstopfungen kommen, und der Körper nimmt die Toxine aus dem Darm erneut auf. Auf diese Weise wird allmählich der gesamte Organismus vergiftet. Wenn Sie unter Verstopfung oder anderen Darmbeschwerden leiden, sollten Sie sich unbedingt ärztlich behandeln lassen, um gesundheitliche Schäden zu vermeiden. Ausführliche Informationen zum Thema finden Sie im Kapitel »Verstopfung und schlechte Darmgesundheit« (S. 43).

Viel Wasser trinken

Um einer Dehydrierung vorzubeugen und zu verhindern, dass das Lymphsystem träge wird, müssen wir unserem Körper jeden Tag ausreichend Flüssigkeit zuführen. Eine Dehydrierung kann nicht nur zu Verstopfung führen und die Darmfunktion beeinträchtigen, sie kann auch die Zellen schädigen.

Einigen wenigen Menschen kann es unter Umständen nicht gelingen, eine Cellulite loszuwerden. Dies sollte jedoch keinesfalls ein Grund sein, den eigenen Körper abzulehnen. Selbsthass und Selbstkritik können sich negativ auf das Selbstwertgefühl auswirken, können die Motivation rauben und es uns unmöglich machen, unseren gesundheitlichen Zustand zu verbessern. Was uns letztlich attraktiv macht, ist gerade das Selbstbewusstsein, denn selbstbewusste Menschen gehen aufrechter, wirken entspannt und liebenswert. Andere sind gerne mit jemandem zusammen, der selbstbewusst und mit sich im Reinen ist, fühlen doch auch sie sich dann wohl (eine Kraft, die man nicht unterschätzen sollte). Lieben Sie den Körper, in dem Sie stecken, und konzentrieren Sie sich auf Ihre besonderen Vorzüge, auf die Seiten Ihrer Persönlichkeit und Ihres Körpers, die sie mögen, und bringen Sie diese mit der richtigen Kleidung und den richtigen Accessoires zur Geltung. Sie schaffen es, Ihre Orangenhaut auf die eine oder andere Weise loszuwerden. Aber begegnen Sie sich dabei nicht mit Selbsthass, sonst wird das ein langer, steiniger Weg für Sie.

Tipps für die Umsetzung in die Praxis

Zu den besten Anti-Cellulite-Übungen zählen das Joggen und schnelle Laufen in weichem Sand (die Knie dabei immer schön anheben) sowie das Laufen, Schwimmen, Radfahren und Treppensteigen. Vermeiden Sie dabei aber Bewegungen, die heftige Schmerzen verursachen, laufen Sie nur auf weichem Untergrund (Sand, Erde, Teppich) und achten Sie bei der Wahl der Laufschuhe auf Qualität. Eine der besten Übungen, um eine Cellulite loszuwerden, ist das Sprinten. Wenn Sie lieber walken oder joggen, bauen Sie nach Möglichkeit alle 5 Minuten einen

Sprint (30–60 Sekunden) ein. Machen Sie dies täglich mindestens 20 Minuten.

Um Ihre Cellulite von innen zu bekämpfen, empfehle ich Ihnen die Anti-Aging-Brühe (S. 360). Sie ist reich an Glycin, Kalzium, Magnesium und natürlichem Kollagen. Zusätzlich sollten Sie täglich den Hautfestigenden Drink (S. 341) trinken und ein Glucosamin-Präparat einnehmen. Achten Sie darauf, dass das Präparat folgende Inhaltsstoffe enthält: Glucosaminsulfat, Glucosaminhydrochlorid, Vitamin C, Magnesium, Kupfer, Zink und Mangan.

Nehmen Sie mehr Omega-3-Fettsäuren und Lecithin zu sich. Dabei können Ihnen Rezepte wie der Zitronendrink mit Lecithin und Leinöl (S. 339), die Perfekt pochierten Eier (S. 348) oder die Pochierten Eier mit Räucherlachs (S. 348), die Cremige Mayonnaise (S. 354), die Regenbogenforelle mit geröstetem Gemüse (S. 370) oder die Wraps mit Thunfisch und Avocado (S. 368) helfen. Um Ihrem Körper mehr Zink zuzuführen, sollen Sie sich ab und zu ein paar Austern gönnen.

Besonders reich an Magnesium ist das Green Water (S. 337). Trinken Sie deshalb täglich möglichst zwei Flaschen davon und probieren Sie Gerichte wie die Buchweizen-Crêpes mit Mango (S. 351), das Kichererbsen-Curry (S. 383), den Süßkartoffelsalat (S. 375), das Glutenfreie Müsli (S. 350) und das Vitamin-E-Müsli (S. 350) aus und essen Sie zwischendurch immer mal eine kleine Handvoll Haselnüsse oder Kürbiskerne.

Das Wichtigste noch einmal in Kürze

Massageöle anstelle von Cellulitecremes verwenden

- Massieren Sie Ihre Haut mit natürlichen Anti-Cellulite-Ölen.

Auf die richtigen Nährstoffe achten

- Nehmen Sie gesunde Nahrungsmittel zu sich, die reich an Omega-3-Fettsäuren, Lecithin und Antioxidantien sind.
- Trinken Sie täglich das Green Water und den Hautfestigenden Drink und essen Sie die Anti-Aging-Brühe.

Sport treiben und die Durchblutung verbessern

- Betätigen Sie sich jeden Tag sportlich und bringen Sie sich – mit Sport oder körperlicher Arbeit – ins Schwitzen.
- Nutzen Sie jede Gelegenheit, um Ihre Durchblutung und Ihren Lymphfluss zu verbessern.

Milchprodukte und Zucker meiden

- Verzichten Sie während des achtwöchigen Ernährungsprogramms auf Milchprodukte und süßen Sie Speisen und Getränke nicht mehr mit Zucker.

Für einen gesunden Darm sorgen

- Trinken Sie ausreichend Wasser.
- Beugen Sie Verstopfungen mit der 3-Tage-Basenkur (S. 307) vor.

Schuppen

In dem schwarzen Kleid sehen Sie toll aus – wären da nur nicht diese weißen Pünktchen auf den Schultern, die sich bei näherer Betrachtung als Schuppen entpuppen. Diese Kopfschuppen sind eine Kombination aus Entzündung, Hautschuppen und Krusten. Derentwegen Sie allerdings nicht gleich in Panik geraten müssen. Ziehen Sie anstelle des kleinen Schwarzen einfach ein cremefarbenes Kleid an und versuchen Sie, nicht zu kratzen, denn Schuppen können genauso jucken wie Kopfläuse.

Eine seborrhoische Dermatitis, so der wissenschaftliche Name für Schuppen, tritt im Allgemeinen auf der Kopfhaut, im Gesicht und in der Mitte der Brust auf. Wenn man Pech hat, können sich die Schuppen jedoch auch an anderen Körperstellen manifestieren.

Managementplan

Der Managementplan beschreibt potenzielle Auslöser einer Schuppenbildung und zeigt Ihnen Möglichkeiten zur äußerlichen Behandlung auf.

Diese Faktoren können zu einer Schuppenbildung führen:

- chemische Stoffe
- klimatische Bedingungen (besonders im Winter)
- emotionaler oder physischer Stress
- Pilz-/Hefepilzinfektionen
- Psoriasis (Schuppen können während oder in der Folge einer Psoriasis auftreten)
- Natriumlaurylsulfat (SLS)
- übermäßiger Gebrauch von Haarspray oder Haargel
- Haarfärbemittel
- eine übermäßig zucker- und stärkehaltige Ernährung
- die Haare werden nicht oft genug gewaschen
- das Shampoo wird nach dem Waschen nicht gründlich ausgespült

- eine extrem trockene oder extrem fettige Kopfhaut
- eine Ernährung, die reich an gesättigten Fettsäuren ist
- Mangel an essenziellen Fettsäuren, insbesondere Omega-3-Fettsäuren

Anti-Schuppen-Shampoos tragen keinem der genannten Faktoren Rechnung.

Haarpflegeprodukte überprüfen

Liegt es vielleicht an Ihrem Shampoo? Natriumlaurylsulfat (SLS) ist ein synthetisches Detergens, das nahezu allen handelsüblichen Shampoos, Flüssigseifen und Reinigungsmitteln als Schaumbildner beigefügt wird, und das, obwohl es zu den chemischen Inhaltsstoffen zählt, die am häufigsten Hautirritationen auslösen. SLS kann Entzündungen, Schuppen und Hautausschläge verursachen und kann bei Menschen, die bereits unter dem Problem leiden, die Schuppenbildung noch verstärken. Darüber hinaus greift SLS die Fettschicht an, die die Haut vor dem Eindringen von Pilzen und Bakterien schützen soll.

In Shampoos findet sich aber noch eine Reihe weiterer Inhaltsstoffe. Mit diesen antifungal, antimikrobiell und entzündungshemmend wirkenden Inhaltsstoffen lassen sich Schuppen hervorragend bekämpfen. Dazu zählen unter anderem Teebaumöl*, Süßholzwurzel, Vitamin E, Kamille, Ringelblume, Manuka-Honig, Panthenol (Vitamin B_5), Olivenblattextrakt, Zitruskernextrakt**.

* Im Rahmen einer Studie erhielten 126 Patienten mit Schuppen entweder ein 5-prozentiges Teebaumöl-Shampoo oder ein Placebo, mit dem sie täglich ihre Haare waschen und das Shampoo vor dem Ausspülen drei Minuten einwirken lassen sollten. Bei den Probanden, die das Teebaumöl-Shampoo verwendet hatten, waren die Schäden an der Kopfhaut nach vier Wochen deutlich zurückgegangen und auch der Juckreiz hatte nachgelassen. Die Heilungsrate war jedoch niedrig. Deshalb empfiehlt es sich, Teebaumöl-Shampoo nur ergänzend zu an-

deren Heilmitteln zu verwenden. Durch tägliches Haarewaschen lässt sich die Zahl der sichtbaren Schuppen verringern.

** Zitruskernextrakt/Grapefruitkernextrakt ist ein gut wirksames Antimykotikum und Antibiotikum, das vor dem Befall mit Pilzen, Bakterien und Parasiten verschiedenster Art schützt. Zitruskernextrakt eignet sich gut zur Behandlung von fettiger Kopfhaut, die eine pilzbedingte Schuppenbildung fördern kann.

Aufgabe

Lesen Sie noch einmal nach, welche Inhaltsstoffe es zu meiden gilt (S. 119). Sehen Sie sich dann die Liste der Inhaltsstoffe auf Ihrer Shampooflasche an. Sieht sie aus wie ein Chemiecocktail, mit dem nur ein Biochemiker etwas anfangen kann, verbannen Sie das Produkt noch heute aus Ihrem Bad und kaufen Sie sich ein Shampoo mit natürlichen Inhaltsstoffen.

Anti-Schuppen-Hausmittel

Bei Schuppen, die durch eine trockene Kopfhaut bedingt sind oder in Verbindung mit einer Psoriasis auftreten, ist warmes Olivenöl sehr effektiv:

- warmes Olivenöl
- 60 ml natives Ölivenöl
- ein Plastikbeutel zum Abdecken

Das Öl in ein Glas füllen und in einem kleinen Topf mit heißem Wasser erhitzen. Dabei darauf achten, dass es nicht zu heiß wird. Die Haare mit Shampoo waschen und ausspülen. Danach das Öl mit den Fingerspitzen in die Kopfhaut einmassieren. Das Haar mit der Plastiktüte abdecken, das Öl 3–5 Minuten einwirken lassen und anschließend mit warmem Wasser ausspülen. Danach das Haar ein zweites Mal mit Shampoo waschen, um das Öl vollständig zu entfernen. Zum Schluss eine milde Haarspülung anwenden. Ist das Haar danach immer noch fettig, können Sie es am nächsten Tag nochmals waschen.

Natürliches Anti-Pilz-Mittel

Dieses sanfte Peeling für trockene, schuppige Kopfhaut sorgt zugleich für einen ausgeglichenen pH-Wert der Haut und macht sie so weniger anfällig für einen Pilzbefall. Die Zutaten sind für 1–2 Anwendungen berechnet:

- 120 ml Traubenkernöl
- 2 EL Maisstärke
- 1 EL Apfelessig
- ein Plastikbeutel zum Abdecken

Das Öl sorgfältig mit der Maisstärke und dem Essig verrühren. Die Haare mit einem milden Shampoo waschen und ausspülen. 1 TL der Ölmischung auf eine Handfläche geben und zwischen den Handflächen reiben, um sie zu erwärmen. Die Mischung anschließend mit den Fingerspitzen in die Kopfhaut einmassieren. Das Haar mit einem Plastikbeutel abdecken, die Mischung 30 Minuten einwirken lassen und danach gut ausspülen. Das Haar zum Schluss noch einmal mit Shampoo waschen.

Apfelessig

Wenn es Sie nicht stört, nach der Anwendung eine gewisse Zeit nach Essig zu riechen, könnten Sie es mit diesem Hausmittel versuchen: Waschen Sie das Haar wie gewohnt mit Shampoo und spülen es aus. Danach geben Sie etwas Essig für 3 Minuten auf die Haare, spülen ihn aus und verwenden gegebenenfalls noch eine Haarspülung. Die Spülung mit Apfelessig lindert den Juckreiz und kann unter Umständen sogar bewirken, dass die Schuppen ganz verschwinden. Bei stark schuppender Kopfhaut den Essig 30 Minuten einwirken lassen. Die Behandlung ist besonders geeignet bei durch Pilze verursachten fettigen Schuppen.

Häufigeres Haarewaschen

Schuppt Ihre Kopfhaut nicht so stark, reicht es unter Umständen aus, wenn Sie die Haare häufiger waschen. Verwenden Sie ein Shampoo, das kein Natriumlaurylsulfat (SLS) enthält und spülen Sie das Haar nach dem Waschen mit einer geeigneten Haarspülung nach.

Olivenöl + Sonnenlicht

Ein wirkungsvolles Mittel bei Psoriasis (S. 244), das auch bei durch Psoriasis bedingten Kopfschuppen helfen kann. Tragen Sie etwas natives Olivenöl auf die Kopfhaut auf und massieren es sanft ein. Steigen Sie dann aus der Dusche, trocknen sich ab, ziehen sich an und setzen sich anschließend 5–10 Minuten in die Sonne.

Die Essigbehandlungen sollten mindestens dreimal an aufeinanderfolgenden Tagen durchgeführt werden, die Ölbehandlungen ein- bis zweimal wöchentlich über mehrere Wochen. Erste Erfolge können aber bereits nach ein bis zwei Wochen sichtbar werden.

Frage »Meine Kopfhaut ist so fettig und juckt so sehr, dass ich mich kaum auf den Unterricht konzentrieren kann und mich ständig kratze. Für teure Anti-Schuppen-Mittel fehlt mir das Geld. Was kann ich gegen dieses unangenehme Jucken tun?«

Antwort Bei fettiger, juckender Kopfhaut hilft am besten günstiger weißer Haushaltsessig. Füllen Sie den Essig in eine Sprühflasche, sprühen ihn auf die Kopfhaut und lassen ihn über Nacht trocknen. Ist der Essiggeruch am nächsten Morgen verflogen, brauchen Sie ihn nicht auszuwaschen. Sie können aber auch 125 ml Essig mit der gleichen Menge gefiltertem Wasser verdünnen und auf der Kopfhaut verteilen (das kann ein wenig brennen). Den Essig eine halbe Stunde einwirken lassen und anschließend ausspülen. Die besten Ergebnisse erzielt man, wenn die Behandlung an drei aufeinanderfolgenden Tagen durchgeführt wird. Verschwindet der Juckreiz nicht, sollten Sie das Anti-Schuppen-Programm durchführen.

Das Anti-Schuppen-Programm

Manche Betroffene setzen bei der Schuppenbehandlung auf medizinische Shampoos. Wissenschaftlichen Erkenntnissen zufolge ist die Wahrscheinlichkeit groß, dass die Schuppen immer wiederkommen, wenn man sie ausschließlich mit medizinischen Shampoos behandelt. Das ist nicht verwunderlich, kann ein Shampoo die Ursachen doch nicht beseitigen, was allerdings nicht heißen soll, dass Anti-Schuppen-Shampoos und Hausmittel nicht ihre Berechtigung hätten, denn sie sind außerordentlich wirkungsvoll bei der Behandlung bestehender Pilzerkrankungen und der Beseitigung von Schuppen. Um ihnen jedoch ein für alle Mal den Garaus zu machen, müssen Sie erst einmal Ihr Immunsystem auf Vordermann bringen. Und wie Ihnen dies gelingt, wollen wir uns nun ansehen.

Etwas für das Immunsystem tun

Normalerweise sorgt unser Immunsystem dafür, dass keine Pilze und Bakterien in unsere Haut eindringen. Sind wir aber erschöpft, gestresst oder krank, kann es diese Schutzfunktion unter Umständen nicht erfüllen. So verhindert es beispielsweise eine zu starke Ausbreitung des Hefepilzes Malassezia furfur, der unsere Kopfhaut besiedelt. Denn obwohl dieser Pilz bei jedem Menschen zu finden ist, verursacht er nur bei etwa 20 % der Menschen eine Schuppenbildung.

Kann das Immunsystem seine Aufgabe nicht mehr richtig erfüllen, bemächtigen sich alle möglichen Verwandten des Pilzes Ihres Kopfes und die Kopfhaut entzündet sich. Die gängigen Behandlungsmethoden, etwa der Einsatz medizinischer Shampoos, beschränken sich darauf, die Pilze abzutöten. Auf lange Sicht ist das Problem damit aber nicht gelöst, weil sie das Übel nicht an der Wurzel packen und weil nicht nur Hefepilze die Verursacher von Schuppen sind.

Als Erstes sollten Sie deshalb überprüfen, ob Ihre Ernährung und Ihr Lebensstil Ihr Immunsystem schwächen.

Fragebogen zum Immunsystem

Kreuzen Sie alle Aussagen an, die auf Sie zutreffen.

- ☐ Ich nehme täglich Zucker (im Kaffee oder Tee, in Form von Marmelade, Kuchen, Keksen, Softdrinks, Eiscreme etc.) zu mir.
- ☐ Ich habe gelegentlich Heißhunger auf Süßes.
- ☐ Ich habe Heißhunger auf Milchprodukte/esse viele Milchprodukte.
- ☐ Ich esse häufig Weißbrot und andere raffinierte Kohlenhydrate.
- ☐ Ich esse keinen Knoblauch und keine Zwiebeln.
- ☐ Ich bin ein Sportmuffel/ich treibe weniger als zweimal wöchentlich Sport.
- ☐ Ich bin gestresst, ängstlich oder neige zum Grübeln – das Leben ist nicht einfach für mich!
- ☐ Ich schlafe häufig weniger als sieben Stunden (drei und mehr Nächte in der Woche).
- ☐ Ich habe in den vergangenen sechs Monaten Antibiotika eingenommen.
- ☐ Ich nehme die Pille.
- ☐ Ich nehme kortisonhaltige Medikamente.
- ☐ Ich trinke öfter als zweimal wöchentlich Alkohol oder neige zu Alkoholexzessen.
- ☐ Ich bin mit Chemikalien (Pestiziden, scharfen Reinigungsmitteln wie Backofenreiniger, Bleichmittel etc.) in hoher Konzentration in Berührung gekommen.
- ☐ Mir ist bewusst, dass ich mich gesünder ernähren sollte (schlechter als ich kann man sich gar nicht ernähren).

Haben Sie drei und mehr Aussagen angekreuzt, haben Sie unter Umständen die tiefere Ursache für Ihre Schuppen gefunden. Es ist Ihr angeschlagenes Immunsystem.

Es gibt verschiedene Möglichkeiten, das Immunsystem zu stärken, die ich Ihnen im Folgenden vorstellen möchte.

Für ausreichend Erholung und Entspannung sorgen

Ein guter Schlaf ist wichtig für ein starkes Immunsystem. Im Schlaf wechselt der Körper in den Reparaturmodus, und Ihr Immunsystem lädt seine Batterien neu auf. Damit der Schlaf wirklich erholsam ist, sollte man vor 22.30 Uhr zu Bett gehen und acht Stunden schlafen (nicht länger, sonst fühlt man sich benommen). Ausführliche Informationen zum Thema Schlaf finden Sie im Kapitel »Regel Nr. 4: Sich schön schlafen« (S. 103).

Mit Atemübungen entspannen

Ist man gestresst, ist es oft nicht leicht, von einem Moment auf den anderen in den Ruhemodus umzuschalten. Dabei müssen Sie Ihr Leben gar nicht komplett umkrempeln, um sich entspannt zu fühlen. Es genügt, wenn Sie als ersten Schritt ein paar Atemübungen erlernen. Denn mit den richtigen Atemtechniken schaltet Ihr Nervensystem im Nu vom Kampf-oder-Flucht-Modus in den Erholungsmodus um. Mehr zu den Atemtechniken finden Sie im Kapitel »Mit richtiger Atmung zu einer schönen Haut« (S. 278).

Sorgen und Ängste über Bord werfen

Es gibt viele gute Gründe sich Sorgen zu machen. Doch wer sich ständig mit Ärger und Sorgen herumschlägt, der hat bald noch einen Grund, der ihm wirklich Anlass zur Sorge geben sollte: die eigene Gesundheit, die man auf diese Weise ruiniert, weil dadurch das wichtigste Abwehrsystem des Körpers geschwächt wird. Und das wirkt sich nicht nur negativ auf die Kopfhaut aus, sondern auf den ganzen Körper.

Können Sorgen aber tatsächlich dazu führen, dass man Schuppen bekommt? Gewiss, denn auch Sorgen sind eine Form von Stress. Der

Stress, den man spürt, ist im Grunde nichts anderes als die Sorge, einer bestimmten Situation möglicherweise nicht gewachsen zu sein. Dass Sie sich Sorgen machen, ist Ihnen dabei natürlich nicht bewusst. Machen Sie, wenn Sie sich wieder einmal gestresst fühlen, einmal Folgendes: Stellen Sie sich hin, richten Sie sich auf, recken Sie die Nase in die Luft und sagen (laut oder in Gedanken) zu sich selbst: »Natürlich bin ich stark genug, um mit diesem Problem fertig zu werden!« Wichtig ist dabei, dass Sie von Ihren Worten überzeugt sind. Ich glaube fest daran, dass in ein, zwei Sekunden aller Stress und alle Angst von Ihnen abgefallen sind.

Warum aber sind Stress – und seine nahen Verwandten, die Angst und die Sorge – so schlecht für Sie und den Schuppen zuträglich? In der chinesischen Medizin geht man davon aus, dass Sorgen und Ängste ein Zuviel an »Feuchtigkeit« im Körper bewirken können, das die Vermehrung von Pilzen begünstigt. Die Argumentation der westlichen Wissenschaft mag sich zwar von der chinesischen unterscheiden, in einem sind sich jedoch alle einig: Chronische Angst, Sorgen und Stress sind schlecht für die Gesundheit.

Konsum von Zucker, Milchprodukten und Alkohol reduzieren

Pilze lieben Zucker und Milchzucker, ja sie können gar nicht ohne Zucker leben. Haben Sie ein Pilzproblem (seien es nun Schuppen oder sei es eine Candida-Infektion), haben Sie aller Wahrscheinlichkeit nach Heißhunger auf Zucker und/oder Kohlenhydrate wie Brot und Gebäck. Und nicht selten ist diese »Sucht« so stark, dass man sich müde fühlt und ungenießbar ist, wenn man einmal einen Tag lang keinen Zucker zu sich nimmt. Verantwortlich für diese Zuckersucht sind die Pilze, die den Zucker zum Überleben brauchen. Raffinierte Kohlenhydrate wie Weißbrot, weißer Reis und Weißmehlprodukte liefern dem Körper – sehr zur Freude der Pilze, die nicht darben müssen – eine ordentliche Menge Zucker. Deshalb sind auch Milchprodukte wegen des darin enthaltenen Milchzuckers bei ihnen sehr beliebt, und das gilt auch für den Alkohol, handelt es sich dabei doch um nichts anderes als eine andere Form von Zucker, und zwar eine, die uns der Vitamine und Mineralstoffe beraubt, die für einen gesunden Körper und ein starkes Immunsystem unverzichtbar sind. So gehen bei Alkoholkonsum unsere Vorräte an Zink und B-Vitaminen zur Neige, was zur Folge hat, dass diese Mineralstoffe nicht mehr verfügbar sind, um für ein funktionierendes Immunsystem und eine reine Haut zu sorgen.

Wie viel Zucker darf es sein?

Einige Fachleute vertreten die Auffassung, man müsse ganz auf Zucker – und sogar auf Fruchtzucker – verzichten, damit die außer Kontrolle geratenen Pilze absterben. Sie lassen sich allerdings auch auf andere Weise unter Kontrolle bringen. Denn sind Sie gelassen und entspannt, können gut mit Stress umgehen, schlafen ausreichend und essen regelmäßig Knoblauch, dann können Sie sich ohne Weiteres ein bisschen Zucker, Obst und Alkohol leisten, ohne dass dies Ihr Immunsystem beeinträchtigt. Stehen Sie dagegen ständig unter Strom, machen sich ständig über alles und jedes Sorgen, schlafen zu wenig oder leiden unter einer Immunschwäche, sollten Sie Zucker, Obst und Alkohol für mindestens drei Monate strikt meiden. Da ist es doch weitaus einfacher zu lernen, wie man sich entspannt.

Gehören Sie zur Fraktion der »Relaxten« (oder streben dies an), hier ein paar Tipps, wie Sie einen eventuellen Pilzbefall erfolgreich bekämpfen können:

- Essen Sie pro Tag nicht mehr als ein Stück Obst (kein Trockenobst und keinen Fruchtsaft mit Ausnahme von frisch gepresstem Zitronensaft).
- Trinken Sie höchstens einmal in der Woche Alkohol – in Maßen – oder verzichten Sie ganz darauf.
- Vollkornbrot und Vollkornprodukte können Sie ohne Bedenken zu sich nehmen.
- Gelegentlich – aber nicht täglich – dürfen Sie sich auch etwas Süßes gönnen. Erlegen Sie sich dabei strenge Regeln auf, etwa indem Sie sich Süßes nur an Sonntagen »genehmigen«.

- Süßen Sie Speisen und Getränke anstatt mit Zucker mit Stevia (einem pflanzlichen Süßstoff). Honig ist ebenfalls eine bessere Wahl als Zucker, denn er enthält Mineralstoffe.
- Nehmen Sie bei jeder Mahlzeit Proteine in Form von Fisch, Eiern, Hähnchenfleisch (ohne Haut), Hülsenfrüchten und magerem roten Fleisch zu sich. Essen Sie reichlich frisches Gemüse und trinken Sie viel Wasser.
- Flüssiges Chlorophyll und Apfelessig, die in unserem Ernährungsprogramm eine wichtige Rolle spielen, sind ebenfalls gut geeignet, um einer übermäßigen Vermehrung von Mikroben vorzubeugen.

Tipp

Wenn Sie häufiger Heißhunger auf Süßes haben, reichern Sie Ihre Mahlzeiten mit Zimt an und nehmen Sie ein Chrompräparat ein. Chrom und Zimt tragen zur Normalisierung des Blutzuckerspiegels bei, und wenn sich weniger Zucker im Blut befindet, sterben die Pilze sehr schnell ab. Detaillierte Informationen zum Mineralstoff Chrom finden Sie im Kapitel »Das Spurenelement Chrom« (S. 174).

Begleiterscheinungen von Medikamenten neutralisieren

Medikamente wie Kortikosteroide, die Antibabypille und Antibiotika unterdrücken das Immunsystem, und Pilze können sich dadurch sehr schnell vermehren. Antibiotika werden zur Bekämpfung bakterieller Infektionen verabreicht. Da sie jedoch auch »gute« Bakterien abtöten, zerstören sie gleichzeitig einen wichtigen Teil unseres Abwehrsystems. Pilze töten die meisten Antibiotika allerdings nicht ab, sodass sie sich uneingeschränkt Ihrer Haut und Ihres Verdauungstrakts bemächtigen können. Haben Sie in den letzten sechs Monaten Antibiotika eingenommen, sollten Sie deshalb unbedingt eine probiotische Nahrungsergänzung einnehmen, um Ihre Darmflora wieder in Ordnung zu bringen und den Kampf gegen die Schuppen zu gewinnen.

Inwiefern aber können Probiotika Einfluss auf die Schuppen auf Ihrem Kopf haben? Probiotika entlasten das überstrapazierte Immunsystem. Dabei bedienen sie sich gewissermaßen unzähliger winziger »Rausschmeißer«, die dafür sorgen, dass Pilze und Bakterien nicht zu viele Teile des Körpers befallen.

Sport treiben und Kopfhaut gut durchbluten

Vor allem an Regentagen genießt man es, vor dem Fernseher auf der Couch herumzulümmeln und dabei Popcorn zu knabbern. Wird das allerdings zum Dauerzustand, wird man unter Umständen anfälliger für Schuppen. Gehen Sie also, sobald der Regen aufgehört hat, wieder raus – in den Park oder ins Fitnessstudio – und bringen Sie Ihren Kreislauf in Schwung.

Vielbeschäftigte Menschen sind zwar vielleicht keine Couch-Potatos, können jedoch, entweder weil ihr Körper mangels Bewegung schlecht durchblutet ist oder weil ihr Immunsystem durch Überarbeitung geschwächt ist, an der gleichen Form von Schuppen leiden.

Aber auch Fitnessjunkies, die es übertreiben und am Tag vier Stunden und mehr trainieren, tun ihrer Gesundheit damit keinen Gefallen. Was Ihrem Immunsystem wirklich guttut, ist moderates Training. Das können 15 bis 30 Minuten High-Impact-Training, eine Stunde Walken oder ein ähnliches leichtes bis moderates Impact-Work-out sein. Wichtig ist, dass Sie die Durchblutung Ihrer Kopfhaut verbessern, ohne Ihr Immunsystem zu schwächen. Die Durchblutung der Kopfhaut lässt sich übrigens auch mit Kopfständen verbessern (lassen Sie sich aber unbedingt in einem Yoga-Studio zeigen, wie es richtig geht).

Aufgabe

Merken Sie sich jetzt gleich für morgen in Ihrem Kalender eine Viertelstunde für sportliche Aktivitäten vor. Lesen Sie noch einmal die Informationen zu moderatem Training nach (S. 115).

Feuchtigkeitsspendende Nahrung essen

Das Ernährungsprogramm kann Ihnen dabei helfen Ihre Schuppen loszuwerden, ohne Ihre Ernährung komplett umstellen zu müssen. Es genügt, wenn Sie ein paar wichtige Nahrungsmittel in Ihren Speiseplan aufnehmen (die passenden Rezepte finden Sie im Rezeptteil, S. 337) und mindestens einmal pro Tag eine Mahlzeit mit einer antifungal wirkenden Zutat zu sich nehmen. Dazu zählen:

- Lachs, Forellen, Sardinen, Makrelen. Fetter Fisch ist ein hervorragender Lieferant von Omega-3-Fettsäuren, die unverzichtbar für eine gesunde, schuppenfreie Haut sind.
- Gemahlene Leinsamen oder Leinöl sind ebenfalls gute Lieferanten von Omega-3-Fettsäuren. Verwenden Sie beides an Tagen, an denen Sie keinen Fisch essen. Trinken Sie mindestens dreimal pro Woche den Zitronendrink mit Lecithin und Leinöl (S. 339). Er ist besonders gut für das Immunsystem.
- Knoblauch, Zwiebeln, Avocados, Basilikum und Radieschen wirken antifungal. Probieren Sie auch die Anti-Aging-Brühe (S. 360) oder die Heilende Hühnersuppe (S. 361), denn sie stärken das Immunsystem auf natürliche Weise.
- Meerrettich und Ingwer wirken antiseptisch und sind ebenfalls gut für das Immunsystem.
- Rohes, ungesalzenes Sauerkraut ist ein natürliches Probiotikum.

Zur Vorbeugung gegen Schuppen eignen sich auch bestimmte Nahrungsergänzungsmittel:

- Omega-3-Fischöl-Präparate haben einen hohen DHA- und EPA-Gehalt.
- B-Vitamine, insbesondere Vitamin B_6 und Biotin. Beantworten Sie den Fragebogen (S. 235) zu Biotin, der Ihnen Aufschluss über einen eventuellen Mangel geben kann.
- Wie bereits erwähnt, ist die Einnahme eines Probiotikums empfehlenswert. Achten Sie beim Kauf aber darauf, dass es sich um ein speziell für ein schwaches Immunsystem konzipiertes Präparat handelt.

Das sollten Sie außerdem beachten:

- Ist die Kopfhaut sehr trocken und schuppt, sollte man die Haare nicht föhnen.
- Sind die Schuppen auf den Kontakt mit Chemikalien oder eine Psoriasis zurückzuführen, sollten Sie über einen Zeitraum von zwei Wochen ein Präparat zur Entgiftung der Leber einnehmen. Mehr zum Thema Leberentgiftung finden Sie im Kapitel »Ekzeme« (S. 231).

Tipps für die Umsetzung in die Praxis

Merken Sie sich in Ihrem Terminkalender etwas Zeit zum Erlernen der stressreduzierenden Atemtechniken (S. 278) vor.

Nehmen Sie mehr Omega-3-Fettsäuren, zum Beispiel in Form von Leinsamen, Leinöl, fettem Fisch und Omega-3-Eiern zu sich. Rezepte wie der Zitronendrink mit Lecithin und Leinöl (S. 339) (den Sie mindestens dreimal wöchentlich trinken sollten), das Glutenfreie Müsli (S. 350) und das Vitamin-E-Müsli (S. 350), die Buchweizen-Crêpes mit Mango (S. 351), die Pochierten Eier mit Räucherlachs (S. 348), die Wraps mit Thunfisch und Avocado (S. 368) oder die Regenbogenforelle mit geröstetem Gemüse (S. 370) können Ihnen dabei helfen.

Frische Austern sind reich an Zink. Gönnen Sie sich also ab und an diesen Luxus. Eigelb enthält Biotin – ein Grund mehr, einmal die Cremige Mayonnaise (S. 354) auszuprobieren. Bis die Schuppen verschwunden sind, sollten Sie außerdem einmal wöchentlich die Anti-Aging-Brühe (S. 360) oder eine Heilende Hühnersuppe (S. 361) zu sich nehmen.

Das Wichtigste noch einmal in Kürze

Haarpflegeprodukte überprüfen

- Waschen Sie die Haare regelmäßig mit einem natürlichen Shampoo und verzichten Sie auf Haarspray oder Haargel. Weitere Informationen zum Thema Hautpflege finden Sie im Kapitel »Regel Nr. 6: Auf sorgfältige Hautpflege achten« (S. 119).

Etwas für das Immunsystem tun

- Lernen Sie sich zu entspannen (siehe dazu S. 143).
- Trinken Sie täglich mindestens zwei Flaschen Green Water (S. 337) und dreimal wöchentlich den Zitronendrink mit Lecithin und Leinöl (S. 339).
- Verwenden Sie Zutaten mit antifungaler Wirkung wie Knoblauch, (ungesalzenes) Sauerkraut und Zwiebeln und nehmen Sie regelmäßig die Anti-Aging-Brühe (S. 360) und die Heilende Hühnersuppe (S. 361) zu sich.

Sport treiben und Kopfhaut durchbluten

- Zur Verbesserung der Durchblutung sind moderates Training (S. 115) und regelmäßiges Haarebürsten zu empfehlen.

Feuchtigkeitsspendende Nahrung essen

- Achten Sie auf eine gesunde Ernährung. Dabei hilft Ihnen das Ernährungsprogramm (S. 298).
- Nehmen Sie mehr Nahrungsmittel zu sich, die reich an Omega-3-Fettsäuren sind.

Ekzeme

Ein charakteristisches Merkmal des Ekzems, auch atopische Dermatitis genannt, ist ein extremer Juckreiz, der die Betroffenen geradezu zwingt, sich zu kratzen, um sich – und sei es nur für einen kurzen Moment – Erleichterung zu verschaffen. Weitere Symptome sind rissige Haut und trockene rote Flecken, die in schweren Fällen zu nässen und zu bluten beginnen können. In der Ellenbeuge, in der Kniekehle und hinter den Ohren können sich außerdem Krusten bilden, und es kann zu bakteriellen Infektionen kommen.

Menschen, die familiär vorbelastet sind und die unter Heuschnupfen oder Asthma leiden, haben ein erhöhtes Risiko, eine atopische Dermatitis zu entwickeln, was durch Faktoren wie Stress, Angst, Chemikalien, Lebensmittelunverträglichkeiten und Allergene wie zum Beispiel Staubmilben noch begünstigt werden kann.

Managementplan

Der Managementplan ist der erste Teil des Programms. Hier erfahren Sie, wie Sie Trigger und Reizstoffe erkennen, die eine atopische Dermatitis auslösen können. Darüber hinaus finden Sie hier Informationen zum Thema Allergietests, und er zeigt Ihnen auf, wie Sie die Haut mit äußerlich anwendbaren Mitteln beruhigen können. Im zweiten Teil, dem Anti-Ekzem-Programm, lernen Sie die weiteren wichtigen Schritte kennen, durch die sich ein Ausbruch der Erkrankung vermeiden lässt. Der Managementplan liefert Ihnen eine Fülle an Informationen, es ist jedoch nicht erforderlich, dass sie jeden Ratschlag bis ins Kleinste befolgen. Entscheiden Sie selbst, was für Sie relevant ist.

Trigger und Reizstoffe erkennen

Die genetische Veranlagung spielt eine ganz wesentliche Rolle bei der Entwicklung einer entzündlichen Hauterkrankung. Sind in Ihrer Familie gehäuft Erkrankungen wie Heuschnupfen, Asthma, Nasennebenhöhlenentzündungen oder Arthritis aufgetreten und haben beide Eltern irgendwann in ihrem Leben einmal unter einer atopischen Dermatitis gelitten, liegt die Wahrscheinlichkeit, dass auch Sie eine Dermatitis entwickeln, bei 80 %.

Häufige Auslöser entzündlicher Hauterkrankungen wie der Dermatitis sind:

- eine hohe chemische Belastung
- Krankheit
- Lebensmittelunverträglichkeiten und -allergien
- Medikamente, wie zum Beispiel Aspirin
- Ernährungsmängel
- die übermäßige Aufnahme gesättigter Fette
- die übermäßige Aufnahme verarbeiteter Pflanzenfette
- die Alterung
- Kohlenhydrate mit hohem glykämischem Index
- chronischer Stress

Hohe chemische Belastung

Der Kontakt mit Schädlingsbekämpfungsmitteln, Haushaltsreinigern, Parfüms, chemischen Friseurprodukten und Pflanzenschutzmitteln kann dazu führen, dass sich Giftstoffe im Körper ablagern. Gelangen zu viele Giftstoffe, etwa durch Einatmen giftiger Dämpfe, in den Körper, können Enzymreaktionen blockiert werden und es kommt zu einer Ekzembildung.

Ursächlich können so alltägliche Dinge wie das Reinigen des Backofens mit einem scharfen chemischen Reiniger oder unzureichendes Lüften sein. Möbel und Teppiche dünsten Schadstoffe aus, die sich im Laufe der Zeit in der Wohnung ablagern. Deshalb sollte man täglich lüften, um die Schadstoffbelastung niedrig zu halten.

Krankheit

Bakterielle Infektionen und Virusinfektionen wie das Pfeiffersche Drüsenfieber oder Pilzinfektionen wie Candida albicans können dem Körper Nährstoffe entziehen und das Immunsystem schwächen. Dadurch können wir eine Überempfindlichkeit gegen »harmlose« Substanzen entwickeln, die wiederum eine gesteigerte Neigung zu Allergien und Unverträglichkeiten zur Folge haben kann.

Lebensmittelunverträglichkeiten und -allergien

Allergien und Unverträglichkeiten können zu entzündlichen Reaktionen im Körper führen. Lebensmittelunverträglichkeiten treten im Allgemeinen bei Verdauungsstörungen oder einem geschwächten Immunsystem auf.

Salicylsäurehaltige Medikamente

Aspirin ist ein Salicylat, das die sogenannte Cyclooxygenase – eine Enzymreaktion im Körper – hemmen kann. Dadurch kommt es zu einer starken Vermehrung der Leukotriene, die die Ausbildung einer atopischen Dermatitis fördern.

Ernährungsmängel

Nährstoffe wie Omega-3-Fettsäuren, Vitamin C, die B-Vitamine, Zink und Magnesium sind unverzichtbar, um einer atopischen Dermatitis vorzubeugen. Unterstützen Sie doch die Bildung von Prostaglandinen, die für die Gesunderhaltung der Haut notwendig sind (Serie-1- und Serie-3-Prostaglandine). Bei Menschen, die unter Ekzemen leiden, spielen diese Prostaglandine (S. 60) eine wichtige Rolle.

Übermäßige Aufnahme gesättigter Fette

Gesättigte Fettsäuren aus Fleisch und Milchprodukten liefern die entzündungsfördernde Arachidonsäure (Serie-2-Prostaglandine).

Übermäßige Aufnahme von verarbeiteten Pflanzenfetten

Die in Transfetten oder stark erhitztem sowie verbranntem Pflanzenöl und in Öl gebratenen oder frittierten Speisen enthaltenen Fettsäuren sind beschädigt. Transfette findet man in Margarine, Bratfett und zum Teil auch in gehärteten Fetten. Da die Prostaglandine, die aus diesen beschädigten Fettsäuren entstehen, ebenfalls beschädigt sind, sind sie nicht in der Lage, eine gesunde Zellfunktion zu gewährleisten. Im Rahmen einer Studie hat man festgestellt, dass Kinder, die Margarine essen, ein erhöhtes Risiko haben, eine atopische Dermatitis oder eine allergische Sensibilisierung (wie z. B. Heuschnupfen) zu entwickeln.

Alterung

Mit zunehmendem Alter produziert der Körper weniger Enzyme, insbesondere Verdauungsenzyme. Dadurch kann es zu Verdauungsstörungen und einem Mangel an Nährstoffen kommen, was wiederum zur Folge hat, dass die Haut trockener wird und stärker zu Entzündungen neigt.

Kohlenhydrate mit hohem glykämischem Index

Nahrungsmittel mit hohem glykämischem Index wie Weißbrot, Jasminreis, alkoholische Getränke, Kekse und anderes Gebäck werden rasch in Glukose aufgespalten. Der Anstieg des Blutzuckerspiegels führt zu Vitamin-C-Verlusten und verhindert die Verwertung von essenziellen Fettsäuren. Dadurch können solche Lebensmittel indirekt Entzündungen der Haut verursachen. Mehr zum Thema glykämischer Index finden Sie im Kapitel »Was versteht man unter dem glykämischen Index?« (S. 84).

Chronischer Stress

Die Ursachen für chronischen Stress können vielfältig sein. Sie können von Trauer und emotionalen Zusammenbrüchen über eine negative Lebenseinstellung bis hin zu extremer Arbeitsbelastung und mangelnder Entspannung reichen. Chronischer Stress wirkt sich außerordentlich negativ auf die Gesundheit aus. Er hemmt wichtige Enzymreaktionen (Serie-1-Prostaglandine), was uns nicht nur anfälliger für Entzündungen der Haut, trockene Haut und Schlafstörungen, sondern auch reizbarer und ängstlicher machen kann. Ist man gestresst, verstärkt sich auch das Schmerzempfinden.

Wann ist die atopische Dermatitis erstmals aufgetreten?

Sind Ekzeme bereits in Ihrer Jugend aufgetreten, sollten Sie überlegen, was der Auslöser gewesen sein könnte. Denn nur so wird es Ihnen möglich sein, den Kontakt mit dem »Übeltäter« in Zukunft zu meiden.

Aufgabe

Überlegen Sie, wann erstmals Ekzeme bei Ihnen auftraten. Was hat sich damals in Ihrem Leben ereignet? Sind Sie beispielsweise mit neuen chemischen Stoffen oder Lebensmitteln in Berührung gekommen? Sind Sie umgezogen, haben Sie renoviert oder neue Teppiche angeschafft? Wurden in Ihrer Wohnung oder Ihrem Büro Pestizide versprüht oder haben Sie Ihre Teppiche chemisch reinigen lassen? Standen Sie finanziell oder persönlich unter großem Druck? Waren Sie durch eine Krankheit, beispielsweise eine Virusinfektion, geschwächt?

Mitunter ist es jedoch nicht möglich, herauszufinden, was genau die Dermatitis ausgelöst hat. Aber auch in diesem Fall können Sie unbesorgt sein, denn das Anti-Ekzem-Programm ist so konzipiert, dass es allen denkbaren Triggern Rechnung trägt.

Wodurch kann sich eine atopische Dermatitis verschlimmern?

Nachdem Sie nun die Auslöser Ihrer Ekzeme kennen, sollten Sie herausfinden, welche Faktoren zur Verschlimmerung Ihres Zustands führen. Da nicht alle der im Folgenden aufgelisteten Faktoren auf Sie zutreffen werden, kreuzen Sie bitte diejenigen an, die für Sie relevant sind.

Äußere Faktoren, die eine Dermatitis verschlimmern können:
Klimaanlagen, gechlortes Wasser, Staubmilben, Nickel (falls Sie unter einer Nickelallergie leiden), Überhitzung, Tierhaarallergie (Katzen/Hunde/Vögel), Sand, Seifen, Shampoos, Waschmittel, bestimmte Kosmetika und Toilettenartikel, bestimmte Stoffe aus Synthetikfasern oder Wolle, bestimmte Gräser, Schimmelsporen und Pollen, Stress, Tabakrauch, Witterungsbedingungen (Hitze/Feuchtigkeit/Kälte/Trockenheit/Wechsel der Jahreszeit)

Weitere Faktoren, die eine Dermatitis verschlimmern können:
alkoholische Getränke, chemische Zusatzstoffe in Nahrungsmitteln, Zitrusfrüchte, Milchprodukte, Eier (wenn Sie unter einer Eierallergie leiden), Lebensmittelfarben (insbesondere Rot und Gelb), Konservierungsstoffe in Lebensmitteln, Nussallergie oder ranzige Nüsse, Salicylate und Mononatriumglutamat (MSG), Meeresfrüchte (wenn Sie allergisch gegen Meeresfrüchte sind), Stress, Weizenprodukte, Nitrate (in Schinken)

Lebensmittel, die den Ausbruch einer Dermatitis verursachen/begünstigen (die Angaben beruhen auf eigenen Recherchen bzw. Aussagen von Klienten. Die möglichen Gründe sind in Klammern angegeben):

- Avocados (hoher Salicylatgehalt)
- Schokolade (Koffein, Milchprodukt, Amine)
- Orangen/Zitrusfrüchte (Salicylate)
- Milchprodukte (Säurebildner, Laktose)
- Trockenfrüchte (Konservierungsmittel)
- Trauben (hoher Salicylatgehalt, MSG)
- Sultaninen/Rosinen (Salicylate, MSG)
- Kiwis (hoher Salicylatgehalt)
- Steinobst wie Pflaumen, Aprikosen und Pfirsiche (hoher Salicylatgehalt)

- Tomaten (hoher Salicylatgehalt, MSG)
- Sojasauce/Tamari (MSG)
- Brotaufstriche/Vegemite (Zusatzstoffe)
- Honig/Konfitüre (hoher Salicylatgehalt)
- Wein, insbesondere Rotwein (hoher Salicylatgehalt, MSG, Konservierungsstoffe)
- Brokkoli, Spinat (hoher Salicylatgehalt, MSG)
- Pilze (hoher Salicylatgehalt, MSG)
- Pflaumensaft (hoher Salicylatgehalt, MSG)

MSG = Mononatriumglutamat (gemeint ist hier nicht der chemische Zusatzstoff, sondern das Glutamat, das von Natur aus in pflanzlichen Lebensmitteln enthalten ist).

Tipps zur kurzzeitigen Linderung Leiden Sie unter einer schweren Form der atopischen Dermatitis, haben Sie eine ganze Reihe von Möglichkeiten, um die Beschwerden zu lindern:

- Tragen Sie nur Kleidung aus 100 % Baumwolle.
- Meiden Sie synthetische Stoffe oder Wolle.
- Verwenden Sie keine Seife oder schäumende Reinigungsmittel.
- Verwenden Sie keine Schaumbäder und keine herkömmlichen Shampoos.
- Meiden Sie parfümierte Toilettenartikel und Parfüms.
- Duschen und baden Sie stets mit lauwarmem Wasser.
- Verwenden Sie sanfte Badeöle ohne chemische Inhaltsstoffe.
- Vermeiden Sie Stress und Übermüdung.
- Benutzen Sie eine sanfte Hautcreme, die die Haut nicht reizt.
- Meiden Sie den Kontakt mit Plüschtieren (sie werden gerne von Hausstaubmilben bewohnt).
- Benutzen Sie nur Haushaltshandschuhe mit Baumwoll-Innenfutter.
- Entfernen Sie die Etiketten aus Kleidungsstücken.
- Kaufen Sie nur Bettwäsche aus 100 % Baumwolle.
- Benutzen Sie keine Daunendecken (Überhitzung).
- Verwenden Sie im Winter nur Baumwolllaken und atmungsaktive Zudecken aus Wolle.
- Wechseln Sie Ihre Bettwäsche wöchentlich.
- Benutzen Sie keine Daunenkissen.

- Saugen Sie Ihre Teppiche regelmäßig ab.
- Meiden Sie Zigarettenrauch.
- Verwenden Sie Waschmittel für empfindliche Haut.
- Verwenden Sie nach Möglichkeit nur natürliche Pflegeprodukte.
- Halten Sie sich von frisch gemähtem Gras fern.
- Lüften Sie Ihre Wohnung regelmäßig.
- Meiden Sie elektrische Heizungen (trocknen die Haut aus).
- Cremen Sie sich fünfmal täglich mit einer Feuchtigkeitscreme ein.
- Meiden Sie künstliche/chemische Zusatzstoffe.*
- Konsultieren Sie den Arzt, wenn sich der Ausschlag entzündet.

* Ein wichtiges Ziel des Managementplans ist es, dass Sie lernen, die Schadstoffbelastung zu reduzieren und problematische Lebensmittelzusätze zu meiden. Das ist deshalb von so großer Bedeutung, weil Zusatzstoffe und Chemikalien Ekzeme nicht nur auslösen, sondern auch verschlimmern können. Tritt die atopische Dermatitis bei Ihnen nur gelegentlich und in einer leichten Form auf, kann es bereits ausreichen, die Schadstoffbelastung des Körpers zu reduzieren, um die Ekzeme loszuwerden. Eine Liste mit Zusatzstoffen, die es zu meiden gilt, finden Sie im Anhang (S. 336).

Frage »Als ich im Urlaub war, sind meine Ekzeme verschwunden, kamen jedoch nach meiner Rückkehr innerhalb weniger Wochen zurück. Woran liegt das?«

Antwort Dass sich der Zustand Ihrer Haut deutlich verbessert, werden Sie vor allem dann feststellen, wenn Sie Ihren Urlaub in einem sonnigeren, eher tropischen Klima verbringen. Es kann aber auch schon genügen, die Großstadt gegen einen ruhigeren Ort zu tauschen. Die klimatischen Verhältnisse können zwar tatsächlich zu einer Besserung der Dermatitis beitragen, mit höherer Wahrscheinlichkeit ist es aber die sauberere Luft an den Urlaubsorten.

Erwiesenermaßen können aber auch Salzwasserbäder und das Schwimmen im Meer aufgrund der leicht antiseptischen Wirkung des Salzwassers die Symptome lindern, und das vor allem bei nässenden oder entzündeten Ekzemen. Und ein weiterer, nicht zu unterschätzender Grund ist die Tatsache, dass im Urlaub der Stress von uns abfällt und wir uns wirklich entspannen.

Eventuelle Allergien aufspüren

Studien an Kindern mit atopischer Dermatitis haben gezeigt, dass Allergien am häufigsten bei folgenden Lebensmitteln auftreten:

- Eier (71 % der Probanden)
- Erdnüsse (65 %)
- Milch/Milchprodukte (38 %)
- Nüsse (34 %)
- Sesam (18 %)
- Weizen (13 %)
- Soja (4 %)

Geht die allergische Reaktion bei Ihnen mit Schwellungen oder Hautrötungen einher, werden Sie vermutlich bereits wissen, wogegen Sie allergisch sind. Sind Sie sich jedoch nicht sicher, sprechen Sie am besten mit Ihrem Arzt über einen Allergietest. Mithilfe dieser Tests, beispielsweise mit einem sogenannten Prick- oder Scratch-Test, lässt sich herausfinden, ob Sie allergisch gegen Katzen- oder Hundehaare, gegen Staubmilben, Staub, bestimmte Nüsse, Milchprodukte, Soja etc. sind. Ein Prick- oder Scratch-Test ist zwar durchaus hilfreich, es wird dabei jedoch nur auf eine kleine Anzahl von Allergenen getestet, und es werden nur die unmittelbaren Immunglobulin- oder die Histamin-Reaktionen (wie z. B. Schwellungen und Rötungen) gemessen, nicht aber Überempfindlichkeitsreaktionen, die sich unter Umständen erst nach Stunden einstellen. Hinzu kommt, dass der Prick-Test nicht 100 % zuverlässig ist, und deshalb sollten Sie auch auf Ihren Instinkt vertrauen. Fühlen Sie sich beispielsweise nach dem Verzehr eines Lebensmittels häufiger unwohl oder zeigt sich eine unerwünschte Hautreaktion, sollten Sie auf Ihren Körper hören und dieses Lebensmittel einige Monate meiden.

Frage »Ich leide unter Ekzemen, und mir wurde geraten, Salicylate zu meiden. Was sind Salicylate?«

Antwort Salicylate findet man in zahlreichen Früchten und Gemüsesorten, aber auch in Produkten wie Saucen. Natürlicherweise sind sie in pflanzlichen Lebensmitteln enthalten, wo sie als Insektenschutz fungieren und dafür sorgen, dass die Lebensmittel länger frisch bleiben.

In der Regel verursachen Salicylate keine gesundheitlichen Probleme und sind sogar in vielen Lebensmitteln enthalten, die Krebs vorbeugen und das Herz schützen, wie etwa Blaubeeren und Spinat. Sie können jedoch Probleme bereiten, wenn die Leber diese chemischen Stoffe nicht schnell genug abbaut. Hat die Leber bereits mit einer hohen Schadstoffbelastung zu kämpfen oder ist die Phase-II-Entgiftung unzureichend, können sich Salicylate und andere chemische Stoffe im Organismus anhäufen. Die Menge an Salicylat, die man über die Nahrung zu sich nimmt, sollte 200 mg pro Tag (das entspricht einer Aspirintablette) nicht übersteigen. Sollten Sie übrigens unter einer Aspirinintoleranz leiden, liegt bei Ihnen mit ziemlicher Sicherheit auch eine Salicylatunverträglichkeit vor.

Mögliche Symptome und Begleiterscheinungen einer Salicylatunverträglichkeit:
Ekzeme und andere Hautausschläge, Reizbarkeit, Hyperaktivitätsstörung (ADS, ADHS), Verhaltensstörungen, Migräne, häufige Kopfschmerzen, Reizdarmsyndrom, rheumatoide Arthritis, Asthma, Ängstlichkeit, Depression, Schlaflosigkeit, Schlafstörungen, Erschöpfung

Leiden Sie unter Ekzemen, Schuppenflechte, Rosazea, einer Kontaktdermatitis oder einer Chemikalienüberempfindlichkeit, ist die Wahrscheinlichkeit groß, dass bei Ihnen auch eine Salicylatintoleranz vorliegt. Ob dies der Fall ist, lässt sich durch einen Speicheltest feststellen. Mit speziellen Nahrungsergänzungsmitteln lässt sich eine Salicylatüberempfindlichkeit weitgehend lindern und sogar vollständig beseitigen.

Die Haut beruhigen

Zur kurzzeitigen Beruhigung der gereizten Haut und zur Bekämpfung des Juckreizes setzt man vor allem auf äußerlich anzuwendende Mittel wie Salben, Cremes, Lotionen, Badeöle und medizinische Cremes. Als besonders wirksam haben sich dabei Feuchtigkeitscremes auf Ölbasis erwiesen, denn die darin enthaltenen Lipide und Fettsäuren versorgen die Haut mit Nährstoffen und verhindern ein Austrocknen. So können unerwünschte Bakterien, Reizstoffe und Allergene nicht in die Haut eindringen und sie kann heilen.

Salben

Salben sind dick und fettig und eignen sich deshalb sehr gut bei schuppiger und extrem trockener Haut, können aber auch bei starkem Juckreiz Linderung bringen. Beim Schwimmen im Meer oder in gechlortem Wasser verhindern sie, dass die Haut zu brennen beginnt, wenn sie vorher in einer dicken Schicht aufgetragen werden. Im Normalfall sollten Salben allerdings nur sparsam verwendet werden, damit sie keine Flecken auf der Kleidung hinterlassen.

Cremes und Lotionen

Cremes und Lotionen haben eine dünnere Konsistenz und ziehen besser in die Haut ein als Salben. Allerdings haben sie den Nachteil, dass sie leichter von der Haut gespült werden und deshalb häufiger neu aufgetragen werden müssen (zwei- bis viermal täglich, gegebenenfalls auch häufiger). Lotionen sind noch dünnflüssiger als Cremes und versorgen eine extrem trockene, juckende Haut deshalb unter Umständen nicht ausreichend mit Feuchtigkeit.

Die Zahl der Ekzemcremes, die auf dem Markt angeboten werden, ist groß. Sie haben die Wahl zwischen zwei Arten von Produkten: den herkömmlichen Cremes mit synthetischen und natürlichen Inhaltsstoffen. Sie sollen die Haut wie ein Schutzmantel überziehen und vor Austrocknung schützen, ohne sie zu sehr zu reizen. Zur zweiten Gruppe zählen natürliche Öle und Produkte auf Kräuterbasis. Sie versorgen die Haut mit Nährstoffen und fördern mit entzündungshemmenden Inhaltsstoffen ihre Heilung.

Die Erfahrungsberichte von Klienten, die Ekzeme hatten, fielen sehr unterschiedlich aus. Überwiegend positiv bewertet wurden: Cremes auf Calendula- und Zinkbasis, Salben auf Papayabasis, Salben mit Traubenkernöl, Cremes auf Haferbasis, Emu-Öl, Mandelöl sowie Cremes mit Nachtkerzenöl und Süßholzwurzel. Natürlich hat jedes Produkt seine Vorzüge und Nachteile, und allergische Reaktionen können bei allen auftreten. Deshalb sollten Sie durch Ausprobieren am besten selbst herausfinden, welches Produkt für Sie am geeignetsten ist. Eine Liste mit Produkten und Bewertungen finden Sie auf meiner Website.

Badeöle

Badeöle bilden einen Schutzfilm auf der Haut und schützen sie vor dem Austrocknen. Damit die Haut nicht austrocknet, sollte das Badewasser allerdings nur lauwarm sein, und Sie sollten nur ein kurzes Bad nehmen. Die Haut sollten Sie nach dem Baden mit einem weichen Handtuch trocken tupfen und eine geeignete Feuchtigkeitscreme auf die gereizte, noch leicht feuchte Haut auftragen.

Beim Kauf eines Badeöls darauf achten, dass es folgende Inhaltsstoffe enthält: Mandelöl, Emu-Öl, Olivenöl, Kokosöl, Aprikosenkernöl, Jojoba-Öl, Vitamin E, Borretschöl und Nachtkerzenöl.

Frage »Laut Herstellerangaben sollen die Schaumbäder und Seifen, die ich kaufe, sanft zu Babyhaut sein. Warum bekommt mein Kind dann aber regelmäßig Ausschläge, wenn ich es mit diesen Produkten gebadet habe?«

Antwort Die Gründe, weshalb Reinigungs- oder Kosmetikprodukte Hautreizungen verursachen, sind vielfältig. Einige verändern den pH-Wert der Haut, andere enthalten synthetische chemische Stoffe, die die Haut reizen. Manchmal sind darin aber auch Substanzen enthalten, die bei empfindlichen Menschen allergische Reaktionen auslösen können.

Studien haben gezeigt, dass Seife die Barrierefunktion der Haut schwächen kann. Im Normalfall sollte der pH-Wert der Haut bei 5,5 liegen, doch nach Verwendung einer Seife steigt er auf über 7,5. Das kann zur Folge haben, dass wir Reizstoffe und Allergene nicht mehr abwehren können. Deshalb sind seifenfreie Produkte eine empfehlenswerte Alternative zu herkömmlichen Seifen.

Vorsicht ist auch bei Produkten geboten, die sehr schnell sehr viel Schaum bilden. Sie enthalten vermutlich den synthetischen Inhaltsstoff Natriumlaurylsulfat (SLS) oder einen seiner »nahen Verwandten«, etwa Natriumlaurylethersulfat. Letzteres ist zwar weniger aggressiv, kann bei Menschen mit empfindlicher Haut aber ebenfalls Probleme bereiten. Studien haben gezeigt, dass SLS die Hautbarriere noch bis zu einem Monat nach der Verwendung des Produkts schädigen kann. Meiden Sie deshalb SLS-haltige Reinigungsprodukte, Waschstücke, Shampoos und Schaumbäder. Ist die Hautbarriere geschädigt, kann eine Feuchtigkeitscreme mit natürlichen Ölen den Heilungsprozess beschleunigen.

Tipp

Die Badezeit auf allerhöchstens 15 Minuten beschränken, denn durch zu langes Baden wird der natürliche Fettfilm der Haut zerstört. Geben Sie deshalb stets 1–2 TL Öl ins Badewasser.

Feuchtigkeitsbad 1 TL Öl (z. B. Oliven-, Kokos- oder Mandelöl) mit 1 TL Ihrer Lieblingsfeuchtigkeitscreme verrühren und im Badewasser auflösen.

Heilendes Bad 125 ml Apfelessig und 6–8 Tropfen Rosenöl ins warme Badewasser geben. Für eine preiswertere Variante den Apfelessig durch weißen Haushaltsessig ersetzen und das Duftöl weglassen. Essig, insbesondere Apfelessig, fördert die Heilung von Entzündungen und die Normalisierung des pH-Werts. Die Haut nach dem Baden etwas trocken tupfen, sodass sie noch feucht ist. Dann sofort mit

Feuchtigkeitscreme eincremen. Vorsicht: Bei manchen Menschen kann Apfelessig den Juckreiz verstärken. Ist dies bei Ihnen der Fall, lassen Sie sich ein frisches Bad ein und lösen 1½ Päckchen Backnatron darin auf. Das lindert den Juckreiz.

Frage »Meine Tochter leidet unter einer schweren atopischen Dermatitis, und mein Arzt hat ihr eine Kortisoncreme verschrieben. Ich habe allerdings gehört, Steroide seien schädlich. Deshalb habe ich Bedenken, sie damit einzureiben. Kann ich ihr damit schaden?«

Antwort Ich weiß, wie schlimm es ist, mitansehen zu müssen, wie das eigene Kind mit extremem Juckreiz und Schmerzen zu kämpfen hat. Sie sollten deshalb keine Bedenken haben eine medizinische Creme zu verwenden. Zudem sind Steroide, wenn sie äußerlich und nur für kurze Zeit angewendet werden, eine akzeptable Behandlungsmöglichkeit.

Medizinische Cremes

Kortisoncremes/topische Steroide Vor der Verwendung einer medizinischen Creme sollte man deren Vor- und Nachteile kennen. Topische Steroide können oberflächliche Entzündungen vorübergehend lindern und Betroffenen mit einer schweren atopischen Dermatitis auf diese Weise Erleichterung verschaffen. Kurzzeitig angewendet sollten topische Steroide langfristig keine unerwünschten Nebenwirkungen haben. Man sollte sie allerdings nur in schweren Fällen und nur auf ärztliche Anweisung einsetzen und sparsam verwenden.

Werden topische Steroide jedoch über einen längeren Zeitraum angewendet, können Kollagenproteine geschädigt werden, was dazu führt, dass die Haut an Elastizität verliert und dünner wird. Steroide können die Anfälligkeit für Schädigungen der Haut und der Blutgefäße erhöhen (die Symptome sind ähnlich wie bei vorzeitiger Alterung). Ich weiß dies aus eigener leidvoller Erfahrung, denn nachdem ich im Teenageralter mein Gesicht über Jahre mit einer Kortisoncreme behandelt habe, wurde meine Haut mit der Zeit dünner und die darunterliegenden Blutgefäße sind heute stärker sichtbar. Zudem reagiert meine Haut extrem empfindlich auf Sonnenlicht, sodass ich sie besonders schützen muss.

Darüber hinaus bewirken Kortikosteroide, dass vermehrt Chrom über den Urin ausgeschieden wird. Steroide vermindern die positive Wirkung von Vitamin C und die Vitamin-D-Resorption. Anlass zur Sorge geben diese Faktoren jedoch nur, wenn Sie bei der Behandlung Ihrer Dermatitis ausschließlich auf Steroidcremes setzen. Deshalb sollten Sie medizinische Cremes nur kurzzeitig anwenden, bis das Anti-Ekzem-Programm Wirkung zeigt, und die Menge von Woche zu Woche halbieren, sodass Sie sie in der vierten Woche überhaupt nicht mehr benötigen.

Antimykotika Diese Cremes können bei mit Candida albicans infizierten Ekzemen vom Arzt verordnet werden. Es ist jedoch davon abzuraten, sie über einen längeren Zeitraum anzuwenden, da man unter Umständen dagegen resistent werden kann. Eine ähnlich antifungale Wirkung hat auch kolloidales Silber. Es darf nur äußerlich und nur maximal vier Wochen angewendet werden.

Frage »Ich habe schon verschiedene Ekzemcremes ausprobiert, die alle ein Brennen auf der Haut verursacht haben. Wie kann ich feststellen, ob ein Produkt für mich geeignet ist?«

Antwort Tragen Sie aus einer Probe etwas Creme auf eine gesunde Hautpartie auf. Kommt es zu Schwellungen, brennt die Haut, kribbelt sie, fühlt sich heiß an oder ist gereizt, ist die Creme nicht für Sie geeignet. Waschen Sie die Creme dann sofort ab und tragen eine beruhigende Salbe auf die Stelle auf.

Zeigt sich keine Reaktion, tragen Sie die Creme dünn auf das Ekzem auf. Aufgrund der Beschädigung der Haut werden Sie dann zwar vermutlich auch ein Brennen verspüren, das jedoch nicht länger als drei Minuten anhalten und nach dreimaliger Anwendung gar nicht mehr auftreten sollte. Tragen Sie die Creme beispielsweise zweimal täglich auf, sollte nach dem zweiten Tag kein Brennen mehr zu spüren sein. Sollte die Haut nach der vierten Anwendung immer noch brennen, reagieren Sie möglicherweise auf einen Inhaltsstoff. In diesem Fall sollten Sie die Creme abwaschen und nicht mehr verwenden.

Anti-Ekzem-Cremes richtig auftragen

Um die Wirkung einer Feuchtigkeitscreme noch zu verstärken, empfiehlt es sich, sie auf die feuchte Haut aufzutragen. Wollen Sie gerade nicht duschen oder baden, die Haut vor dem Auftragen der Creme einfach kurz mit lauwarmem Wasser benetzen oder mit einem feuchten Baumwollhandtuch abtupfen.

Bei geschädigter Haut sollte die Creme nicht wie sonst üblich mit kreisenden Bewegungen auf die Haut gerieben werden, sondern sie sollte nur in einer Richtung, und zwar in Haarwuchsrichtung, mit wischenden Bewegungen aufgetragen werden. Auf diese Weise wird verhindert, dass die Haarfollikel verstopfen und sich entzünden.

Mit Feuchtigkeitscremes lassen sich bei der Behandlung der Symptome einer atopischen Dermatitis gute Ergebnisse erzielen. Studien haben gezeigt, dass Cremes und Salben auf Ölbasis die geschädigte Hautbarriere wiederherstellen oder teilweise heilen können.

Folgende Inhaltsstoffe sollte eine Feuchtigkeits- oder Anti-Ekzem-Creme enthalten:
Ringelblume, Mandelöl, Bienenwachs, Nachtkerzenöl, Gamma-Linolensäure (GLA), Hagebuttenöl, Vitamin E, Aprikosenkernöl, natives Kokosöl, Zinkoxid, Süßholzwurzel, Sheabutter, Kakaobutter, Kamille*, Rosmarin*, Aloe vera*, Manuka-Honig*, Borretschöl

* Kann bei manchen Menschen Hautreizungen oder allergische Reaktionen verursachen.

Frage »Nach der Gartenarbeit sind meine Hände immer rau und trocken, ja sie schälen sich sogar, und es dauert ewig, bis die Haut wieder weich ist. Womit kann ich den Heilungsprozess beschleunigen?«

Antwort Gegen trockene, raue Hände gibt es eine Reihe vorzüglicher Handpeelings. Achten Sie darauf, dass das Produkt natürliche Zutaten wie Meersalz, Natriumbikarbonat und Öle wie Aprikosenkern-, Traubenkern- und Rosmarinöl enthält.

Rezept für ein Handpeeling Etwas feines Meersalz (weniger als ¼ TL) mit 1 EL Olivenöl verrühren und auf die Hände auftragen und diese sanft reiben. Das Peeling anschließend abspülen und die Hände abtrocknen. Das Peeling entfernt trockene Haut und befeuchtet die Haut gleichzeitig. Um die Haut vor dem Austrocknen zu schützen, können Sie die Hände im Anschluss noch mit einer Feuchtigkeitscreme eincremen.

Wichtig: Nehmen Sie nicht zu viel Salz, sonst wird das Peeling zu grob. Bei wunder, nässender und empfindlicher Haut darf das Peeling nicht angewendet werden.

Frage »Wenn meine Dermatitis zum Ausbruch kommt, juckt es ganz fürchterlich. Was kann ich gegen den unerträglichen Juckreiz tun?«

Antwort In diesem Fall haben Sie verschiedene Möglichkeiten:

- Legen Sie eine mit Eiswürfeln gefüllte Plastiktüte auf die Haut.
- Lassen Sie sich ein lauwarmes Bad ein und geben 1½ Päckchen Backnatron hinein.
- Tupfen Sie die Haut sofort nach dem Baden mit einem Handtuch ab, sodass sie noch feucht ist. Cremen Sie den ganzen, noch feuchten Körper mit einer Feuchtigkeitscreme ein und tragen zusätzlich auf die juckenden Partien eine dicke Schicht Salbe auf.

Das Anti-Ekzem-Programm

Das Anti-Ekzem-Programm wird Ihnen zeigen, wie sich eine atopische Dermatitis von innen heraus bekämpfen lässt und wie Sie mithilfe von Nahrungsergänzungen und Veränderungen in Ihrer Lebensweise zu einem ekzemfreien Leben gelangen. Da das Programm eine positive Wirkung auf den gesamten Körper hat, werden Sie danach unter Umständen sogar weniger anfällig für kleinere Allergien und Unverträglichkeiten sein.

Hinweis: Das Anti-Ekzem-Programm beseitigt zwar die Symptome der atopischen Dermatitis, dafür, dass die Erkrankung dauerhaft verschwindet, kann ich jedoch nicht garantieren. Ob die Dermatitis in der Zukunft erneut auftritt, hängt davon ab, ob Sie auch nach Abschluss des Ernährungsprogramms konsequent auf Ihre Gesundheit achten. Ist die Erkrankung auf eine genetische Disposition zurückzuführen, kann sie durch gesundheitliche Probleme, eine schlechte Ernährung, hohe Schadstoffbelastungen oder extremen Stress erneut zum Ausbruch kommen. Um dies zu vermeiden, ist unter Umständen die dauerhafte Einnahme von Nahrungsergänzungen erforderlich.

Geeignete Nahrungsergänzung einnehmen

Nahrungsergänzungen können Ihnen nicht nur helfen, Ihre Ekzeme loszuwerden, sie können unter Umständen auch Lebensmittelunverträglichkeiten vorbeugen, sodass Sie Ihre Ernährung nach dem achtwöchigen Programm vielfältiger gestalten können.

Zur Behandlung einer atopischen Dermatitis eignen sich vor allem:
- Glycin (über den gesamten Zeitraum des Ernährungsprogramms einzunehmen)
- ein Präparat zur Leberentgiftung (optional; in den ersten beiden Wochen einzunehmen)
- Probiotika (von Woche 1 bis 8 einzunehmen)
- flüssiges Chlorophyll und/oder Apfelessig (von Woche 3 bis 8 einzunehmen)
- Biotin (optional; bei Mangelerscheinungen)

Glycin

Die Aminosäure Glycin fördert die Ausscheidung von Salicylaten. Aminosäuren sind die Hauptbestandteile proteinhaltiger Lebensmittel. Das Glycin wird zu den nicht essenziellen Aminosäuren gezählt, weil man annimmt, dass es der Körper selbst herstellen kann. Bei einer atopischen Dermatitis oder einer Salicylatüberempfindlichkeit ist dies jedoch unter Umständen nicht der Fall.

Die wohl bekannteste Salicylsäure ist das Aspirin. Medizinische Studien haben gezeigt, dass Glycin ein wirksames Mittel zur Behandlung bei einer Aspirinüberdosierung ist. Die Leber sollte stets einen Vorrat an Glycin bereithalten, um ihn bei Bedarf zum Abbau chemischer Stoffe einsetzen zu können. Essen wir beispielsweise Früchte mit hohem Salicylatgehalt wie Orangen, Erdbeeren oder Kiwis, verwendet die Leber das Glycin zur Entgiftung und zur Ausscheidung des Salicylats. Die Ursachen für einen Glycinmangel können eine schlechte Eiweißverdauung, schlechte Ernährung, genetische Disposition und/oder eine hohe Schadstoffbelastung sein. Sind nicht genug Glycinreserven (plus Vitamin B_6 und Magnesium) vorhanden, kann die Glycination nicht stattfinden. Das heißt, die Salicylate werden nicht ausgeschieden und es kommt zum Ausbruch der Dermatitis. Ein zu hoher Salicylatspiegel kann auch Asthmaanfälle auslösen. Das bedeutet allerdings nicht, dass Salicylate per se schlecht sind. Das eigentliche Problem ist vielmehr der Mangel an Glycin und anderen »Helfern«, die bei der Entgiftung der Leber mitwirken.

Funktioniert die Glycination dagegen einwandfrei, kann der Körper die Salicylate, Benzoate (Konservierungsstoffe) und die Phenylessigsäure (in Nüssen und Zigaretten enthalten) verarbeiten und ausscheiden. Glycinpräparate haben sich als wirksames Mittel zum Abbau der Salicylatüberempfindlichkeit, unter der Menschen mit atopischer Dermatitis häufig leiden, erwiesen.

Dosierung: 2–5 g täglich. Das Präparat sollte über einen Zeitraum von acht Wochen eingenommen werden. Unter Umständen ist eine Einnahme über einen längeren Zeitraum erforderlich. In diesem Fall muss die Dosis verringert werden.

Wichtig: Bei Einnahme blutverdünnender Medikamente wie Aspirin darf Glycin nicht eingenommen werden, da es die Wirkung des Aspirins herabsetzt. Werden Sie wegen einer anderen Erkrankung medikamentös behandelt, sollten Sie vor der Einnahme eines Präparats zur Leberentgiftung unbedingt den Arzt konsultieren.

Weitere unterstützende Nährstoffe

Vitamin B_6 ist ein wirksames Mittel zum Abbau einer Salicylat- oder Mononatriumglutamat-Überempfindlichkeit.

Magnesium hilft nicht nur beim Abbau muskulärer Verspannungen, sondern kann auch Entzündungen vorbeugen und eignet sich deshalb ebenfalls zur Behandlung von Ekzemen.

Darüber hinaus wird es für die Glycination in der Leber benötigt. Um Ihrem Körper ausreichend Magnesium zuzuführen, sollten Sie täglich Green Water (S. 337) trinken, denn Chlorophyll ist ein ausgezeichneter Magnesiumlieferant.

Kalziumkarbonat kann ebenfalls einer Salicylatreaktion entgegenwirken. Da Sie während des achtwöchigen Ernährungsprogramms auf Milch und Milchprodukte verzichten müssen, sollten Sie als Alternative eine mit Kalziumkarbonat angereicherte Sojamilch verwenden.

Frage »Ich reagiere extrem empfindlich auf Chemikalien. Selbst wenn ich nur mit Möbelpolitur in Berührung komme, fühle ich mich benebelt und krank. Und bei Parfüms muss ich niesen. Außerdem leide ich unter einer Salicylatüberempfindlichkeit und bekomme sofort Ekzeme, wenn ich Tomaten, Zitrusfrüchte, Sojasauce oder Erdbeeren zu mir nehme. Was kann ich dagegen tun?«

Antwort Sie sollten ein Präparat zur Leberentgiftung nehmen, das eine therapeutische Dosis Glycin enthält.

Wichtig: In der Schwangerschaft und in der Stillzeit dürfen Detox-Präparate nicht eingenommen werden. Ersatzweise eignet sich ein Multivitamin-/Multimineral-Präparat speziell für Schwangere. Zusätzlich können Sie Glycin einnehmen (1 g pro Tag in kleinere Dosen aufgeteilt).

Präparate zur Entgiftung der Leber

Leiden Sie unter einer Überempfindlichkeit gegen Chemikalien (z. B. Parfüms, Haushaltsreiniger, Amine, MSG oder Lebensmittelzusatzstoffe) und/oder einer Salicylatüberempfindlichkeit, würde ich Ihnen dringend zur zweiwöchigen Einnahme einer Nahrungsergänzung zur Entgiftung der Leber raten. Das wirkt Wunder. Das Entgiftungspräparat muss allerdings Magnesium, Vitamin B_6 sowie eine therapeutische Dosis Glycin enthalten (Hinweis: Die therapeutische Dosis ist die für die jeweilige Nahrungsergänzung empfohlene Dosis. Liegt die Dosis darunter, stellt sich unter Umständen nicht die gewünschte Wirkung ein). Liegt die Glycinmenge Ihres Präparats unter der therapeutischen Dosis, können Sie noch eine Extradosis Glycin in Form eines Glycinpräparats einnehmen.

Leiden Sie unter einer Chemikalien- oder einer Salicylatüberempfindlichkeit, achten Sie darauf, dass das Detox-Präparat folgende Inhaltsstoffe enthält: Aminosäuren wie Glycin, Cystein, Glutamin und Taurin, Vitamine wie Vitamin B_6, B_2 oder B_{12}, Folsäure, Biotin und Vitamin C sowie Mineralstoffe wie Magnesium, Calciumsaccharat (Calcium-D-Glucarat), Zink und Selen. Gute Ergebnisse bei der Entgiftung der Leber erzielt man auch mit Mariendistel (Silybum marianum). Da die Pflanze jedoch Salicylate enthält, müssen Sie zusätzlich 1–2 Gramm Glycin einnehmen, um die Salicylate verarbeiten zu können.

Tipp

Bei einer atopischen Dermatitis sollten Sie nach Möglichkeit ein Detox-Präparat mit weniger pflanzlichen Inhaltsstoffen (und damit auch weniger Salicylaten) wählen und zu Produkten greifen, die mehr Aminosäuren (insbesondere Glycin), Vitamine und Mineralstoffe enthalten.

Probiotika

Bei gesunden Menschen besiedeln mikroskopisch kleine, »gute« Bakterien die Darmwand und sorgen dafür, dass sich die schlechten Bakterien nicht vermehren. Studien haben allerdings gezeigt, dass bei Menschen, die unter Ekzemen leiden, das Gleichgewicht zwischen guten und schlechten Bakterien häufig gestört ist und so gut wie keine guten Bakterien vorhanden sind, die schlechten hingegen gedeihen.

In diesem Fall kann man mit einem Probiotikum nachhelfen, das die guten Bakterien liefert, die wir zur Gesunderhaltung des Darms benötigen. Zu den gängigsten Probiotika zählen Lactobacillus-Acidophilus- und Bifidobakterien-Präparate.

Frage »Ich habe gehört, Probiotika seien gut bei Ekzemen. Ich habe ein solches Produkt ausprobiert, allerdings ohne Erfolg. Habe ich das falsche Präparat gewählt?«

Antwort Möglicherweise haben Sie das falsche Präparat gewählt, denn nicht alle Probiotika sind zur Behandlung von Ekzemen geeignet.

Der australische Heilpraktiker Jason Hawrelak fand heraus, dass die positive Wirkung eines Probiotikums vom Bakterienstamm abhängig ist. Das heißt, nicht jedes Probiotikum ist zur Behandlung einer bestimmten Erkrankung geeignet. Grundsätzlich leisten Probiotika bei der Behandlung einer atopischen Dermatitis zwar wertvolle Dienste, Sie müssen allerdings wissen, welcher Bakterienstamm nach wissenschaftlichen Erkenntnissen für Ihre spezifischen Bedürfnisse infrage kommt.

Zu den wichtigsten Probiotika, die eine schwere atopische Dermatitis nachweislich lindern, zählen:

- Bifidobacterium lactis Bb12 (heute als Bifidobacterium animalis bezeichnet)
- Lactobacillus fermentum (PCC)
- Lactobacillus rhamnosus GG bzw. Lactobacillus GG (es muss in jedem Fall die GG-Varietät sein)
- Lactobacillus paracasei shirota

Entsprechende Produkte finden Sie auf meiner Website.

Dosierung: Nehmen Sie dreimal täglich, jeweils eine Viertelstunde vor den Mahlzeiten, eine Kapsel mit lauwarmem Wasser oder lauwarmer Reis- oder Sojamilch. Probiotika nicht mit zu kalter oder heißer Flüssigkeit einnehmen, da extreme Temperaturen die guten Bakterien schädigen können. Das Probiotikum unbedingt über die gesamte Dauer des Ernährungsprogramms (acht Wochen) nehmen.

Flüssiges Chlorophyll und/oder Apfelessig

Wie bereits ausgeführt, ist grünes Gemüse das einzige Lebensmittel, das den grünen Pflanzenfarbstoff Chlorophyll enthält. Es gibt ihn in flüssiger Form auch als Nahrungsergänzung. Er hat eine alkalisierende Wirkung, eine Eigenschaft, von der gerade Menschen, die unter Ekzemen leiden, profitieren können, neigen sie doch zu einem unausgeglichenen Säure-Basen-Haushalt.

Dieses Säure-Basen-Ungleichgewicht kann zurückzuführen sein auf: Entzündungen (Ekzeme), eine genetische Veranlagung, eine Ernährung mit zu vielen säurebildenden Nahrungsmitteln und zu wenig alkalisierendem Gemüse, eine schlechte Stressbewältigung oder mangelnde Achtsamkeit mit sich selbst, Schlafmangel und zu wenig Erholung, Medikamente, chemische Stoffe, zu viel bzw. zu wenig sportliche Betätigung.

Das Green-Water-Rezept (S. 337) wird Ihnen helfen, das Säure-Basen-Gleichgewicht wiederherzustellen. Ich würde Ihnen empfehlen, ab der dritten Woche des Ernährungsprogramms täglich über den Tag verteilt 1½ Liter davon zu trinken. Beginnen Sie mit der niedrigsten Chlorophylldosis und fügen Sie noch eine therapeutische Dosis Glycin hinzu. Auch Apfelessig, den Sie für Salatdressings verwenden können (siehe »Tipps für die Umsetzung in die Praxis«, S. 239), wirkt alkalisierend und ist deshalb ebenfalls zur Behandlung einer atopischen Dermatitis geeignet.

Aufgrund ihres hohen Salicylatgehalts empfiehlt es sich, flüssiges Chlorophyll und Apfelessig erst in der dritten Woche des Ernährungsprogramms einzubeziehen, wenn die Glycinpräparate und die Probiotika ihre Wirkung bereits entfaltet haben. Um auch nach Abschluss des Ernährungsprogramms Ekzeme und Störungen des Säure-Basen-Haushalts zu vermeiden, würde ich Ihnen raten, flüssiges Chlorophyll und Apfelessig zu einem festen Bestandteil Ihrer Ernährung zu machen.

Frage »Ich habe eine Zeit lang unter Dermatitis und trockener Haut gelitten, seit Kurzem sieht meine Haut gräulich aus und ich bin ständig müde. Woran kann das liegen?«

Antwort Allem Anschein nach liegt bei Ihnen ein Biotinmangel vor. Biotin ist ein B-Vitamin, das wir brauchen, um Hautausschlägen vorzubeugen. Die ersten Anzeichen eines Biotinmangels sind schuppender Hautausschlag und trockene Haut. Ein Biotinmangel kann verursacht sein durch: übermäßigen Alkoholgenuss, häufige Einnahme von Antibiotika, Rauchen, Low-Carb-Diäten, übermäßigen Verzehr von Junkfood oder das sogenannte Eiweiß-Verletzungssyndrom.

Wie viele B-Vitamine wird auch Biotin von den guten Darmbakterien hergestellt. Diese gesunde Darmflora kann allerdings durch Antibiotika, und zwar auch durch die Antibiotika, die wir uns über Fleisch und Geflügel zuführen, zerstört werden. Aber auch Durchfall, Krankheit und eine schlechte Ernährung führen zum Verlust von guten Bakterien.

Biotin

Das Eiweiß-Verletzungssyndrom, eine Form des Biotinmangels, kann durch den regelmäßigen Verzehr von rohem Eiweiß verursacht werden. Rohes Eiweiß enthält das Protein Avidin, das Biotin binden kann, und in dieser Verbindung kann das Vitamin nicht mehr vom Körper aufgenommen werden. Je mehr rohes Eiweiß man isst, desto mehr Biotin benötigt der Körper, um Mangelerscheinungen zu vermeiden.

Mitunter nehmen wir rohes Eiweiß zu uns, ohne uns dessen bewusst zu sein, denn es ist in versteckter Form in einigen Nahrungsmitteln enthalten. Bestellen Sie sich beispielsweise ein Sandwich oder einen

Fischburger mit Mayonnaise, könnte es sein, dass Sie mit der Mayonnaise rohes Eiweiß zu sich nehmen. Ähnlich verhält es sich mit anderen Saucen, Dips und Speisen, die mit rohen Eiern zubereitet werden. Natürlich führt der gelegentliche Verzehr von rohem Eiweiß nicht gleich zu einem Biotinmangel. Aber gerade wenn Sie unter Ekzemen leiden, sollten Sie darauf achten, möglichst kein rohes Eiweiß zu sich zu nehmen, damit Ihr Körper das Biotin besser aufnehmen kann. Ist das Eiweiß jedoch erst einmal gekocht, können Sie es bedenkenlos verzehren, denn beim Kochen wird das Avidin »deaktiviert«. Da Eigelb ebenfalls sehr viel Biotin enthält, sind gekochte Eier gerade für Menschen, die unter Ekzemen leiden, sehr zu empfehlen.

Der folgende Fragebogen wird Ihnen Aufschluss darüber geben, ob bei Ihnen ein Biotinmangel vorliegt.

? Fragebogen zu Biotin

Kreuzen Sie alle Symptome an, die Sie regelmäßig (dreimal in der Woche oder häufiger) an sich beobachten.

- ☐ schuppige Ekzeme*
- ☐ trockene Haut*
- ☐ gräuliche Haut*
- ☐ Ausschlag um Mund und Nase
- ☐ Rötungen und Verhärtungen um die Augen
- ☐ Kopfschuppen
- ☐ Muskelschmerzen
- ☐ Antriebslosigkeit
- ☐ Depression
- ☐ Haarausfall

Haben Sie mehr als drei Symptome angekreuzt und sind zwei davon mit einem Sternchen markiert, liegt bei Ihnen möglicherweise ein Biotinmangel vor.

Dosierung: Erwachsene benötigen etwa 100–300 µg täglich (eine offizielle empfohlene Tagesdosis gibt es nicht). Als therapeutische Dosis für Erwachsene mit Biotinmangel werden 1–5 mg täglich empfohlen, die jedoch nicht länger als vier bis fünf Tage eingenommen werden dürfen. Die Tagesdosis danach bis zum Abschluss des Ernährungsprogramms auf 100 µg reduzieren. Wenn Sie kein hoch dosiertes Biotin bekommen, nehmen Sie einfach 100 µg täglich, bis die Symptome verschwinden (halten die Symptome an, sollten Sie mit Ihrem Arzt sprechen).

Wichtig

Wird es länger als ein paar Wochen eingenommen, sollte Biotin – wie alle B-Vitamine – in Form eines Vitamin-B-Komplex-Präparats eingenommen werden, um einem Mangel an anderen B-Vitaminen vorzubeugen. Werden Sie medikamentös behandelt, sollten Sie vor der Einnahme von B-Vitaminen den Arzt konsultieren.

Feuchtigkeitsspendende Nahrung essen

Das Auftreten von Ekzemen kann auch darauf hindeuten, dass die Zellen undicht sind und ihre Flüssigkeit nicht richtig halten können. Dadurch trocknet die Hautbarriere aus und die Haut wird trocken, rissig und entzündet sich. Omega-3-Fettsäuren wirken entzündungshemmend und können, in Kombination mit einer entzündungshemmenden Ernährung, die Schmerzen und die Entzündung lindern. Darüber hinaus ziehen die Omega-3-Fettsäuren die Flüssigkeit im wahrsten Wortsinn wieder in die Zellen.

Mit den richtigen Lebensmitteln können wir unseren Körper also von innen mit Feuchtigkeit versorgen (entsprechende Rezeptvorschläge finden Sie in den »Tipps für die Umsetzung in die Praxis« (S. 239).

Eine Eliminationsdiät machen

Wer unter Ekzemen leidet, sollte bestimmte Lebensmittel, die den Zustand verschlimmern können, meiden oder deren Verzehr reduzieren. Häufig reagieren die Betroffenen auch überempfindlich auf künstliche Lebensmittelzusatzstoffe. Ob man nun unter einer Laktoseintoleranz leidet oder nicht, Milchprodukte begünstigen entzündliche Prozesse zusätzlich.

Die folgende sehr vereinfachte Eliminationsdiät ist auf nur zwei Monate begrenzt. Danach sollte eine deutliche Besserung eingetreten sein. Künstliche Zusatzstoffe, Konservierungsstoffe und Margarine sollten Sie allerdings dauerhaft meiden.

Nahrungsmittel und Getränke, die Sie meiden sollten:
Lebensmittelfarben (insbesondere rote und gelbe), Konservierungsstoffe, insbesondere Calciumpropionat (E282), Nitrate (Schinken), chemische Lebensmittelzusätze (siehe »Zusatzstoffe, die Sie meiden sollten«, S. 336), Milchprodukte, Schokolade (enthält Milch und Zucker), Zitrusfrüchte, Trockenfrüchte (Konservierungsmittel), Kiwis, Erdbeeren, Steinfrüchte (Pflaumen, Aprikosen, Pfirsiche etc.), Tomaten, Weintrauben und Rosinen, Avocados, Sojasauce/Tamari/Austernsauce, alle Lebensmittel, die rohes Eiweiß enthalten, Alkohol, insbesondere Rotwein, Margarine, bestimmte gesättigte Fettsäuren (einschließlich Milch, Sahne, Käse, fettes Fleisch wie Schweinefleisch und Schinken, Donuts, Spiegeleier und alle frittierten Speisen)

Nahrungsmittel und Getränke, die Sie nur in geringen Mengen verzehren sollten:
Pilze, Dörrpflaumen, rotes Fleisch, Saucen, bestimmte Pflanzenöle wie Distelöl, Sonnenblumenöl, Maiskeimöl, Rapsöl, Soja- und Sesamöl. Sie alle enthalten Omega-6-Fettsäuren, die im Körper in die entzündungsfördernde Arachidonsäure umgewandelt werden (siehe dazu das Kapitel »Regel Nr. 2: Feuchtigkeitsspendende Nahrung essen«, S. 60).

Frage »Wann kann ich diese Lebensmittel wieder in meine Ernährung aufnehmen?«

Antwort Zwei Wochen nachdem Ihre Ekzeme abgeheilt sind, können Sie damit beginnen, diese Nahrungsmittel wieder einzubeziehen. Tun Sie dies aber langsam und nur wenn Sie entspannt sind, denn wenn Sie unter Stress stehen, ist die Wahrscheinlichkeit groß, dass Sie negativ auf diese Lebensmittel reagieren.

Vorausgesetzt, Sie genießen sie nur in Maßen, halte ich es für unproblematisch, auch die Lebensmittel, die Sie meiden sollten, wieder zu essen, sobald die Ekzeme abgeheilt sind. Keine gute Idee wäre es beispielsweise, an einem Tag einen Milchshake, Käse und ein Sahnedessert zu sich zu nehmen, ein Becher Naturjoghurt oder etwas Milch im Kaffee sollte Ihnen dagegen nichts anhaben.

Frage »Die ersten Ekzeme traten bei mir auf, als ich einen stressigen Job als Kinderbetreuerin antrat. Inzwischen ist mein Körper praktisch vollständig mit Ekzemen übersät, mein Körper ist ständig überhitzt und ich fühle mich unwohl. Da ich sehr viel zu tun habe, suche ich nach einfachen Möglichkeiten, um meine Ekzeme loszuwerden. Was würden Sie mir raten?«

Antwort Ist Stress bei Ihnen der Auslöser, sollten Sie gute Entspannungstechniken in Ihren Alltag integrieren und etwas besser auf Ihr Wohlbefinden achten. Das ist unter Umständen nicht ganz einfach, vor allem, wenn Sie glauben, es sei Ihnen nicht möglich, »einen Gang herunterzuschalten«. Sie sollten aber bedenken, dass chronischer Stress gesundheitsschädlich ist.

Tägliche Entspannung ist wichtig für die Gesundheit. Sie müssen am Ende des Tages (oder in der Mitte, falls der Stress bei Ihnen dann am größten ist) lediglich eine Viertelstunde opfern, um sich mit einer der empfohlenen Techniken zu entspannen. Sie werden sehen, dass Sie dem Alltagsstress dann besser gewachsen sind. Entspannungstechniken, die besonders für Menschen mit Ekzemen geeignet sind, sind etwa Atemübungen (S.278) und lauwarme Bäder mit natürlichen Badeölen.

Sportliche Betätigung ist eine weitere Möglichkeit zum Stressabbau. Und dabei schlagen Sie sogar gleich zwei Fliegen mit einer Klappe, denn moderates Training senkt den Arachidonsäurespiegel im Blut und kann so dazu beitragen, Ekzemen vorzubeugen. Außerdem bringt es Sie ins Schwitzen, und Schweiß wirkt nicht nur antibakteriell, er fördert auch die Ausschwemmung von Giftstoffen aus dem Körper, die im wahrsten Wortsinn ausgeschwitzt werden. Wie Sie sich vielleicht vorstellen können, werden Sie zu Anfang noch schlimmer aussehen, doch das ist nur vorübergehend. Denn sobald sich die Schadstoffe in Ihrem Körper reduziert haben, wird sich Ihre Haut schnell bessern. Um eine schöne reine Haut zu bekommen, sollten Sie täglich mindestens 15 Minuten schwitzen. Mehr dazu finden Sie im Kapitel »Regel Nr. 5: Täglich 15 Minuten schwitzen« (S. 109).

Tipps für die Umsetzung in die Praxis

Erhöhen Sie die Glycinaufnahme auf natürliche Weise. Glycin ist eine Aminosäure, die in proteinhaltigen Lebensmitteln wie Fisch, Eiern, Hähnchen, rotem Fleisch und Hülsenfrüchten enthalten ist. Der Körper kann es jedoch nur aufnehmen, wenn er in der Lage ist, diese Nahrung richtig zu verdauen. Nehmen Sie Medikamente ein (oder haben Sie eine schlechte Verdauung), können Sie sich Ihre tägliche Glycindosis ganz einfach mit der Anti-Aging-Brühe (S. 360) holen. Trinken Sie deshalb während des achtwöchigen Ernährungsprogramms täglich ein bis zwei Tassen davon. Auch mit Kamillentee lassen sich die Glycinreserven in der Leber auffüllen. Dabei ist allerdings etwas Vorsicht geboten, denn aufgrund ihres hohen Salicylatgehalts kann Kamille Ihre Dermatitis zunächst verschlimmern und es besteht auch die Gefahr einer Kamilleallergie.

Prägen Sie sich die Lebensmittel, Zusatz- und Konservierungsstoffe ein, die es zu meiden gilt oder die Sie nur in kleinen Mengen zu sich nehmen sollten und achten Sie – bei Restaurantbesuchen und Fertigprodukten – auf »verstecktes« rohes Eiweiß.

Und noch ein Wort zum Thema Alkohol: Wollen Sie während des Ernährungsprogramms nicht auf Alkohol verzichten, sollten Sie nicht zu Wein und Bier, sondern zu Wodka mit Limonade (ohne Konservierungsmittel), zu Whisky Soda oder zu Gin mit Soda oder Limonade (ein Spritzer frischer Zitronensaft tut es auch) greifen. Denn Wodka, Whisky und Gin (und auch das Sodawasser) haben einen geringen Salicylatgehalt. Dennoch sollten Sie sie während des Ernährungsprogramms nur in Maßen genießen, denn es handelt sich schließlich um alkoholische Getränke.

Menschen, die unter Ekzemen leiden, sollten unbedingt darauf achten, ausreichend Omega-3-Fettsäuren zu sich zu nehmen. Wenn Sie genug Fisch (vor allem Lachs, Forellen, Sardinen und Thunfisch) essen, ist die zusätzliche Einnahme von Fischölkapseln nicht erforderlich. Gute Lieferanten von Omega-3-Fettsäuren sind auch Leinsamen und Omega-3-Eier. Reichlich Omega-3-Fettsäuren liefern Ihnen eine Vielzahl von Speisen und Getränken aus dem Rezeptteil, so zum Beispiel der Birnendrink für empfindliche Haut (S. 340), der Kalziumreiche Smoothie (S. 342), die Pochierten Eier mit Räucherlachs (S. 348), der Wrap mit Thunfisch und Avocado (S. 368) oder die Regenbogenforelle mit geröstetem Gemüse (S. 370). Verwenden Sie, sofern Sie nicht unter einer Laktoseintoleranz leiden, zum Kochen ein wenig leicht gesalzene oder ungesalzene Butter oder Ghee (geklärte Butter). Liegt bei Ihnen einen Salicylatüberempfindlichkeit vor, sollten Sie Olivenöl meiden.

Fisch sollte nach Möglichkeit zwei- bis dreimal wöchentlich auf den Tisch kommen. An den fischfreien Tagen (oder wenn Sie überhaupt keinen Fisch essen), sollten Sie 1–2 EL Leinsamen zu sich nehmen oder Ihre Salatdressings mit Leinöl zubereiten. Darüber hinaus könnten Sie die folgenden Rezepte mit ganzen oder gemahlenen Leinsamen anreichern: das Glutenfreie Müsli (S. 350), das Vitamin-E-Müsli (S. 350), die Buchweizen-Crêpes mit Birne (S. 350). Damit Ihr Körper wirklich von den Omega-3-Fettsäuren profitieren kann, ist es wichtig, gleichzeitig die Aufnahme von gesättigten Fettsäuren zu senken. Bis zu zwei Fleischmahlzeiten in der Woche sind zwar durchaus erlaubt, auf

Milchprodukte müssen Sie während des Ernährungsprogramms allerdings vollständig verzichten.

Frische Austern sind reich an Zink, das für eine gesunde Haut unverzichtbar ist. Eigelb enthält sehr viel Biotin. Deshalb kann ich Ihnen, sollte bei Ihnen ein Biotinmangel vorliegen, die Cremige Mayonnaise (S. 354) nur wärmstens empfehlen. Aber Vorsicht bei fertig gekaufter Mayonnaise – sie enthält unter Umständen rohes Eiweiß.

Besonders viele Antioxidantien liefern Ihnen Gerichte wie die Hähnchen-Gemüse-Pfanne (S. 364), der Süßkartoffelsalat (S. 375) oder der Bunte Salat mit süß-scharfem Dressing (S. 374) (den Sie allerdings anders als im Rezept angegeben mit dem Glutenfreien Dressing anmachen sollten, S. 357).

Trinken Sie entkoffeinierten Kaffee (maximal zwei Tassen pro Tag), Löwenzahn- und Kamillentee und vor allem viel Wasser. Das ist wichtig, um Abfallstoffe aus dem Körper auszuschwemmen und um die Haut vor dem Austrocknen zu bewahren. Sehr zu empfehlen sind auch der Entzündungshemmende Saft für empfindliche Haut (S. 343), der Hautfestigende Drink (S. 341), das Green Water (S. 337) (ab Woche 3), der Apfelessig-Drink (S. 338) (ab Woche 3) und die Anti-Aging-Brühe (S. 360).

Das Wichtigste noch einmal in Kürze

Trigger und Reizstoffe erkennen

- Verwenden Sie natürliche Reinigungsmittel und waschen Sie Obst und Gemüse vor dem Verzehr.
- Reduzieren Sie den Verzehr von verarbeiteten Lebensmitteln.

Eventuelle Allergien aufspüren

- Spüren Sie Allergien auf und meiden Sie Auslöser.

Die Haut beruhigen

- Cremen Sie die Haut zwei- bis viermal täglich mit einer Feuchtigkeitscreme ein.
- Nehmen Sie ein- bis zweimal pro Woche ein »heilendes« Bad.

Geeignete Nahrungsergänzung einnehmen

- Nehmen Sie täglich eine Dosis Glycin ein (achten Sie darauf, dass das Präparat auch Magnesium und Vitamin B_6 enthält).
- Nehmen Sie ein speziell für Ekzeme konzipiertes Probiotikum.
- Bei Biotinmangel sollten Sie für acht Wochen eine entsprechende Nahrungsergänzung einnehmen. Liegt bei Ihnen eine Chemikalienüberempfindlichkeit vor, nehmen Sie zwei Wochen lang ein Präparat zur Entgiftung der Leber.

Feuchtigkeitsspendende Nahrung essen

- Trinken Sie viel Wasser (8–10 Gläser pro Tag).
- Führen Sie Ihrem Körper täglich Omega-3-Fettsäuren zu.
- Erwachsene mit extrem trockener Haut sollten darüber hinaus ein Omega-3-Präparat einnehmen.

Eine Eliminationsdiät machen

- Verzichten Sie auf Schweinefleisch und Milchprodukte und beschränken Sie so die Aufnahme von gesättigten Fettsäuren. Essen Sie nur ein- bis zweimal wöchentlich rotes Fleisch (die Portionen sollten nicht größer und dicker sein als Ihre Handfläche.
- Meiden Sie Nahrungsmittel, die die Ekzembildung begünstigen könnten. Essen Sie vorzugsweise salicylatfreies Obst wie Birnen,

Bananen und Papayas sowie – in kleinen Mengen – Äpfel und Blaubeeren und meiden Sie alle anderen Früchte.

- Meiden Sie Margarine, Sonnenblumen-, Sesam- und Maiskeimöl, Nüsse und Samen, um die Aufnahme von Omega-6-Fettsäuren zu reduzieren. Verwenden Sie stattdessen zum Kochen Ghee, Butter oder natives Olivenöl (in kleinen Mengen!).
- Greifen Sie verstärkt auf milchfreie Kalziumquellen zurück (S. 69). Kaufen Sie mit Kalziumkarbonat angereicherte Sojamilch. Butter und Ghee sind jedoch erlaubt, vorausgesetzt, Sie leiden nicht unter einer Laktoseintoleranz.

Weitere wichtige Schritte

- Sorgen Sie für ausreichend Entspannung.
- Schwitzen Sie täglich eine Viertelstunde.
- Trinken Sie ab Woche 3 täglich Green Water und Apfelessig.

Nachdem die Ekzeme abgeheilt sind

- Feiern Sie das erst einmal!
- Nehmen Sie nach und nach wieder Milchprodukte in Ihre Ernährung auf. Probieren Sie es zuerst mit einem Naturjoghurt, um zu sehen, wie Ihre Haut reagiert. Dieser Schritt ist wichtig, um festzustellen, ob Sie Milchprodukte generell meiden sollten.
- Haben Sie die Milchprodukte gut vertragen, fangen Sie an, schrittweise – das heißt jeden dritten Tag ein Nahrungsmittel – weitere Lebensmittel, etwa Tomaten, Trauben und Zitronen, in Ihren Speiseplan aufzunehmen. Reagiert Ihre Haut auf ein Lebensmittel, verzichten Sie einen weiteren Monat darauf.
- Reduzieren Sie nach und nach die Dosis der Nahrungsergänzungen und setzen Sie das Probiotikum und das Präparat zur Leberentgiftung ganz ab (falls dies nicht bereits geschehen ist).
- Wichtig: Achten Sie weiter darauf, täglich Nahrungsmittel zu sich zu nehmen, die reich an Omega-3-Fettsäuren sind.
- Wichtig: Trinken Sie weiterhin drei- bis fünfmal wöchentlich (oder auch täglich) eine Flasche mit Glycin und 2 TL Chlorophyll angereichertes Green Water.

Psoriasis

Die Psoriasis oder Schuppenflechte ist eine entzündliche Erkrankung der Haut, die sich in Form von silbrigen oder rötlichen Hautveränderungen manifestiert und die an allen Körperteilen auftreten kann. Normalerweise reifen Hautzellen in etwa vier Wochen, bei der Schuppenflechte können sie hingegen bereits in drei oder vier Tagen reifen, und die Haut beginnt sich dann zu schuppen. Eine Psoriasis kann jucken und mitunter sogar Schmerzen verursachen, sie ist jedoch nicht ansteckend.

Etwa 2–3 % der Weltbevölkerung leiden unter Psoriasis. Im Allgemeinen tritt die Erkrankung zwischen dem 15. und dem 40. Lebensjahr auf, man kann jedoch auch in jedem anderen Alter eine Schuppenflechte entwickeln. 75 % der Fälle treten jedoch vor dem 40. Lebensjahr auf. Hellhäutige Menschen neigen eher dazu eine Psoriasis zu entwickeln als Menschen, die in sonnigen tropischen Ländern leben.

Managementplan

Im Managementplan erfahren Sie, wie Sie mit der Erkrankung umgehen sollten und wie Sie für Linderung sorgen können. Sehen wir uns aber zunächst die möglichen Auslöser an.

Menschen, die unter Schuppenflechte leiden, haben für gewöhnlich eine entsprechende genetische Disposition, die sie anfällig für die Krankheit macht. Diese kann über Jahre im Körper schlummern, ohne sich bemerkbar zu machen, vorausgesetzt, sie wird nicht durch einen »Trigger« zum Ausbruch gebracht. Ein solcher Trigger kann eine hohe Schadstoffbelastung, eine Verletzung, eine Halsentzündung, eine schlechte gesundheitliche Verfassung, Drogen oder Medikamente, physischer oder emotionaler Stress sein. Hat sich die Krankheit bei Ihnen bereits im späten Kindesalter oder in der Jugend manifestiert, sollten Sie einmal überlegen, was sie ausgelöst haben könnte.

Aufgabe

Überlegen Sie, wann die Psoriasis zum ersten Mal bei Ihnen auftrat. Was hat sich damals in Ihrem Leben ereignet? Sind Sie beispielsweise mit einer neuen Chemikalie oder einem neuen Lebensmittel in Kontakt gekommen? Sind Sie umgezogen? Wurde Ihr Haus renoviert oder wurden neue Teppiche angeschafft? Sind in Ihrer Wohnung Pestizide zum Einsatz gekommen oder wurden die Teppiche chemisch gereinigt? Standen Sie emotional unter großem Druck? Waren Sie durch eine Virusinfektion oder eine Halsentzündung geschwächt? Hat man Ihnen ein neues Medikament verordnet, haben Sie Schmerzmittel oder andere Medikamente eingenommen?

Um feststellen zu können, ob Sie dem Problem nach wie vor ausgesetzt sind, ist es wichtig herauszuarbeiten, was Ihr Psoriasis-Gen aktiviert haben könnte. Erinnern Sie sich beispielsweise, dass Stress der Auslöser war, können Sie dafür Sorge tragen, geeignete Entspannungstechniken in Ihren Alltag zu integrieren. Wurde sie durch eine Halsentzündung ausgelöst, sollten Sie Ihr Immunsystem durch Entspannung, Nahrungsergänzungen, wie zum Beispiel Probiotika oder Zink-Präparate, und Nahrungsmittel wie Knoblauch oder die Anti-Aging-Brühe (S. 360) stärken. Vermuten Sie, ein Medikament (das Sie noch immer einnehmen) könnte der Auslöser gewesen sein, sollten Sie mit Ihrem Arzt über mögliche Alternativen sprechen. Setzen Sie das Medikament aber keinesfalls ohne vorherige Rücksprache mit dem Arzt ab.

Faktoren, die zur Verschlimmerung einer Schuppenflechte beitragen:
hoher Alkoholkonsum, Ängste und Sorgen, Kontakt mit Chemikalien, chemische Reinigungsmittel, Krankheiten, zum Beispiel Halsentzündungen, Medikamente, extremer Stress, unbewältigte Traumata, Hautschäden, zum Beispiel Operationsnarben, Vitamin- und Mineralstoffmangel, Kälte, schlechte Verdauung, intestinale Toxämie, eingeschränkte Leberfunktion, übermäßiger Fleischkonsum (gesättigte Fettsäuren), Candida albicans, Nikotin

Die Wasser-Öl-Licht-Therapie

Frage »Ich leide unter Schuppenflechte und bin dadurch stark beeinträchtigt, da ich überall meine Hautschuppen hinterlasse. Was kann ich tun, damit es mir etwas besser geht und die Haut nicht mehr so sehr schuppt?«

Antwort Eine gängige Therapie zur Behandlung von Psoriasis ist die Sonnenlichttherapie, und in Kombination mit Wasser und Öl werden die Schuppen schnell weniger und Sie werden eine gewisse Erleichterung verspüren. Und da es sich um eine natürliche Therapie handelt (ich verwende dafür gerne die Abkürzung WOL), hat sie nicht die negativen Nebenwirkungen von Kortikosteroiden, kostet fast nichts, und man kann damit hervorragende Ergebnisse erzielen (unter Umständen wird Ihre Psoriasis für einige Zeit sogar ganz verschwinden). Damit sich dauerhaft eine Besserung einstellt, empfehle ich die WOL-Therapie in Verbindung mit dem achtwöchigen Ernährungsprogramm und den im Anti-Psoriasis-Programm empfohlenen Nahrungsergänzungen. Im Rahmen einer auf acht Wochen angelegten Studie, die im International Journal of Hypothermia veröffentlicht wurde, fand man heraus, dass auch warme Bäder ein außerordentlich wirksames Mittel zur Behandlung einer Psoriasis sind.

Bei drei der insgesamt sieben Probanden, die zweimal wöchentlich ein sehr warmes Bad nehmen mussten, zeigte sich bereits nach kurzer Zeit eine Besserung. Die übrigen vier Probanden wurden dann aufgefordert, jeden zweiten Tag zu baden. Bei drei von ihnen stellte sich ebenfalls eine Besserung ein. Lediglich bei einem Probanden schlug die Badetherapie nicht an. Zufällig war er der einzige Teilnehmer der Studie, der gleichzeitig mit Medikamenten behandelt wurde. In Kombination mit einer konventionellen Psoriasis-Medikation schlägt die WOL-Therapie also unter Umständen nicht an. Bevor Sie die medikamentöse Behandlung abbrechen, sollten Sie aber unbedingt erst mit Ihrem Arzt sprechen.

Kommen wir aber wieder zurück zu unserer Badestudie. Die Psoriasisläsionen waren bei sechs der sieben Probanden nicht nur vollständig abgeheilt, auch Schwellungen (Ödeme) waren bei allen Probanden merklich zurückgegangen und der Juckreiz hatte nachgelassen (und dieser Zustand hielt mehrere Monate an). Ein unerwarteter (und für manch einen sicher positiver) Nebeneffekt war der erhöhte Melaningehalt in der Haut und die damit einhergehende Verbesserung der Bräunungsfähigkeit.

Eine andere Studie ergab, dass Menschen mit schwerer Psoriasis niedrigere Vitamin-D-Werte haben als Menschen mit gesunder Haut oder einer leichten Schuppenflechte. Ihre tägliche Dosis Vitamin D können Sie sich ganz einfach holen, indem Sie in die Sonne gehen, denn UV-Strahlen regen die Vitamin-D-Produktion in der Haut an. Eigentlich sollten Sie Ihren Kopf und Körper ja bedecken und sich mit Sonnencreme einreiben, wenn Sie sich länger als eine Viertelstunde in der Sonne aufhalten, doch weil der Sonnenschutz die Vitamin-D-Produktion blockiert, dürfen Sie während der WOL-Therapie einmal eine Ausnahme machen. Von langen Sonnenbädern rate ich allerdings ab und würde Ihnen empfehlen, sich auf ein gesundes Minimum von täglich zehn Minuten zu beschränken.

Die WOL-Therapie:

- Machen Sie die Haut zunächst mit warmem Wasser nass. Am besten baden oder duschen Sie dazu sehr warm. So kann das Wasser einige Minuten in die Haut eindringen. Beim Baden lassen sich zudem Hautschüppchen effektiv und sanft entfernen.
- Die Haut anschließend mit einem Handtuch abtupfen, sodass sie noch leicht feucht ist, und eine winzige Menge (es darf wirklich nur ganz wenig sein, denn je weniger Sie verwenden, desto besser ist die Wirkung) Salbe, Oliven- oder Kokosöl sanft in die betroffenen Hautpartien einmassieren, bis das Fett vollständig eingezogen ist. Je sorgfältiger sie es einmassieren, desto besser wird das Ergebnis sein.
- Nachdem Sie dies getan haben, werden Sie feststellen, dass sich die betroffenen Hautpartien wieder trocken anfühlen. Tragen Sie dann – unverzüglich – eine zweite Schicht Salbe auf die noch feuchte Haut auf und massieren sie wiederum sorgfältig ein. Die besten Ergebnisse erzielen Sie, wenn Sie dies mindestens zweimal täglich machen. In schlimmen Fällen können Sie die Prozedur bis zu fünfmal täglich wiederholen. Tritt eine merkliche Besserung ein, reicht eine Behandlung pro Tag aus.
- Um sich schneller Linderung zu verschaffen oder die Psoriasis unter Umständen sogar ganz zum Verschwinden zu bringen, sollten Sie einmal am Tag nach dem Einmassieren der Salbe für zehn Minuten in die Sonne gehen. Das überschüssige Fett danach unter keinen Umständen abwaschen oder abduschen, sondern, falls unbedingt nötig, sanft mit einem feuchten Tuch abtupfen (nicht reiben!).
- Trockene Hautstellen vor dem Entfernen unbedingt immer mit Wasser befeuchten. Cremes oder Öle sollten ebenfalls stets nur auf feuchte Haut aufgetragen werden.

Folgende Öle und Salben sind für die WOL-Therapie geeignet:

- Extra natives Olivenöl. Aufgrund der Kaltpressung ist dieses Öl weniger stark verarbeitet und hat einen höheren Vitamin-E-Gehalt (ein Antioxidans, das gut für die Haut ist) als herkömmliches Olivenöl. Verwenden Sie nach Möglichkeit ein Bio-Produkt.

- Extra natives Kokosöl. Enthält Caprin- und Laurinsäure. Die Caprinsäure wirkt antifungal, die Laurinsäure, die auch im Hauttalg enthalten ist, hat eine antimikrobielle Wirkung. Kokosöl schützt die Haut vor Mikroben und vor dem Austrocknen.
- Salben. Salben haben eine dicke Konsistenz und sind sehr fetthaltig. Bei schuppiger und extrem trockener Haut sind Produkte mit Inhaltsstoffen wie Papaya, Traubenkernöl, Bienenwachs und Vitamin E besonders zu empfehlen.
- Süßmandelöl/Mandelöl. Wirken antibakteriell und enthalten Fettsäuren und Triglyceride, die die Haut mit Feuchtigkeit versorgen.

Von speziellen Psoriasisprodukten mit Steinkohlenteer kann ich nur abraten, denn Steinkohlenteer reizt die Haut und die Augen. In Studien, die man an Tieren durchgeführt hat, hat er sich überdies als krebserregend erwiesen.

Das Anti-Psoriasis-Programm

Die WOL-Therapie kann begleitend zum Anti-Psoriasis-Programm angewendet werden. Bitte beachten Sie, dass das Programm nur für Menschen ab dem 15. Lebensjahr konzipiert ist.

Für eine gesunde Leber sorgen

Aus persönlicher Erfahrung weiß ich, dass man sich wie eine Aussätzige fühlen kann, wenn man unter Schuppenflechte leidet. Bei mir wurde sie durch chemisches Pestizid ausgelöst. Da es in meiner Familie häufiger Fälle von atopischer Dermatitis, Kontaktdermatitis, Arthritis und Herzkrankheiten gab, war es nicht weiter verwunderlich, dass ich eine Psoriasis bekam. Um eine Schuppenflechte zu entwickeln, muss man jedoch nicht unbedingt familiär vorbelastet sein oder eine entsprechende genetische Veranlagung mitbringen, auch extremer Stress oder eine hohe Schadstoffbelastung können Auslöser der Erkrankung sein.

Der Mensch ist nicht dafür geschaffen, Giftstoffe in hohen Dosen einzuatmen oder aufzunehmen. Selbst geringe Mengen können die Leber und das Immunsystem belasten, wenn man ihnen regelmäßig ausgesetzt ist. Aufgabe der Leber ist es, das Blut von Schadstoffen wie Chemikalien, Giften, Hormonen und Medikamenten zu befreien. Stellen Sie sich das Organ einfach als großen Schwamm vor, der das Blut filtert. Schadstoffe gehen hinein und verlassen den Schwamm am anderen Ende in veränderter Form, weil sie nun »deaktiviert« sind und aus dem Körper ausgeschieden werden können. Man bezeichnet dies als Entgiftung.

Um die Schadstoffe deaktivieren zu können, braucht die Leber kleine »Helfer« – B-Vitamine, Mineralstoffe, Omega-3-Fettsäuren und Aminosäuren –, die sie beim Entgiftungsprozess unterstützen. Doch was passiert, wenn wir uns nicht genug dieser Helferlein über die Ernährung zuführen? Alleine schafft es die Leber nicht und wenn ihr die Helfer ausgehen, schickt sie die Schadstoffe zurück in den Blutkreislauf, ohne sie deaktiviert zu haben, und sie werden nicht aus dem Körper ausgeschieden.

Stellen Sie sich vor, was im Laufe der Zeit passiert: Es sammeln sich immer mehr Schadstoffe im Blut an. Um Schäden zu vermeiden, müssen diese im Körpergewebe eingelagert werden. Und was geschieht mit diesen Abfallprodukten? Der Körper versucht, diese unerwünschten Stoffe auf irgendeine Weise loszuwerden und das kann er über die Haut tun. Das ist eine mögliche Erklärung für den außergewöhnlich schnellen Verlauf des Hauterneuerungsprozesses bei Menschen, die unter Psoriasis leiden. Die Haut wird also unter Umständen deshalb so schnell abgestoßen, um die Ausscheidung überschüssiger Schadstoffe zu unterstützen.

Nach dem Kontakt mit dem Pestizid zeigte sich ein kleiner schuppiger Fleck an meinem Hals, der nicht mehr wegging. Schon bald waren meine Brust und mein gesamter Oberkörper mit solchen Flecken übersät und einen Monat später schließlich mein ganzer Körper. Mein von roten, schuppigen Flecken verunstalteter Körper war mir peinlich, und es kostete mich große Überwindung ins Schwimmbad zu gehen.

Dank des Anti-Psoriasis-Programms und der WOL-Therapie verschwand meine Schuppenflechte innerhalb von vier Wochen vollständig und ist seitdem nicht wiedergekommen.

Damit sich die Leber von Schadstoffen, Alkohol, Krankheiten und Stress erholen kann, muss unsere Ernährung bestimmte Nährstoffe wie Omega-3-Fettsäuren, Selen, Vitamin E, Zink, Magnesium, Vitamin B_6, Glycine, Taurin und Vitamin C enthalten. Fehlen diese Nährstoffe, ist die Leber nicht in der Lage, ihre Aufgabe richtig zu erfüllen. Aber auch durch sportliche Betätigung, ausreichend Schlaf und viel Wassertrinken können wir die Leberfunktion unterstützen.

Bei vielen Psoriasispatienten ist das Enzym Glutathionperoxidase in viel zu geringen Mengen vorhanden, was auf den übermäßigen Verlust von Hautzellen zurückzuführen sein kann. Es können dabei aber auch andere Faktoren wie Alkoholmissbrauch oder zu fettes Fast Food eine Rolle spielen.

Ein niedriger Glutathionspiegel begünstigt die vorzeitige Hautalterung. Als Antioxidans spielt Glutathion darüber hinaus eine wichtige Rolle bei der Entgiftung der Leber von Pestiziden, Alkohol und Schwermetallen. Durch die gleichzeitige Einnahme von Selen und Vitamin E lässt sich der Glutathionspiegel wieder normalisieren.

Mit einem Präparat zur Entgiftung der Leber können Sie die Gesundheit des Organs verbessern. Ein solches Präparat ist die erste Wahl für die Behandlung einer Psoriasis. Ein gutes – und für Psoriasis geeignetes – Präparat sollte Selen, Vitamin E, Vitamin A/Beta-Carotin, Zink, Magnesium, Vitamin B_6, Glycin, Taurin, Glutamin und Vitamin C enthalten und sollte über einen Zeitraum von zwei bis vier Wochen eingenommen werden.

Für eine bessere Verdauung und einen gesunden Darm sorgen

Eine schlechte Eiweißverdauung kann mit ursächlich für eine Schuppenflechte sein. Wird das Eiweiß nicht richtig aufgespalten und absorbiert, verbleiben zu viele Aminosäuren und Polypeptide im Darm, die von den Darmbakterien in Giftstoffe, zum Beispiel in Polyamine, umgewandelt werden. Da Psoriasispatienten häufig erhöhte Polyaminwerte aufweisen, wäre dies unter Umständen eine Erklärung für die beschleunigte Zellreifung. Die Verbesserung der Eiweißverdauung als eigentliche Ursache des Problems ist also der erste und wichtigste Schritt. Dies erreichen Sie beispielsweise durch häufigere Entspannungsphasen und indem Sie die Speisen besser kauen. Aber auch Getränke wie der Papaya-Smoothie (S. 341) können dabei helfen. Durch die Einnahme von Vitamin A und Kanadischer Orangenwurzel (Hydrastis canadensis) kann man sich ebenfalls vor den toxischen Polyaminen schützen.

Menschen mit Schuppenflechte leiden häufig unter einem Mangel an Vitamin A und Zink, zwei Nährstoffe, die für eine gesunde Haut unverzichtbar sind. Achten Sie deshalb beim Kauf eines Präparats zur Leberentgiftung darauf, dass es Vitamin A – und/oder Beta-Carotin – und Zink enthält.

? Fragebogen zur Darmgesundheit

Darüber, wie gesund Ihr Darm ist, kann Ihnen der folgende Fragebogen Aufschluss geben. Kreuzen Sie alle Symptome an, die regelmäßig bei Ihnen auftreten.

- ☐ faulig riechende Flatulenzen und/oder Stuhl
- ☐ häufige Blähungen
- ☐ häufiges Aufstoßen
- ☐ Völlegefühl
- ☐ Lebensmittelallergien, Lebensmittelunverträglichkeiten
- ☐ Bauchschmerzen

- ☐ chronische Müdigkeit
- ☐ vorzeitiges Altern
- ☐ Verstopfung und/oder Durchfall
- ☐ Schwindel
- ☐ unerklärliche Rücken-/Schulter-/Bauchschmerzen

Haben Sie mehr als drei Symptome angekreuzt, steht es unter Umständen nicht so gut um die Gesundheit Ihres Darms. Die Ursache dafür könnte eine schlechte Verdauung, eine schlechte Ernährung, eine zu geringe Flüssigkeitsaufnahme, eine Pilzinfektion, eine gestörte Darmflora oder ein Parasitenbefall sein. Sprechen Sie, vor allem wenn Sie Schmerzen haben, diesbezüglich am besten mit Ihrem Arzt. Was Sie tun können, damit Ihr Verdauungsapparat gut funktioniert, können Sie im Kapitel »Verstopfung und schlechte Darmgesundheit« (S. 43) nachlesen.

Viel trinken ist das A und O

Achten Sie darauf, ausreichend Wasser und andere feuchtigkeitsspendende Flüssigkeiten zu trinken, damit Ihre Haut auch weiterhin fantastisch aussieht und Psoriasis keine Chance hat. Feuchtigkeitspendende Flüssigkeiten sind beispielsweise Kräutertees, frische Gemüsesäfte, Mineralwasser, Löwenzahntee und die Getränke, die Sie im Rezeptteil (S. 337) finden.

Nahrungsmittel mit Omega-3-Fettsäuren essen

Einer internationalen Studie zufolge weisen Menschen, die unter Psoriasis leiden, häufig niedrige Omega-3-Fettsäuren-Blutwerte auf. Die Omega-3-Fettsäure ist eine essenzielle Fettsäure (EFA), die für eine schöne Haut unverzichtbar ist. Unsere Zellen brauchen diese EFAs, um richtig funktionieren zu können. Fehlen sie, können sich die Hautzellen verhärten oder undicht werden. Dadurch wird das umgebende

Gewebe gereizt, was zu Rötungen und Schwellungen führt. Aufgrund ihrer entzündungshemmenden Wirkung können Omega-3-Fettsäuren Entzündungen, wie sie für die Psoriasis typisch sind, lindern.

Die Omega-3-Fettsäuren müssen zunächst im Körper in EPA und DHA umgewandelt werden, bevor sie zur Vorbeugung gegen Entzündungen und eine trockene, schuppige Haut eingesetzt werden können. Wenn Sie ein Omega-3-Präparat einnehmen, ist es wichtig, dass Sie dem Körper eine therapeutische Dosis an EPA und DHA zuführen. Fischölkapseln haben bei der Behandlung der Schuppenflechte zwar bessere Ergebnisse erzielt als Leinöl, Sie sollten dieses Pflanzenöl, das ebenfalls reich an Omega-3-Fettsäuren ist, aber trotzdem in der Küche verwenden. Zur Dosierung von Omega-3-Präparaten siehe Kapitel »Regel Nr. 2: Feuchtigkeitsspendende Nahrung essen« (S. 60).

Für weniger Stress und mehr Entspannung sorgen

Wie bereits oben erwähnt, kann eine Schuppenflechte durch Ängste und emotionalen Stress ausgelöst werden. Das bedeutet jedoch nicht, dass Stress grundsätzlich schlecht ist. Kurzzeitiger Stress kann durchaus vitalisierend und motivierend wirken. Chronischer emotionaler Stress und Panikattacken hingegen können nicht nur eine Vielzahl gesundheitlicher Probleme verursachen, sondern dem Körper auch wichtige Nährstoffe entziehen. Stellen Sie sich vor, Sie stünden vor einem wichtigen Examen. Sie haben Angst zu versagen und können nicht schlafen. Wenn die Prüfungen vorbei sind, mangelt es Ihrem Körper so sehr an B-Vitaminen und Mineralstoffen, dass es der Leber an »Helfern« für die Blutreinigung fehlt. Sind Ihre Leber und Ihr Immunsystem »ausgepowert«, zahlt die Haut die Zeche – in Form einer Psoriasis.

Stress schwächt das Immunsystem, weil in Stresssituationen vermehrt die Nebennierenhormone Kortisol und Adrenalin ausgeschüttet werden, die das Immunsystem unter Umständen sogar unterdrücken können. Im Rahmen einer Studie hat man festgestellt, dass Stress häufig die Ursache einer Psoriasis ist, die sich bereits zwei Tage, unter Umständen aber auch erst in einem Zeitraum von bis zu vier Wochen, nach dem Stressereignis manifestieren kann.

Mit Stress umgehen

Was aber tun, wenn Ihnen zwar bewusst ist, dass Sie immer wieder Stresssituationen ausgesetzt sind, Sie sich aber nicht einfach eine Auszeit nehmen können, um sich für eine Woche zum Meditieren nach Nepal zurückzuziehen? Keine Sorge, es gibt allerdings eine ganze Reihe anderer Möglichkeiten, um eine Zeit lang zur Ruhe zu kommen und inneren Frieden zu finden.

Baden Nehmen Sie nach einem hektischen Tag ein warmes Bad. Ein Bad wirkt nicht nur bei Psoriasis Wunder, es hilft Ihrem Körper auch, in den Ruhemodus umzuschalten. Gönnen Sie sich also am besten drei- bis viermal wöchentlich ein solches Entspannungsbad, das Sie ja eventuell mit der WOL-Therapie kombinieren können.

Ein Bad für Haut & Seele

Füllen Sie die Badewanne mit warmem Wasser und fügen Sie 1 Tasse Epsom-Salz und 1 TL natives Oliven- oder Kokosöl hinzu. Baden Sie 10–20 Minuten darin und tun Sie dabei nichts anderes, als ein- und auszuatmen und auf das Wasser zu schauen. Vergessen Sie für einen Augenblick den Alltag und Ihre Sorgen – das kann warten. Denn die Badezeit ist Ihre wertvolle Auszeit und nicht die Zeit für To-do-Listen.

Atemübungen Sie sind ebenfalls eine ausgezeichnete Möglichkeit, um zur Ruhe zu kommen. Und ich spreche hier nicht vom herkömmlichen Ein- und Ausatmen, sondern von richtiger Zwerchfellatmung, mit der Sie Ihrem Körper – und sei es nur für ein paar kurze Momente – das Gefühl von Ruhe und Glück vermitteln.

Einige dieser Techniken zu beherrschen kann hilfreich sein, wenn Ihnen die Arbeit über den Kopf wächst und Sie Panik bekommen. Setzen Sie sich dann einfach an Ihren Schreibtisch und konzentrieren sich auf diese ganz besondere Art des Ein- und Ausatmens – und Sie werden sich im Nu besser fühlen (S. 278).

Sport Eine der besten Möglichkeiten zum Stressabbau ist sportliche Betätigung (siehe dazu das Kapitel »Regel Nr. 5: Täglich 15 Minuten schwitzen«, S. 109).

Schlaf Ausreichender Schlaf ist ebenfalls wichtig für die Stressbewältigung. Denn im Schlaf heilt sich der Körper selbst. Die Zellen sind so etwas wie kleine Ärzte und Krankenschwestern, die die ganze Nacht daran arbeiten, dass bei Ihnen wieder alles in Ordnung kommt. Wird der Schlaf jedoch durch Licht oder Sonnenlicht (wenn man Schicht arbeitet oder nachts arbeitet), durch Lärm oder Schlaflosigkeit gestört, ist die Haut nicht mehr in der Lage, sich richtig zu regenerieren, mit der Folge, dass Wunden schlecht heilen und man frühzeitig altert. Machen Sie es sich zur Gewohnheit, um 22.30 Uhr zu Bett zu gehen und etwa acht Stunden zu schlafen. Falls Sie unter Einschlafstörungen leiden, lesen Sie noch einmal das Kapitel »Regel Nr. 4: Sich schön schlafen« (S. 103).

Tipps für die Umsetzung in die Praxis

Um Ihrem Körper mehr Vitamin A und Beta-Carotin zuzuführen, würde ich Ihnen empfehlen mehr Möhren, Eier und Gemüse mit leuchtender Farbe zu essen anstatt zu einem Nahrungsergänzungsmittel zu greifen. Enthält doch schon eine einzige Möhre 20,253 IE (Internationale Einheiten) Beta-Carotin.

Von den Rezepten aus dem Anhang sind besonders zu empfehlen: der Süßkartoffelsalat (S. 375), das Aprikosenhähnchen (S. 363), der Avocado-Himbeer-Salat auf Brunnenkresse (S. 374), der ACE-Smoothie (S. 344), der Hautklärende Drink (S. 343), die Buchweizen-Crêpes mit Mango (S. 351) und die Perfekt pochierten Eier (S. 348).

Um Ihrem Körper eine zusätzliche Dosis Zink zuzuführen, sollten Sie sich ab und zu einmal ein paar Austern gönnen und zweimal in der Woche eine kleine Handvoll Paranüsse knabbern, denn Paranüsse enthalten Selen.

Um Ihrem Körper mehr Omega-3-Fettsäuren (EPA/DHA) zuzuführen, sollten Sie mindestens zweimal pro Woche fetten Fisch essen. Besonders empfehlenswerte Gerichte aus dem Rezeptteil sind unter anderem die Regenbogenforelle mit geröstetem Gemüse (S.370), die Pochierten Eier mit Räucherlachs (S.348) und der Wrap mit Thunfisch und Avocado (S.368). Ganz wichtig: Reichern Sie, wann immer möglich, Ihre Speisen mit 1–2 EL Leinsamen an oder geben Sie etwas Leinöl in Getränke wie den Zitronendrink mit Lecithin (S.339), den Birnendrink für empfindliche Haut (S.340) oder in die Smoothies.

Wichtig

Schwangere sollten nicht zu viel Vitamin A zu sich nehmen und nicht zu viel Leber essen. Unbedenklicher ist dagegen natürliches (kein synthetisches!) Beta-Carotin. Auch Nüsse sollten Schwangere nur in begrenzten Mengen genießen, insbesondere dann, wenn in der Familie häufiger Allergien aufgetreten sind.

Das Wichtigste noch einmal in Kürze

Die Wasser-Öl-Licht-Therapie

- Wenden Sie die WOL-Therapie etwa viermal wöchentlich an.

Für eine gesunde Leber sorgen

- Führen Sie das achtwöchige Ernährungsprogramm (entweder in der Standardvariante oder in der strukturierten Form) durch.
- Nehmen Sie in den ersten beiden Wochen ein Präparat zur Entgiftung der Leber ein. Achten Sie darauf, dass das Präparat Selen, Vitamin E, Vitamin A/Beta-Carotin, Zink, Magnesium, Vitamin B_6 (und andere B-Vitamine), Glycin, Taurin, Glutamin und Vitamin C enthält.

Für eine bessere Verdauung und einen gesunden Darm sorgen

- Verbessern Sie Ihre Darmgesundheit mithilfe eines Probiotikums (S. 232).
- Trinken Sie viel Wasser und andere feuchtigkeitspendende Flüssigkeiten.

Nahrungsmittel mit Omega-3-Fettsäuren essen

- Nehmen Sie EPA- und DHA-haltige Fischölkapseln in therapeutischen Dosen ein.

Für weniger Stress und mehr Entspannung sorgen

- Nehmen Sie ein- bis zweimal in der Woche ein Entspannungsbad.
- Entspannen Sie sich täglich mindestens zehn Minuten mit Atemübungen (S. 278).
- Bringen Sie sich täglich ins Schwitzen und treiben Sie dreimal pro Woche Sport (siehe Kapitel »Regel Nr. 5: Täglich 15 Minuten schwitzen«, S. 109).
- Sorgen Sie für ausreichenden gesunden Schlaf (siehe Kapitel »Regel Nr. 4: Sich schön schlafen«, S. 103).

Rosazea

Wer von Rosazea betroffen ist, leidet nicht nur unter einem oft hochroten Gesicht, die Erkrankung kann das Gesicht unter Umständen sogar entstellen. Die nicht ansteckende Hauterkrankung zeigt sich zunächst als leichte Rötung, die an einen Sonnenbrand denken lässt. Die Rötung, die von einer Erweiterung der unter der Hautoberfläche liegenden Blutgefäße herrührt, verschwindet jedoch nicht wieder. Darüber hinaus können sich Pusteln bilden, und die Betroffenen können unter trockenen, brennenden Augen leiden, was nicht selten mit der Empfindung einhergeht, als hätten sie Sand in den Augen. Durch die Vergrößerung der Talgdrüsen kommt es zudem zu Hautverdickungen, die zu einer Vergrößerung und Entstellung der Nase – der Ausbildung einer sogenannten Knollennase – führen können.

Weltweit leiden etwa 45 Millionen Menschen unter einer Rosazea. Bei hellhäutigen Menschen ist die Gefahr, eine Rosazea zu entwickeln, größer als bei Menschen mit dunklerem Teint. Die Erkrankung kann in jedem Alter auftreten, üblicherweise sind es jedoch vor allem Frauen mittleren Alters, die sie entwickeln.

Eine Rosazea muss nicht irreversibel sein. Im Rosazea-Managementplan erfahren Sie, was Sie gegen die Erkrankung tun können, wie Sie die Symptome lindern können und welche Faktoren den Zustand verschlimmern können. Sie finden im Folgenden eine Fülle von Informationen und Tipps, an die Sie sich jedoch nicht bis ins Kleinste halten müssen. Entscheiden Sie selbst, was für Sie relevant ist. An den Managementplan schließt sich das Anti-Rosazea-Programm an, das Ihnen aufzeigt, wie Sie Ihre Gesundheit im Allgemeinen verbessern und was Sie von innen heraus gegen die Hauterkrankung tun können. Hat sich eine Rosazea erst einmal chronifiziert, gilt sie zwar im Allgemeinen als irreversibel, ich bin jedoch der Überzeugung, dass sich die Erkrankung mit einem geeigneten Gesundheitsprogramm in jedem Stadium heilen oder zumindest lindern und kontrollieren lässt.

Managementplan

Die Gesichtshaut ist von vielen Hundert Blutgefäßen unterschiedlicher Form und Größe durchzogen, die sich im Falle einer Rosazea nicht so verhalten wie sie sollten. Bei der Rosazea handelt es sich also in erster Linie um eine Störung der Blutgefäße des Gesichts. Um die Krankheit besser zu verstehen, muss man sich die funktionalen und strukturellen Veränderungen der Blutgefäße, die bei den Betroffenen auftreten, ansehen.

Die Blutgefäße erfüllen eine Reihe von Aufgaben, die für die Gesunderhaltung der Haut wichtig sind:

- Die Blutgefäße im Gesicht versorgen die Haut mit wichtigen Nährstoffen und mit Sauerstoff. Wie der Postbote, der Ihnen täglich die Post ins Haus bringt, transportieren die Blutgefäße den ganzen Tag (und die ganze Nacht) Vitamine, Mineralstoffe, Fettsäuren und Sauerstoff in die Epidermis, damit die Haut richtig funktionieren kann.
- Die Gesichtsblutgefäße spielen eine wichtige Rolle beim Abtransport der von den Hautzellen der Gesichtshaut produzierten Abfallprodukte. So, wie wir jede Woche unsere Mülltonnen vors Haus stellen, damit sie von der Müllabfuhr geleert werden, stellen auch die Hautzellen des Gesichts jeden Tag ihren Müll heraus, der dann durch den Blutstrom abtransportiert und vom Körper ausgeschieden wird.
- Die Blutgefäße des Gesichts wirken bei der Regulierung der Körperinnentemperatur mit. Wird diese zu hoch, weiten sich die Blutgefäße. Dadurch erhöht sich der Blutfluss und ein großer Teil der Wärme wird über die Hautoberfläche abgegeben. Auf diese Weise normalisiert sich die Körperinnentemperatur wieder. Gesunde Blutgefäße ziehen sich danach wieder auf ihre normale Größe zusammen.

Funktionale Veränderungen der Gesichtsblutgefäße, die bei einer Rosazea auftreten können:

- Die Blutgefäße weiten sich, wenn sie mit ganz gewöhnlichen Substanzen in Berührung kommen, auf die normale Blutgefäße nicht reagieren.

- Die Blutgefäße weiten sich stärker als normale Blutgefäße.
- Sie können überdurchschnittlich lange in diesem geweiteten Zustand verharren.

Dadurch kommt es zu einer abnormen Erhöhung des Blutflusses in die Gesichtshaut, die sich infolgedessen stark rötet. Bei einer Rosazea treten zunächst funktionale Veränderungen auf. Werden diese nicht behandelt, kann es unter Umständen zu weitaus gravierenderen strukturellen Veränderungen kommen.

Die normale Struktur der Blutgefäße des Gesichts:
- Blutgefäße sind Röhren, die nähr- und sauerstoffreiches Blut vom Herzen in die Haut – das Organ, das die gesamte äußere Oberfläche des Körpers bedeckt – transportieren.
- In den Gesichtsblutgefäßen befinden sich vaskuläre glatte Muskelzellen und Endothelzellen, die den Blutfluss kontrollieren und den Durchmesser der Blutgefäße verändern. Man könnte sie mit den Türstehern von Nachtclubs vergleichen, die Besucher ungehindert einlassen, solange der Club leer ist, und die einen Teil der Besucher abweisen, wenn sie vom Management dazu angewiesen werden. Auf ähnliche Weise sollten sich normale Blutgefäße auf ein entsprechendes Signal hin weiten und zusammenziehen.

Strukturelle Veränderungen der Gesichtsblutgefäße, die bei einer Rosazea auftreten können:
- Wie ein Luftballon, der so oft aufgeblasen wurde, dass er sich schließlich nicht mehr auf seine ursprüngliche Größe zusammenzieht, wenn man die Luft herauslässt, können funktionsgestörte Endothelzellen dazu führen, dass die Blutgefäße des Gesichts dauerhaft geweitet bleiben.
- Es kann zu Schädigungen der vaskulären glatten Muskelzellen kommen.
- Aus bereits bestehenden Blutgefäßen können neue Blutgefäße aussprossen. Durch diese Vermehrung der unter der Hautoberfläche liegenden Blutgefäße wirkt die Haut gerötet.

Um etwas gegen Ihre Rosazea tun zu können, ist ein tiefergehendes Wissen über die funktionalen und strukturellen Veränderungen nicht erforderlich. Wichtig ist nur, darauf zu achten, was Ihren Zustand verschlimmert, und diese Dinge so weit wie möglich zu meiden. Denn nur so können Sie verhindern, dass aus den funktionalen Veränderungen, wenn diese nicht frühzeitig behandelt werden, irreversible strukturelle Veränderungen werden.

Wieso verschlimmert sich die Rosazea?

Welche Faktoren zu einer Verschlimmerung der Rosazea führen können, ist von Mensch zu Mensch verschieden. Die folgende Liste kann Ihnen helfen herauszufinden, welche Faktoren die Hautrötung bei Ihnen auslösen:

Allergien (Freisetzung von Histamin), Alkohol, Ängste und Sorgen, Milchprodukte, Verlegenheit, Sonnenlicht, extreme Temperaturen, histaminhaltige Nahrungsmittel, heiße Getränke, Krankheit, Lachen, Weinen, körperliche Anstrengung*, ungesunde Ernährung und ungesunder Lebensstil, Saunen oder heiße Bäder, plötzlicher Temperaturwechsel, bestimmte Medikamente, zum Beispiel topische Steroide, scharf gewürzte Speisen, bestimmte Hautpflegeprodukte, Stress, Vitamin- und Mineralstoffmangel, windiges Wetter

* Körperliche Anstrengung kann eine Rosazea zwar verschlimmern, dennoch sollten Sie nicht auf sportliche Aktivitäten verzichten, denn diese können wesentlich zu einer Besserung beitragen.

Histaminreaktionen minimieren

Da die Hautrötung bei der Rosazea durch erweiterte Blutgefäße unter der Hautoberfläche verursacht wird, wollen wir ein besonderes Augenmerk auf die histaminhaltigen Lebensmittel und ihre blutgefäßerweiternde Wirkung richten. Der folgende Fragebogen kann Ihnen Aufschluss darüber geben, ob bei Ihnen eine Histamin-/Amin-Unverträglichkeit vorliegt.

Fragebogen Histamin-/Amin-Unverträglichkeit

	immer	manchmal	nie
Bekommen Sie Kopfschmerzen oder Migräne, wenn Sie zu viel Schokolade essen? Oder leiden Sie häufig ohne ersichtlichen Grund unter Kopfschmerzen oder Migräne?	10	5	0
Stellen Sie nach dem Genuss von Alkohol, insbesondere von Rotwein und Bier, eines der folgenden Symptome an sich fest: verstärkte Gesichtsrötung, Hitzewallungen, Schwellung der Zunge/des Rachens/des Gesichts. Oder zeigen sich andere Unverträglichkeitsreaktionen?	10	5	0
Kommt es zu Unverträglichkeitsreaktionen, wenn Sie Käse, rohe Eier oder Zitrusfrüchte essen?	10	5	0
Kommt es zu Unverträglichkeitsreaktionen, wenn Sie Fisch, Fleisch oder Wurst essen?	10	5	0
Reagieren Sie allergisch auf Konservierungsmittel (z. B. in Brot)?	10	5	0
Reagieren Sie allergisch auf Parfums, Haushaltsreiniger oder Pestizide?	10	5	0
Gesamtpunktzahl			
Haben Sie 20 oder mehr Punkte, liegt bei Ihnen möglicherweise eine Aminunverträglichkeit vor. Bei 30 und mehr Punkten ist dies sogar sehr wahrscheinlich. Doch selbst bei einer niedrigen Punktzahl würde ich Ihnen raten, möglichst wenig histaminhaltige Lebensmittel zu sich zu nehmen, um ein Fortschreiten der Rosazea zu verhindern.			

Bei Menschen, die unter Rosazea leiden, kann Histamin Rötungen der Gesichtshaut auslösen. Es gibt zwei unterschiedliche Faktoren, die für eine Histaminreaktion verantwortlich sein können. Zum einen setzt der Körper Histamin frei, wenn er Stress oder Allergenen ausgesetzt ist. Allergene lösen allergische Histaminreaktionen wie Rötungen oder Schwellungen aus. Zum anderen ist Histamin natürlicher Bestandteil vieler Nahrungsmittel und Getränke, wie zum Beispiel Wein, Käse und Schokolade. Sehen wir uns diese beiden Faktoren nun einmal näher an.

Die Freisetzung von Histamin im Körper

Sind Sie gegen einen Stoff allergisch, werden Antikörper ausgeschüttet, wenn Sie damit in Berührung kommen. Diese heften sich an die Mastzellen, die in der Folge beginnen, Histamin auszuschütten. Sind

Sie beispielsweise allergisch gegen den gelben Lebensmittelfarbstoff Tartrazin, der in einem Fertigdessert enthalten war, das Sie gerade gegessen haben, gerät Ihr Körper in Panik und schüttet Antikörper aus, die sich an die Mastzellen binden. Das in der Folge freigesetzte Histamin zirkuliert dann im Blut, und die Haut beginnt zu jucken und sich zu röten.

Symptome einer Histamin-/Amin-Allergie sind: Juckreiz, Niesen und verstärkte Schleimproduktion, tränende oder brennende Augen, Gesichtsrötung, Nasennebenhöhlenverstopfung, Kopfschmerzen oder Migräne, Asthma, Magenkrämpfe oder Durchfall.

Dass Histamine dem Körper so zusetzen können, liegt daran, dass sie in nahezu allen Körpergeweben – der Lunge, der Darmschleimhaut, den Mastzellen und den Basophilen – vorhanden sind.

Alles, was der Körper als Allergen empfindet – etwa Drogen, Chemikalien, Partikel, wie zum Beispiel Pollen, die wir einatmen, Insektengift sowie bestimmte Nahrungsmittel –, kann eine Histaminausschüttung bewirken. Histamin wird aber auch durch Stress freigesetzt. Sollten Sie also zu den Menschen zählen, die sich ständig Sorgen machen und zum Grübeln neigen, überfluten Sie Ihren Körper unter Umständen geradezu mit gesundheitsgefährdenden Histaminen.

Histamine in Lebensmitteln und Getränken

Histamin ist in unterschiedlichen Mengen in einer Vielzahl von Nahrungsmitteln und Getränken enthalten. Große Mengen finden sich in Schokolade, Käse, Wein, scharfen Speisen und Bier, die deshalb weitaus häufiger eine Histaminreaktion auslösen als andere histaminhaltige Lebensmittel. Schokolade kann Kopfschmerzen verursachen, weil sich durch das darin enthaltene Histamin die Blutgefäße im Gehirn weiten, wodurch der Druck im Kopf ansteigt.

Histamin besitzt die Fähigkeit, dem Körper zu signalisieren, dass er die Blutgefäße weiten soll, damit möglichst viel Blut hindurchströmen kann. Dies wiederum führt zu Gesichtsrötungen.

Lebensmittel und Getränke mit hohem Histamingehalt
Anchovis, Sardinen, Thunfisch, Avocado, Bier, Brandy, Likör, Portwein, Rum, Sherry, Dosenkonserven, Käse, Schokolade, Kakaopulver und Kakao, Cidre, Apfelessig, Essig, Cola-Getränke, Aubergine, fermentierte Getränke, fermentierte Lebensmittel, Joghurt, Sojasauce, Fisch (mit Ausnahme von weißfleischigem Fisch), Konfitüren und Pickles, gekochtes Fleisch, verarbeitete Fleischprodukte, saure Sahne, Spinat, Pilze, Tomaten, Tomatensaft und -sauce, Weine, insbesondere Rotwein, Hefeextrakt, Orangen, Orangensaft, Essiggurken, Oliven

Lebensmittel und Getränke, die körpereigenes Histamin freisetzen und so eine Histaminreaktion auslösen
Alkohol, Bananen, bestimmte Nüsse, Schokolade, Eier, Fisch, Milch/Milchprodukte, Papayas, Ananas, Schalentiere, Erdbeeren, Tomaten

Sie müssen nicht ganz auf diese Lebensmittel und Getränke verzichten, sollten sie aber nur in Maßen genießen und darauf achten, ob sich nach deren Genuss eine negative Reaktion einstellt. Bekommen Sie nach dem Genuss eines bestimmten Lebensmittels Hitzewallungen oder extremes Herzklopfen, sollten Sie für die Dauer des Ernährungsprogramm vollständig darauf verzichten.

Wollen Sie bei besonderen Gelegenheiten Alkohol trinken, empfehle ich Ihnen Gin, Wodka oder Whisky. Diese Getränke enthalten keine Amine, können aber dennoch eine Histaminreaktion auslösen. Sie können mit Soda oder Mineralwasser, jedoch keinesfalls mit Zitronensaft, Tonic Water oder anderen Zusätzen getrunken werden. Am besten sollten Sie aber ganz auf Alkohol verzichten, bis sich Ihre Rosazea gebessert hat.

Aminfreie Lebensmittel und Getränke

die meisten Gemüsesorten, Linsen, Bohnen, Erbsen, Birnen, Äpfel, Zimtäpfel, Mangos, Aprikosen, Pfirsiche, Rhabarber, Beeren, Kirschen, Johannisbeeren, Guaven, Litschis, Nektarinen, Granatapfel, Cantaloupe-Melone, Wassermelone, frisch gekochtes Rindfleisch*, Hähnchenfleisch ohne Haut*, Lamm, Kalbfleisch*, Kaninchen*, frischer weißfleischiger Fisch*, Sojamilch, Tofu, Johannisbrotkernmehl, Limonade, entkoffeinierter Kaffee, Kaffee, Tee, Pfefferminztee, Knoblauch, Schalotten, Kräuter, Vanille, Pfeilwurzelmehl, Gerste, Buchweizen, Maismehl, Malz, Reis, Reismehl, Haferflocken, Roggen, Weizen, Polenta, Honig, Ahornsirup, Sonnenblumenöl, Cashewkerne

* Bei der Lagerung von gekochtem Fleisch erhöht sich dessen Amingehalt. Essen Sie Reste von gekochtem Fleisch deshalb nur, wenn sie über Nacht im Kühlschrank aufbewahrt wurden.

Histamine müssen zwar nicht zwangsläufig der Auslöser einer Rosazea sein, tragen aber in der Regel zu einer Verschlimmerung bei. Normalerweise unterstützt die Leber die Histaminausscheidung mithilfe der sogenannten Sulfatierung. Bei Menschen, die unter Rosazea leiden, ist diese Fähigkeit unter Umständen eingeschränkt. Sind die Sulfatierung und andere Entgiftungsprozesse überlastet, wird das Histamin nicht schnell genug aus dem Körper ausgeschieden, und es kann zu Problemen, wie zum Beispiel einer Erweiterung der Blutgefäße, kommen.

Was versteht man unter Sulfatierung?

Ich vergleiche die Leberentgiftung gerne mit einem Pferderennen auf einer Rennbahn. Das Histamin ist das Rennpferd, das durch die Blutgefäße »reitet«, und dabei muss es mit strenger Hand zur Ziellinie gelenkt werden, damit es sicher aus dem Körper ausgeschieden werden kann. Da die »Rennpferde« den Weg zur Ziellinie jedoch nicht von alleine finden, benötigt man »Jockeys«, die sie in die richtige Richtung lenken. In unserem Körper übernimmt Schwefel diese Aufgabe. Ist er im Körper verfügbar, wird das Histamin rasch aus dem Blutkreislauf ausgeschieden und die Blutgefäße müssen sich nur so weit wie nötig ausdehnen.

Schwefelreiche Lebensmittel wie Knoblauch, Zwiebeln und Kohl können zur Verbesserung der Sulfatierung – und damit der Histaminausscheidung – beitragen. Sulfathaltige Aminosäuren (Methionin, Cystein und Taurin) sind in proteinreichen Lebensmitteln wie zum Beispiel Hähnchenfleisch enthalten. Alle anderen Entgiftungsprozesse benötigen Unterstützung, um den Sulfatierungsprozess in der Leber zu entlasten. Nehmen Sie deshalb auch die anderen »Jockeys« – Omega-3-Fettsäuren, Glycin, Magnesium, die B-Vitamine, Selen und Vitamin C ein. Bei unzureichender Sulfatierung (das heißt wenn es zu wenig »Jockeys« gibt), können wir anfälliger für Umwelterkrankungen, rheumatoide Arthritis und Erkrankungen des Nervensystems (wie z. B. Parkinson und amyotrophe Lateralsklerose) werden.

Die Haut beruhigen

Zur Linderung der Beschwerden empfehlen sich entzündungshemmende, feuchtigkeitsspendende Produkte, die folgende Inhaltsstoffe enthalten sollten: Omega-3-Fettsäure (Linolensäure), Kamille, Calendula, Vitamin E, Schwarzes Johannisbeeröl, Süßmandelöl, Nachtkerzenöl, Hagebuttenöl, Sanddornöl, Hanföl, Gamma-Linolen-Säure, Trauben- und Zitruskernextrakt, Vitamin C, Süßholz.

Detaillierte Informationen zu Inhaltsstoffen, die Sie meiden sollten, finden Sie im Anhang (S. 336).

Frage »Ich leide vor allem im Sommer unter schlimmen Gesichtsrötungen. Womit kann ich mir schnelle Linderung verschaffen?«

Antwort Bei Menschen, die unter einer schweren Rosazea leiden, kommt es zu einer starken Erhitzung des Körpers. Ihnen ist ständig heiß und sie fühlen sich unwohl. Bei Gesichtsrötungen oder Hitzewallungen können Sie Folgendes versuchen:

- Lutschen Sie einen Eiswürfel.
- Befeuchten Sie die Haut mit kaltem Wasser oder halten Sie eine mit Eiswürfeln gefüllte Plastiktüte dagegen.
- Haben Sie gerade weder Eiswürfel noch kaltes Wasser zur Hand, stellen Sie sich vor, Sie würden in einem mit Eiswürfeln gefüllten Schwimmbecken baden. Verschiedene Studien haben gezeigt, dass dies tatsächlich funktioniert, denn das Gehirn kann nicht zwischen Realität und Imagination unterscheiden. Stellen Sie sich vor, wie Sie in diesem eiskalten Wasser frieren, und Ihr Körper und Gesicht werden sich im Nu abkühlen.

Frage »Ich leide unter Rosazea, und meine Haut juckt ständig. Gibt es etwas, womit ich mir Linderung verschaffen kann?«

Antwort Gegen den Juckreiz können Sie Folgendes versuchen:

- Halten Sie eine mit Eiswürfeln gefüllte Plastiktüte an die Haut.
- Füllen Sie die Badewanne mit lauwarmem Wasser, fügen Sie 2 EL Backnatron dazu und baden Sie darin.
- Betupfen Sie die betroffenen Hautpartien sofort nach dem Baden, solange die Haut noch nicht ganz trocken ist, sanft mit einer Feuchtigkeitscreme für empfindliche Haut oder mit einer Salbe.
- Nehmen Sie ein Nahrungsergänzungsmittel mit Quercetin und Vitamin C ein.

Das Anti-Rosazea-Programm

Das Programm zeigt Ihnen nicht nur auf, wie sich Ihre Beschwerden lindern lassen, es setzt sich vor allem mit den möglichen Ursachen der Erkrankung auseinander, damit Sie das Übel an der Wurzel packen und Funktion und Struktur Ihrer Blutgefäße verbessern können.

Regelmäßig Sport treiben

Sportliche Betätigung ist unerlässlich, um eine Rosazea loszuwerden. Ich spreche da aus eigener leidvoller Erfahrung, obwohl ich nur unter einer milden Form litt, die ich glücklicherweise auch schnell wieder loswurde, sodass sie sich nicht verschlimmern konnte.

Die ersten Anzeichen waren eine ständige Rötung des Kinns, die ich mit Make-up überdeckte. Als ich Milchprodukte aus meiner Ernährung verbannte, trat jedoch eine Besserung ein. Ich ließ mich auf mögliche Allergien und Unverträglichkeiten testen, stellte meine Ernährung etwas um und hatte danach tatsächlich erst einmal Ruhe. Ein paar Jahre später traten jedoch, obwohl ich nach wie vor auf Milchprodukte verzichtete, erste Gesichtsrötungen auf. Im Winter rötete sich mein Gesicht, wenn die Heizung an war. Im Sommer reagierte ich überempfindlich auf die Hitze, und wenn ich mein Gesicht morgens mit warmem Wasser wusch, hatte ich den ganzen Tag einen roten Kopf. Wenn ich Sport trieb, bekam ich danach rote Flecken im Gesicht. Und das lag nicht etwa daran, dass ich mich dabei übermäßig verausgabt hätte. Aber wenn ich es schaffte, regelmäßig ein moderates Training durchzuhalten, verschwand meine Rosazea wie von Zauberhand. Ich habe deshalb einmal recherchiert, ob dies ein allgemein zu beobachtender Effekt ist.

Auf der Website der Rosacea Support Group ist zu lesen: »Viele von Rosazea Betroffene haben festgestellt, dass sich ihre Symptome durch moderate sportliche Betätigung zu bessern scheinen.« Anderen Experten zufolge könnte dies auf die Erhöhung der gefäßverengenden Wirkung des Sympathikus zurückzuführen sein.

Weitere Gründe, weshalb sich eine Rosazea mit Sport verbessern lässt:

- Bei moderater sportlicher Betätigung werden die Fettreserven des Körpers verbrannt. Dadurch stehen potenziell weniger Fettzellen für Entzündungsreaktionen zur Verfügung. Exzessives Training, wie beispielsweise das Marathonlaufen, bewirkt hingegen genau das Gegenteil, das heißt es wirkt entzündungsfördernd.

- Moderate sportliche Betätigung senkt den Arachidonsäuregehalt im Blut. Arachidonsäure aus Fleisch und Milchprodukten wirkt entzündungsfördernd. Menschen, die unter Rosazea leiden, sollten deshalb ihre Arachidonsäurewerte durch regelmäßiges Training und den Verzicht auf Milchprodukte senken.
- Durch Sport erhöht sich der Endorphinspiegel im Blut.
- Erhöhte Blutzuckerwerte können die Blutgefäße schädigen. Der Blutzucker lässt sich durch regelmäßige sportliche Betätigung senken.

Darüber hinaus verbessert regelmäßiges Training die Blutzirkulation, und eine gute Blutzirkulation ist unverzichtbar für eine gesunde Haut. Ein gut funktionierendes Kreislaufsystem ist notwendig, damit Nährstoffe und Sauerstoff in die Haut transportiert werden können. Andernfalls wird die Haut im wahrsten Wortsinn »ausgehungert«, weil sie nicht ausreichend mit essenziellen Fettsäuren, Antioxidantien und Sauerstoff versorgt wird.

Wie kann eine mit Nährstoffen unterversorgte Haut überleben?

Mangelt es der Haut an Sauerstoff und Nährstoffen, vertrocknet sie und stirbt ab (wie bei einer Gangrän). Ist die Blutversorgung zu langsam oder in irgendeiner Weise gestört, benötigt die Haut zusätzliche Blutgefäße, die sie mit nährstoffreichem Blut versorgen, und die Blutgefäße müssen weiter sein, damit mehr Blut mit geringerem Kraftaufwand hindurchströmen kann. Funktioniert der Blutkreislauf nicht richtig, hat dies auch negative Auswirkung auf die Ausscheidung von Abfallprodukten wie Industrie- und Umweltgiften, abgestorbenen Zellen und Chemikalien, die sich dann im Körper ansammeln. Dies wiederum führt zu einer Verstopfung und Vergrößerung der Talgdrüsen des Gesichts, und daraus können sich Verformungen der Nase und der Haut entwickeln, wie man sie von der chronischen Rosazea kennt.

Ein paar Tipps für die sportliche Betätigung:

- Wenn Sie mit dem Sport beginnen, werden sich zunächst unangenehme Hautrötungen und Hitzewallungen einstellen. Werfen Sie deshalb aber nicht die Flinte ins Korn, denn diese Reaktion wird möglicherweise im Laufe der Zeit verschwinden.

- Um diese negativen Symptome zu vermeiden, sollten Sie am besten in klimatisierten Räumen trainieren oder schwimmen gehen.
- Trainieren Sie täglich mindestens 15 Minuten und achten Sie darauf, dass Sie dabei ins Schwitzen kommen. Bevor eine Besserung Ihrer Rosazea eingetreten ist, sollten Sie jedoch nur moderat und nicht länger als eine Stunde trainieren.

Für einen gesunden Darm sorgen

Ein angegriffener Verdauungstrakt und ein durchlässiger Darm können ebenfalls zu einer Verschlimmerung Ihrer Rosazea beitragen. Ist die Darmwand intakt, ist sie gerade nur so durchlässig, dass lediglich mikroskopisch kleine Partikel aus der richtig verdauten Nahrung (Aminosäuren, Glukose, Vitamine, Mineralstoffe und Fettsäuren) in den Blutstrom gelangen. Größere Partikel durchlaufen den Magen-Darm-Trakt und werden schließlich ausgeschieden. Ist die Darmwand jedoch geschädigt, können sich größere Löcher bilden, durch die auch größere Partikel in die Blutbahn gelangen. Stellen Sie sich vor, Sie hätten gerade Reis gekocht, den Sie nun in ein Sieb abgießen. Dabei verbleiben die Reiskörner im Sieb, und das Wasser fließt durch die Löcher ab. Was würde nun aber passieren, wenn die Löcher des Siebs zu groß sind? Es werden auch Reiskörner durch die Löcher fallen.

Gelangen nun aber fremdartige Partikel in den Blutstrom, kommt es zu einer Immunreaktion. Der Körper gerät gewissermaßen in Panik und schüttet eine Kaskade gefäßerweiternder Histamine aus. Deshalb sollten Menschen, die unter Rosazea leiden, besonders auf eine gute Verdauung und einen gesunden Darm achten. Kauen Sie Ihre Speisen deshalb stets gründlich und nehmen Sie eine geeignete probiotische Nahrungsergänzung ein (S. 232).

Nahrungsergänzungen für einen gesunden Blutfluss

Zu den Mitteln, die einen gesunden Blutfluss fördern, zählen natürliche antihistaminische Nahrungsergänzungen, Fischölkapseln (Omega-3-Fettsäure) und Chlorophyll. Es gibt auch eine ganze Reihe von natürlichen Nährstoffen, die eine antihistaminische Wirkung haben, allen voran Quercetin und Vitamin C.

Quercetin Quercetin ist ein Flavonoid, das in reichem Maß in der Natur vorkommt. Besonders reich an Quercetin sind rote Zwiebeln. Darüber hinaus hat es eine stärkere antioxidative Wirkung als Vitamin E. Flavonoide – in den Medien gelegentlich auch als Bioflavonoide bezeichnet – sind Pflanzenfarbstoffe, die Beeren und anderen Früchten sowie Gemüse ihre Farbe verleihen. Flavonoide haben antioxidative Eigenschaften und tragen so zum Schutz unserer Zellen vor Oxidation und Krebs bei. Das Flavonoid ist ein Entzündungshemmer und ein natürliches Antihistaminikum. Deshalb ist es ideal für Menschen, die unter Rosazea leiden. Außer in Zwiebeln ist es auch in Äpfeln, Blattgemüse wie Spinat, in Grünkohl, Cranberrys, Weintrauben, Birnen, Knoblauch und Grapefruits enthalten.

Dosierung: Nehmen Sie zweimal täglich 500 mg Quercetin zu den Mahlzeiten ein und essen Sie quercetinreiche Lebensmittel. Stellt sich nach dem Genuss aminhaltiger Speisen oder Getränke eine Histaminreaktion – etwa in Form von Heuschnupfen oder Gesichtsrötungen – ein, können Sie eine zusätzliche Dosis Quercetin und Vitamin C nehmen.

Vitamin C Vitamin C hat ebenfalls antihistaminische Wirkung und ist als Antioxidans bekannt. Da der menschliche Körper Vitamin C nicht selbst herstellen kann, müssen wir es ihm täglich zuführen. Gemüse und Obst sind reich an Vitamin C. Ohne Vitamin C würde es der Haut an Kollagen mangeln, und es käme zu Einblutungen (wie dies beim Skorbut, einer Vitamin-C-Mangelerkrankung der Fall ist). Greifen Sie also, wenn Sie die Lust auf Süßes überkommt, zu Obst und nicht zu Lollis oder Kuchen (denn die enthalten kein Vitamin C).

Wenn Sie beobachten wollen, welch verblüffende Wirkung Vitamin C entfaltet, müssen Sie einem Erwachsenen, der gerade mit einem Heuschnupfen kämpft, nur 1000 mg davon geben. Die Symptome werden im Nu verschwunden sein.

Dosierung: Nehmen Sie bei akuten Rosazea-Anfällen dreimal täglich 1000 mg Vitamin C. Reduzieren Sie die Dosis auf täglich 500 mg sobald eine Besserung eintritt.

Kaufen Sie am besten ein Präparat, das sowohl Quercetin als auch Vitamin C enthält.

Wichtig: Vitamin C ist eine Säure. Kaufen Sie deshalb keine Kautabletten, da sie den Zahnschmelz angreifen, sodass die Zähne empfindlich auf Heißes, Kaltes oder Süßes reagieren. Vitamin C wirkt blutverdünnend. Nehmen Sie deshalb kein Vitamin-C-Präparat ein, wenn Sie mit blutverdünnenden Medikamenten (Herzmittel, Aspirin etc.) behandelt werden, wenn Sie unter der Bluterkrankheit leiden oder vor einem operativen Eingriff stehen. Werden Sie gerade medikamentös behandelt, halten Sie vor der Einnahme von Vitamin C Rücksprache mit Ihrem Arzt. Bei Histaminallergien mit lebensbedrohlichen Symptomen (Schwellung der Lippen, der Zunge oder des Rachens) dürfen Präparate mit natürlicher antihistaminischer Wirkung nicht eingenommen werden. In diesem Fall sollten Sie alles meiden, was eine Schwellung verursacht und sich von Ihrem Arzt oder Allergologen beraten lassen.

Omega-3-Fettsäuren Omega-3-Fischöl-Präparate wirken blutverdünnend und fördern so die Durchblutung der Kreislaufperipherie. Darüber hinaus wirken Omega-3-Fettsäuren entzündungshemmend und sind deshalb besonders geeignet für Menschen mit Rosazea. Omega-3-Fettsäuren sind nicht nur in Fisch, sondern auch in Leinsamen, frischen Walnüssen und in geringen Mengen auch in dunkelgrünem Blattgemüse enthalten.

Dosierung: Siehe Kapitel »Wie viel Omega-3-Fettsäure benötigt ein Erwachsener?« (S. 75) (dort auch die Warnhinweise).

Chlorophyll Der grüne Pflanzenfarbstoff ist auch als flüssige Nahrungsergänzung erhältlich. Chlorophyll soll nicht nur die Bildung roter Blutkörperchen unterstützen, es spielt auch eine wichtige Rolle bei der Behandlung der Rosazea. Ausführliche Informationen finden Sie im Kapitel »Was ist Chlorophyll?« (S. 57).

Auf eine gesunde Ernährung achten

Für die Gerichte im Rezeptteil (S. 337) wurden auch histaminhaltige Zutaten verwendet, allerdings weniger als in der durchschnittlichen westlichen Ernährung üblich. Deshalb sollten auch Sie die schmackhaften Gerichte genießen können. Es wurde ganz bewusst auf aminfreie Rezepte verzichtet, denn Sie sollten in der Lage sein, auch aminhaltige Speisen zu sich zu nehmen, ohne dass Ihre Rosazea erneut ausbricht. Wichtig dafür ist, dass Sie sich täglich sportlich betätigen und die wichtigsten Ernährungsergänzungen einnehmen.

Tipps für die Umsetzung in die Praxis

Ein ausgezeichneter Lieferant der Omega-3-Fettsäuren EPA und DHA sind fette Fische wie Lachs, Forellen, Hering, Sardinen und Makrelen, die Sie deshalb zweimal pro Woche essen sollten. Beachten Sie aber, dass dies histaminhaltige Fische sind und Sie sie deshalb nur in Maßen genießen sollten. Wenn Sie unter einer Fischallergie leiden, müssen Sie allerdings auf Fisch verzichten. Omega-3-Fettsäuren sind aber auch in Leinsamen und Walnüssen sowie – in geringen Mengen – in dunkelgrünem Blattgemüse enthalten. Nehmen Sie deshalb täglich, beispielsweise in einem Beeren-Smoothie (S. 340), einem Zitronendrink mit Lecithin (S. 339), einem Birnendrink für empfindliche Haut (S. 340) oder einem Kalziumreichen Smoothie (S. 342) 1–2 EL Leinöl zu sich oder reichern Sie Ihre Speisen mit 1–2 EL ganzen oder gemahlenen Leinsamen an. Knabbern Sie außerdem einmal pro Woche eine kleine Handvoll frische Walnusskerne, essen Sie täglich zwei Handvoll dunkelgrünes Gemüse und trinken Sie reichlich gefiltertes Wasser.

Um die Leber beim Abbau von Aminen/Histaminen zu unterstützen, sollten Sie zweimal täglich ein Glas Green Water (S. 337) trinken und möglichst viele schwefelhaltige Nahrungsmittel wie Knoblauch, Zwiebeln und Kohl zu sich nehmen. Aus dem Rezeptteil empfehlen sich hier besonders die Anti-Aging-Brühe (S. 360), die Heilende Gemüsesuppe (S. 378), der Hähnchentopf mit Knoblauch und Kräutern (S. 367) und die Heilende Hühnersuppe (S. 361).

Darüber hinaus sollten quercetinreiche Nahrungsmittel wie rote Zwiebeln, Äpfel und Grapefruits auf Ihrer Einkaufsliste nicht fehlen. Und für zwischendurch empfehle ich Ihnen aminfreie Snacks wie Litschis, Wassermelone, Äpfel, Birnen Mangos, Beeren, Cantaloupe-Melonen, Reis und Haferflocken.

Das Wichtigste noch einmal in Kürze

Histaminreaktionen minimieren

- Meiden Sie Alkohol, Schokolade, Käse, Orangen und scharf gewürzte Speisen.
- Histamin wird auch bei Stress und Angst ausgeschüttet. Atemtechniken zur effektiven Entspannung finden Sie im Kapitel »Mit richtiger Atmung zu einer schönen Haut« (S. 278).

Die Haut beruhigen

- Verwenden Sie Reinigungsprodukte und Feuchtigkeitscremes mit entzündungshemmenden Inhaltsstoffen.

Regelmäßig Sport treiben

- Verbessern Sie Ihre Blutzirkulation. Trainieren Sie täglich mindestens 15 Minuten. Bringen Sie sich dabei ins Schwitzen.
- Sportliche Betätigung ist die wichtigste Maßnahme zur Verbesserung Ihrer Rosazea. Denn nur so können Sie auch von den anderen Maßnahmen in vollem Umfang profitieren.

Für einen gesunden Darm sorgen

- Nehmen Sie, wenn nötig, eine probiotische Nahrungsergänzung ein. Kauen Sie die Speisen gut und trinken Sie viel Wasser.

Nahrungsergänzungen für einen gesunden Blutfluss

- Nehmen Sie eine Nahrungsergänzung mit Quercetin und Vitamin C sowie ein Omega-3-Präparat und trinken Sie reichlich Green Water (S. 337).

Auf eine gesunde Ernährung achten

- Verbessern Sie die Leberfunktion mit Knoblauch, Zwiebeln und Kohl und essen Sie regelmäßig Fisch.
- Reichern Sie Speisen und Getränke mit Leinsamen oder Leinöl an.
- Essen Sie täglich dunkelgrünes Blattgemüse.

Kapitel 4
Schönheit und Gesundheit

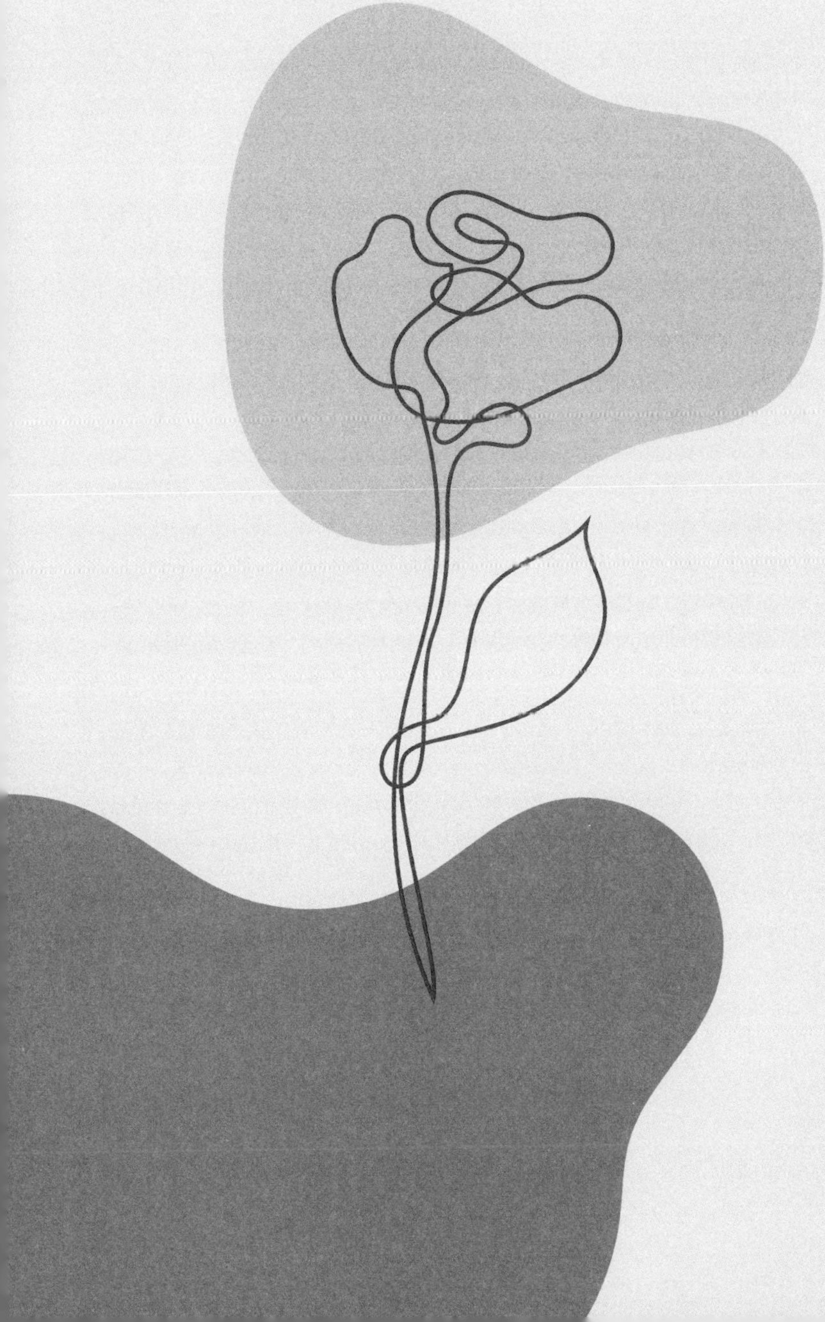

Mit richtiger Atmung zu einer schönen Haut

Sie fühlen sich gestresst? Mit ein paar einfachen Atemtechniken können Sie sich im Handumdrehen entspannen. Tatsächlich kann richtiges Atmen der Gesundheit in verschiedener Hinsicht förderlich sein. Mithilfe von Atemübungen lernen Sie auch das richtige Atmen bei sportlichen Aktivitäten, und das wird es Ihnen wiederum erleichtern, bei anstrengendem Training länger durchzuhalten. Deshalb sind Atemübungen ein wichtiger Bestandteil meines Ernährungsprogramms.

Durch richtiges Atmen wird die Haut besser durch Lymphe und Blut versorgt und sieht frischer aus. Außerdem werden ihr mehr Sauerstoff und mehr Nährstoffe zugeführt, wodurch sich die Wundheilung und die Zellerneuerung verbessern. Aber auch Stress und Ängste werden abgebaut, und damit verringert sich das Risiko von Hautausschlägen, die durch stressbedingte Entzündungen verursacht werden. Ist man chronisch gestresst oder ist die Atmung dauerhaft zu flach, wird das Stresshormon Kortisol ausgeschüttet. Ein andauernd hoher Kortisolspiegel beschleunigt jedoch den Alterungsprozess und vermindert die Fähigkeit des Körpers, Bakterien und Viren zu bekämpfen.

Die Haut ist das letzte Organ, das mit Nährstoffen (die Sie mit Ihren Mahlzeiten aufnehmen) versorgt wird. Eine bessere Atmung kann die Verdauung anregen und die Nährstoffaufnahme verbessern, sodass mehr essenzielle Fettsäuren und Antioxidantien in die Haut gelangen.

Der Akt des Ein- und Ausatmens hat darüber hinaus unmittelbare Auswirkung auf das lymphatische System, das wesentlich für eine gesunde Haut, eine gut funktionierende Immunabwehr und eine gute Widerstandsfähigkeit gegen Krankheiten verantwortlich ist.

Haben Sie eine flache Atmung?

Eine flache Atmung, bei der man vorwiegend nur in den oberen Brustkorb einatmet und sich die Lunge nicht vollständig mit Luft füllt, ist ein zunehmend häufiger zu beobachtendes Problem. Um Ihre Atmung zu verbessern, müssen Sie sich erst einmal bewusst machen, wie Sie atmen und dabei auch auf Ihre Körperhaltung achten. In einem zweiten Schritt sollten Sie dann einige einfache Atemtechniken erlernen, auf die wir in diesem Kapitel noch näher eingehen werden. Wichtig ist, dass Sie die Atemübungen täglich machen, um Ihre Atmung dauerhaft zu verändern. Um dies zu erreichen, ist es allerdings nicht einfach damit getan, tief einzuatmen, sondern es kommt vielmehr auf die Technik und die Qualität der Atmung an.

Möglicherweise haben Sie bereits einmal versucht, Ihre Tiefenatmung zu trainieren, haben dies aber wieder aufgegeben, weil sich keine positive Veränderung einstellte. Ich kann Ihnen jedoch versichern, dass Atemübungen dazu beitragen können, dass Sie sich großartig fühlen. Sie müssen nur richtig und regelmäßig durchgeführt werden. Haben Sie die Prinzipien des richtigen Atmens erst einmal verinnerlicht, geht es fast von selbst. Sie müssen nur – etwa wenn Sie zur Bushaltestelle gehen oder am Schreibtisch sitzen – bewusst auf Ihre Atmung achten, und wenn Sie sich angespannt oder müde fühlen, Ihre Haltung korrigieren und ein paar Atemübungen machen. Diese einfachen Übungen geben Ihnen nicht nur neue Energie, sondern wirken gleichzeitig entspannend.

Übung 1: Beobachten Sie sich selbst

Stellen Sie sich vor einen Spiegel und entspannen Sie die Schultern. Atmen Sie nun einmal lang und tief ein und danach ebenso lang und kräftig wieder aus. Wiederholen Sie diese Übung einige Male und beobachten Sie dabei, wie sich Ihr Körper beim Ein- und Ausatmen bewegt.

- Heben sich die Schultern beim Einatmen? Wenn ja, wie stark?
- Dehnt sich Ihr oberer Brustkorb beim Einatmen nach oben? Wenn ja, wie stark?
- Wirken Ihr Nacken und Ihre Schultern angespannt?
- Ziehen Sie den Bauch ein und lassen Sie keine Bewegung im Bauchraum zu?

- Wie ist Ihre Körperhaltung?
- Atmen Sie einmal ganz tief durch die Nase ein. Hört es sich an, als würden Sie die Luft einsaugen?
- Atmen Sie nochmals tief ein und sehen Sie dabei in den Spiegel: Ziehen sich Ihre Nasenlöcher etwas zusammen?

Haben Sie eine dieser Fragen mit Ja beantwortet, könnte das darauf hindeuten, dass Sie versuchen tief zu atmen und dass Sie möglicherweise eine flache Atmung haben.

Beim Einatmen sollten die Schultern entspannt bleiben und sich nicht nach oben bewegen.

Übung 2: Hören Sie auf Ihre Nase

Stellen Sie sich vor, Sie würden an einem Blumenstrauß riechen und den Duft mit einem tiefen Atemzug einsaugen. Versuchen Sie dann ebenso kraftvoll wieder auszuatmen, und achten Sie darauf, wie sich das anfühlt. Zieht sich die Nase ein wenig zusammen?

Saugt man die Luft mehr oder weniger intensiv in den oberen Brustkorb ein, wird im Oberkörper eine Spannung aufgebaut. Es wird weniger Luft mobilisiert und weniger Energie aufgebaut (und es stellt sich unter Umständen ohne erkennbaren Grund ein Gefühl der Mattigkeit ein). »Was Sie unbedingt vermeiden sollten, ist, die Luft einzusaugen.«, sagt Sophie Gabriel, die Autorin des Buchs »Breathe for Life«, »Es sei denn, Sie wollen den Duft von frisch gebrühtem Kaffee, frisch gebackenem Kuchen oder von Blumen riechen«.

Übung 3: Ujjayi-Atmung

Bei der Ujjayi-Atemtechnik wird auch das Zwerchfell, einer der stärksten Muskeln des Körpers, beansprucht. Er spielt vor allem bei der Atmung, aber auch bei der Stabilisierung des Oberkörpers eine wichtige Rolle. Die Ujjayi-Atmung ermöglicht es, bei geringerer Anstrengung mehr Luft einzuatmen und so innerhalb kurzer Zeit Ihre Energie und Ihr Durchhaltevermögen zu steigern.

Darüber hinaus ist sie sehr hilfreich beim Meditieren und beim Sport. Beim Sport sorgt sie dafür, dass rasch und ohne größere Anstrengung mehr Luft in die Lunge gelangt, sodass Ihnen mehr Energie zur Verfügung steht. Bei der Meditation trägt sie dazu bei, dass sich im Körper ein Gefühl der Entspannung einstellt, vorausgesetzt man nimmt auch die richtige Haltung ein.

Vorübung

Um diese Übung zu erlernen, sucht man sich am besten einen ruhigen Platz. Normalerweise atmet man bei der Ujjayi-Atmung durch die Nase ein und aus. In der Anfangszeit können Sie aber auch durch den Mund ein- und ausatmen. Wichtig ist nur, dass dabei das gleiche hauchende Geräusch und das gleiche Gefühl in der Kehle erzeugt wird.

Setzen Sie sich auf einen Stuhl oder legen Sie sich flach auf den Rücken und entspannen Sie Ihre Schultern. Machen Sie drei langsame, tiefe Atemzüge und sagen Sie sich bei jedem Ausatmen: »Ich entspanne mich«. Achten Sie darauf, dass sich der Brustkorb beim Ausatmen nicht senkt.

Nun können Sie mit der eigentlichen Ujjayi-Atmung beginnen.

Ujjayi-Atmung mit geöffnetem Mund

Ausatemübung: Achten Sie darauf, sich nicht zu verkrampfen oder den Körper anzuspannen und den Brustkorb nicht sinken zu lassen.

Atmen Sie mit einem langsamen, tiefen Atemzug durch die Nase ein. Öffnen Sie dann den Mund weit und atmen mit einem langen rauschenden »Haaaah«-Laut aus.

Beobachten Sie, wie Ihre Rachenmuskulatur reagiert. Sie sollten merken, wie sich die Luftröhre entspannt, sodass die Luft mühelos hindurchströmt. Wiederholen Sie die Übung einige Male und achten Sie dabei auf das Gefühl in Ihrer Kehle.

Einatemübung: Das Einatmen mit der Ujjayi-Technik ist in der Regel etwas schwieriger zu erlernen und erfordert deshalb ein wenig mehr Geduld. Am einfachsten ist es, wenn Sie sich noch einmal den Vorgang des Ausatmens vor Augen führen, nur eben rückwärts. Denn auch beim Einatmen sollten Sie das gleiche Gefühl in der Kehle verspüren und den gleichen rauschenden Ton erzeugen.

Der Stimmtrainer James Hagan arbeitet mit dieser Einatemübung, um seine Schüler zu lehren, wie sie den Klang ihrer Stimme verbessern können:

Sehen Sie in den Spiegel. Machen Sie den Mund weit auf und atmen Sie ein, bis sich Ihr Gaumenzäpfchen nach hinten oben zurückzieht und es sich anfühlt, als würde die Rachenmuskulatur die Zunge nach unten ziehen. Gelingt es Ihnen nicht, Ihr Gaumenzäpfchen nach oben zu bewegen, ist das nicht schlimm. Wichtig ist nur, dass Sie den Rachen weit öffnen, damit die Luft mühelos einströmen kann. Wenn Sie spüren, dass die Luft an Ihrem Gaumen entlangströmt und sich Ihre Kehle entspannt, machen Sie es richtig.

Wiederholen Sie die Übung so lange vor dem Spiegel, bis Sie sich eingeprägt haben, was in Ihrer Kehle passiert. Wenn Sie die Übung später mit geschlossenem Mund machen, wird die Entspannung im Rachenraum nicht mehr ganz so deutlich zu spüren sein.

Überprüfen Sie sich selbst. Nachdem Sie nun wissen, wie die Ujjayi-Atmung funktioniert, wiederholen Sie die Ein- und Ausatemübung, ohne dabei in den Spiegel zu sehen, und beobachten Sie, ob sich auch diesmal das Entspannungsgefühl in der Kehle einstellt. Achten Sie aber darauf, sich nicht zu überanstrengen.

Ujjayi-Atmung mit geschlossenem Mund

Schließen Sie den Mund und atmen Sie durch die Nase ein. Denken Sie dabei aber daran, die Luft nicht einzusaugen. Achten Sie darauf, dass der gesamte Rachenraum entspannt ist, damit die Luft mühelos bis in die Lunge strömen kann. Atmen Sie durch die Nase aus. Achten Sie auch beim Ausatmen darauf, dass Ihre Kehle entspannt ist und der Atem mühelos ausströmen kann.

Üben Sie dies so lange, bis Sie die Ujjayi-Atmung durch die Nase beherrschen, damit Sie sie jederzeit – sei es beim Spazierengehen, vor dem Computer oder beim Entspannen im Schwimmbad – anwenden können.

Tipp: Zählen Sie beim Ein- und Ausatmen, wie lange Ihre Atemzüge dauern. So können Sie überprüfen, ob die Atemzüge gleich lang und gleich intensiv sind. Sind sie beim Einatmen kürzer und schwächer, sollten Sie daran arbeiten, mit der gleichen Intensität ein- und auszuatmen.

Die Bauchatmung

Die Bauchatmung ist ein ideales Mittel zur geistigen Entspannung. Wenn Sie sie erst einmal beherrschen, können Sie sie jederzeit zum Stressabbau nach einem anstrengenden Arbeitstag oder – in Momenten, in denen Sie nervös oder ängstlich sind – auch bei der Arbeit einsetzen. Bei der Bauchatmung »bläht sich« der Bauch beim Einatmen auf, so als säße ein kleiner Ballon hinter Ihrem Nabel. Die Luft, die Sie einatmen, gelangt dabei jedoch keineswegs bis in den Bauch. Dieser bläht sich vielmehr deshalb auf, weil sich das Zwerchfell nach unten bewegt.

Um die Übung zu erlernen, legen Sie sich am besten auf den Rücken. Wenn es für Sie bequemer ist, können Sie die Knie anwinkeln und die Füße flach auf den Boden stellen. Legen Sie sich ein kleines, flaches Kissen oder ein Handtuch unter den Kopf und senken Sie das Kinn leicht in Richtung Brust. Legen Sie die Hände so auf den Bauch, dass die Finger in Richtung Nabel zeigen.

Atmen Sie tief und sehr langsam durch die Nase ein und stellen Sie sich vor, dass die Luft in den Bauch wandert, während er sich dehnt.

Achten Sie beim Atmen auf die Bewegung Ihrer Hände. Bewegen Sie sich beim Einatmen nach außen oder nach oben (Letzteres wäre richtig)? Atmen Sie weiter ein und aus, stellen Sie sich dabei vor, wie die Luft Ihren Bauch aufbläht, und sagen Sie beim Ausatmen in Gedanken: »Ich entspanne mich.«

Tipp: Um die Atmung während der Übungen zu verlangsamen, stellen Sie sich vor, Sie würden durch einen Strohhalm ein- und ausatmen. Dies gilt jedoch nur für die Atemübungen und nicht bei einem Hochintensitätstraining.

Wiederholen Sie die Übung so lange, bis Sie die Bauchatmung beherrschen. Danach können Sie sie auch im Stehen oder Sitzen probieren. Seien Sie unbesorgt, wenn das Aufblähen nicht auf Anhieb klappt.

Denn haben Sie normalerweise eine flache Atmung und atmen für gewöhnlich in den oberen Brustkorb, fehlt es Ihrem Zwerchfell möglicherweise an Spannkraft und Elastizität. Aber mit Ausdauer und Geduld wird Ihnen die Übung mit der Zeit gelingen. Loben Sie sich also bei jedem Fortschritt, und sei er noch so klein! Machen Sie aber unter keinen Umständen den Fehler, die Atmung zu forcieren und pausieren Sie, falls Ihnen schwindlig wird.

Versuchen Sie nun, diese Übung im Sitzen oder vor einem Spiegel stehend zu machen.

Tipp: Lassen Sie die Hände beim Ein- und Ausatmen auf dem Bauch liegen und stellen Sie sich vor, wie er sich – wie ein Luftballon – langsam ausdehnt und wieder zusammenzieht.

Atmung beim Sport

Beim Sport wird Folgendes empfohlen:

- Achten Sie stets auf korrekte Haltung, auch wenn Sie müde sind.
- Wenden Sie beim Ein- und Ausatmen die Ujjayi-Atmung (durch den Mund) an.
- Konzentrieren Sie sich darauf, ins Zwerchfell zu atmen, und dehnen Sie Ihren Brustkorb (insbesondere den unteren Teil).
- Passen Sie Ihre Atmung dem Grad der körperlichen Anstrengung und der Bewegung an, das heißt, beim Gehen sollte die Atmung langsamer sein, beim Sprinten dagegen schneller und tiefer.
- Vermeiden Sie beim Ausdauertraining zu kraftvolles Ein- und Ausatmen. Ansonsten können die Sauerstoff- und Kohlendioxidwerte im Körper durcheinandergeraten. Dadurch ermüdet man schneller und die Ausdauer lässt nach. Ob Sie zu kraftvoll ein- und ausatmen, erkennen Sie daran, dass Sie in den Händen und/oder Füßen ein Taubheitsgefühl verspüren, dass Ihnen schwindlig wird oder dass Ihre Kräfte nachlassen.

Tipps für die Umsetzung in die Praxis: Nehmen Sie sich jeden Morgen mindestens fünf Minuten Zeit, um die Ujjayi- und die Bauchatmung zu üben. Merken Sie sich die Zeiten gleich in Ihrem Terminkalender vor.

Auch die innere Schönheit will gepflegt sein

Eine makellose Haut, eine gut definierte Kinn-Kiefer-Kontur, ein symmetrisches Gesicht, weiße Zähne, glänzendes Haar, ein olivfarbener Teint, blaue Augen und schlanke, wohlgeformte Gliedmaßen – dies sind gemeinhin die Kriterien, die einen schönen Menschen ausmachen sollen. Wir müssten also alle aussehen wie Angelina Jolie, Brad Pitt oder Halle Berry und uns schlecht fühlen, wenn wir diesem Schönheitsideal nicht entsprechen.

Tatsächlich ist Schönheit ein Thema, über das sich trefflich streiten lässt. Denn wie heißt es so schön? Schönheit liegt im Auge des Betrachters. Wenn sich Schönheit also gar nicht objektiv definieren lässt, ergibt sich die Frage: Was können Sie tun, um Ihre Attraktivität zu steigern? Sollen Sie sich die Haare färben? Sollen Sie Ihre Sommersprossen bleichen? Sollen Sie mit Selbstbräuner für einen gesunden Teint sorgen? Oder sollen Sie sich gar einer Schönheits-OP unterziehen? Dass all dies nicht nötig ist, um attraktiver zu werden, sollen Ihnen die vier folgenden »Erkenntnisse« zeigen.

Erkenntnis Nr. 1

Innere Schönheit wird von jedem als schön empfunden. Äußere Schönheit zu erlangen, kann schwierig sein, und man kann sie nur zu leicht wieder verlieren, denn wir alle werden früher oder später Falten bekommen. Die innere Schönheit aber altert nicht, ja sie wird mit der Zeit sogar noch größer und ist obendrein viel einfacher zu erlangen als beispielsweise ein durchtrainierter Körper. Und das Allerbeste: Innere Schönheit wird von jedem als schön empfunden.

Ein Beispiel dafür ist die stets freundliche und hilfsbereite Kassiererin in meinem Supermarkt, die mit ihren stumpfen, zerzausten roten Haaren und ihrer fleckigen Haut so gar nicht dem Schönheitsideal entspricht. Neulich beobachtete ich, wie sie einem kleinen Jungen geduldig einen Lutscher auswickelte, obwohl sich an ihrer Kasse bereits eine lange Schlange gebildet hatte. Als ich einer Freundin davon berichtete, erwiderte diese: »Ja, das ist eine ganz reizende Person. Sie hat sich sogar den Namen meiner Tochter gemerkt.«

Beim täglichen Blick in den Spiegel konzentrieren Sie sich vermutlich auf Ihre Haut, auf die Haare, die nicht sitzen und andere Äußerlichkeiten mehr. Aber haben Sie sich schon einmal für Ihre wunderbare Persönlichkeit interessiert? Andere Menschen schätzen Ihre positiven Eigenschaften vielleicht mehr als Sie selbst. Doch wenn Sie Ihre innere Schönheit nicht schätzen, werden Sie sich auch nicht schön fühlen.

Die folgenden Fragen sollen Ihnen helfen, die Eigenschaften zu entdecken, die Ihre innere Schönheit ausmachen:

- Sind Sie nett zu Ihrer Mutter? Helfen Sie ihr im Haushalt und machen Sie Ihr Zimmer selbst sauber (auch wenn Sie bereits erwachsen und nur zu Besuch sind)?
- Sind Sie ein geselliger Mensch? Kochen Sie gerne für andere?
- Sind Sie eine gute Freundin/ein guter Freund? Bringen Sie andere zum Lachen? Vergessen Sie Geburtstage nie?
- Tun Sie Ihr Bestes, um Wasser zu sparen und Abfälle zu recyceln?
- Werfen Sie Müll nicht einfach auf den Boden? Heben Sie vielleicht sogar die Abfälle anderer auf, weil Ihnen die Umwelt am Herzen liegt?
- Sind Sie geduldig?
- Sind Sie dankbar?
- Haben Sie schon einmal jemandem einfach so etwas Gutes getan?
- Respektieren Sie das Eigentum anderer?
- Denken Sie positiv über andere Menschen?

Aufgabe

Schreiben Sie zehn positive Eigenschaften auf, die Sie besitzen. Wenn Ihnen auf Anhieb keine zehn Eigenschaften einfallen, tun Sie noch heute etwas Nettes und schreiben dies dazu.

Erkenntnis Nr. 2

Innere Schönheit vermittelt sich anderen Menschen auf einer energetischen Ebene. Sie können sich noch so gesund ernähren und noch so viel trainieren, um Ihr äußeres Erscheinungsbild zu verbessern, und werden trotzdem unattraktiv bleiben, wenn Sie Ihre inneren Qualitäten vernachlässigen. Denn dies kann zur Folge haben, dass Sie eine Energie ausstrahlen, die Sie trotz Ihres guten Aussehens in den Augen anderer unattraktiv erscheinen lässt.

Frage »Wie kann man wahrnehmen, welche Energie von einem anderen Menschen ausgeht?«

Antwort Wissenschaftlich lässt sich dies nur schwer beschreiben. Man weiß jedoch, dass Gedanken unterschiedliche Schwingungen im Gehirn auslösen, die sich mithilfe eines Elektroenzephalogramms (EEG) sichtbar machen lassen.

Die Wellen mit der niedrigsten Frequenz (0,1 bis 3 Hz) sind die Delta-Wellen. Delta-Wellen sendet das Gehirn aus, wenn wir unmotiviert, träge oder unaufmerksam sind oder wenn wir schlafen. Eine etwas höhere Frequenz (7,5 bis 13 Hz) haben Alpha-Wellen. Sie werden erzeugt, wenn wir still sitzen und die Augen schließen, wenn wir Tiefenatmungsübungen machen oder meditieren. Alpha-Wellen werden mit Entspannung, innerem Bewusstsein und Heilung assoziiert. Bei geistiger Aktivität werden hingegen verstärkt mittelfrequente (15 bis 18 Hz) Beta-Wellen erzeugt.

Die Energie, die wir aussenden, ist natürlich normalerweise nicht sichtbar, was aber nicht heißt, dass sie nicht existiert. Das ist wie mit der Elektrizität: Wir können sie nicht sehen, wir können sie nicht erklären, aber sie hat eine Wirkung, das heißt das Licht geht an, wenn wir den Lichtschalter betätigen.

Bei Menschen spüren wir starke, harmonische Energiefelder – das sogenannte Charisma – instinktiv. Menschen mit Charisma besitzen die Fähigkeit, unsere Aufmerksamkeit auf sich zu ziehen, ohne auch nur ein Wort sagen zu müssen. Sie fühlen sich »energiegeladen«, und das spüren wir bereits, wenn sie einen Raum betreten. Menschen, die sich hingegen »kraftlos« fühlen, haben nicht gelernt, sich ihre Energie zunutze zu machen, oder sie vermindern sie durch negative Selbstgespräche. Deshalb fühlen sie sich oft grundlos traurig und haben das Gefühl, von anderen nicht gesehen zu werden.

Doch ist dies kein Schicksal, in das man sich ergeben muss, denn jeder kann sein Energiefeld verbessern. Man muss nur wissen wie. Dabei sollen Ihnen die drei Übungen helfen, die Sie in diesem Kapitel finden. Führen Sie sie zwei Wochen lang durch und Sie werden feststellen, dass Ihre Mitmenschen beginnen, anders auf Sie zu reagieren.

Aufgabe

Überprüfen Sie täglich, welche Energie Sie ausstrahlen. Sie können dies daran feststellen, wie andere Menschen in Alltagssituationen mit Ihnen interagieren. Sind Sie anderen in der Regel sympathisch? Haben Sie gute Freunde? Halten Sie sich für einen glücklichen Menschen? Erholen Sie sich rasch nach schwierigen Phasen? Können Sie diese Fragen mit Ja beantworten, strahlen Sie vermutlich eine positive Energie aus.

Oder geraten Sie leicht mit anderen in Streit? Sind Sie unglücklich verliebt oder haben Sie finanzielle Probleme? Sind Sie anfällig für Unfälle? Fühlen Sie sich missverstanden? Leiden Sie unter Ängsten oder Depression? Wenn Sie diese Fragen mit Ja beantworten, strahlen Sie unter Umständen eine negative Energie aus.

Es gibt allerdings auch Schattierungen: Sie können beispielsweise hin und wieder glücklich sein und dann wieder Zeiten erleben, in denen Ihnen großes Unglück widerfährt. Die Energie, die Sie ausstrahlen, kann sich ebenso verändern wie Ihre Gedanken und Gefühle. Haben Sie jedoch permanent den Eindruck, nicht richtig verstanden oder schlecht behandelt zu werden, sollten Sie unbedingt an Ihrem Energiefeld arbeiten.

Erkenntnis Nr. 3

Wenn Sie Schönheit erkennen und würdigen, werden auch Sie selbst schöner. Bei dieser Erkenntnis spielt das Unterbewusstsein eine wichtige Rolle, denn es ist gewissermaßen Ihr persönlicher Datenspeicher. Es speichert verdrängte Erinnerungen, schmerzhafte Dinge, mit denen wir uns nicht auseinandersetzen wollen, ebenso wie Ereignisse, die mit starken Emotionen – angenehmen wie unangenehmen – verbunden waren.

Was es jedoch im Allgemeinen nicht speichert, sind Ereignisse, die uns gleichgültig gelassen haben. Begegnet uns ein Mensch, den wir interessant finden, werden wir uns dessen Gesicht aller Wahrscheinlichkeit nach merken. Übt der Mensch jedoch keinerlei Anziehung auf uns aus, werden wir uns vermutlich nie wieder an die Begegnung erinnern.

Das Unterbewusstsein hat auch Einfluss darauf, wie viel Schönheit wir uns selbst zugestehen. Wenn wir Schönheit schätzen, speichert unser Unterbewusstsein, dass sie etwas Positives ist. Geraten Sie bei einem schönen Sonnenuntergang ins Schwärmen oder machen Sie jemandem ein ehrlich gemeintes Kompliment, weil er eine schöne Haut hat, speichert Ihr Unterbewusstsein »Schönheit ist etwas Gutes.« Dies wird sich schon bald als neue Überzeugung – »Schönheit ist etwas Gutes, deshalb will auch ich schön sein.« – verfestigen und Sie werden anfangen, an der Steigerung der eigenen Attraktivität zu arbeiten, etwa indem Sie einen gesünderen Lebensstil pflegen und auf diese Weise etwas für Ihre Haut und Ihre Figur tun.

Selbstsabotage Haben Sie sich schon oft fest vorgenommen, etwas für Ihre Haut zu tun oder etwas abzunehmen, und ist es Ihnen dann doch nicht gelungen, die Diätprogramme durchzuhalten? Dann haben Sie sich jedes Mal selbst sabotiert.

Nehmen wir an, in einem Hochglanzmagazin fällt Ihnen die makellose Haut einiger Models auf. Sie könnten nun denken »Die sind so superschlank, weil sie nichts essen. Kein Wunder, dass sie eine so perfekte Haut haben.« Ähnliche Gedanken gehen Ihnen jedes Mal durch den

Kopf, wenn Sie Menschen mit schöner Haut und einer guten Figur begegnen, und jedes Mal fühlen Sie sich schlecht. Nach einer gewissen Zeit speichert Ihr Unterbewusstsein, dass Sie sich furchtbar schlecht fühlen, wenn Sie mit schönen Menschen konfrontiert werden, dass Schönheit also etwas Negatives ist, das es zu meiden gilt, um Schmerz zu vermeiden.

Was aber noch schlimmer ist: Das Unterbewusstsein hat nun auch gespeichert, dass nur junge Menschen, die sich kasteien, schön sein können. Da es natürlich nicht will, dass Sie Hunger leiden oder sich schlecht fühlen, kommt es zu dem Schluss, Sie vor dieser »verabscheuungswürdigen Schönheit« schützen zu müssen, und dabei bedient es sich der Selbstsabotage oder der Willensschwäche. Und Sie fragen sich dann, wieso Sie die Diät, die Sie mit besten Vorsätzen begonnen haben, nicht durchhalten. Sie glauben, es läge an Ihrer mangelnden Willensstärke, doch in Wirklichkeit haben Sie sich selbst »auf Scheitern« programmiert. Um Ihr Unterbewusstsein auf »Schönheit ist etwas Positives« umzuprogrammieren, müssen Sie Schönheit mit starken positiven Emotionen verbinden und Sie müssen dies immer und immer wieder tun, damit sich diese Überzeugung verfestigen kann. Ist Ihnen dies gelungen, wird Ihnen Ihr Unterbewusstsein helfen, Ihr Diät- und Trainingsprogramm durchzuhalten und schöner zu werden.

Erkenntnis Nr. 4

Ihre innere Schönheit vermittelt sich anderen durch Ihre Handlungen und Gewohnheiten. Ihre Handlungen und Gewohnheiten haben einen starken Einfluss auf Ihre Mitmenschen. Er ist sogar noch stärker als die Wirkung Ihrer Worte. Bei einer Lüge beispielsweise kann Ihr Verhalten im Widerspruch zu Ihren Worten stehen und den anderen die Wahrheit offenbaren. Denn unglücklicherweise wird Ihr Verhalten stark vom Unterbewusstsein gesteuert und entzieht sich daher weitgehend der bewussten Kontrolle. In unserem Fall bedeutet dies: Innere Schönheit lässt sich nicht vortäuschen, weil Ihr Verhalten Sie unter Umständen entlarven wird.

Doch woher kommen diese unterbewussten »Wahrheiten« und wie können wir uns davon befreien? Es sind nicht zwangsläufig die Erfahrungen, die wir im täglichen Leben machen, die unseren Worten und Handlungen zugrunde liegen, sondern es ist vielmehr unsere Interpretation dieser Erfahrungen. Nehmen wir an, Sie hätten in der Schulzeit schlechte Erfahrungen mit einem rothaarigen Mitschüler gemacht, der Sie gemobbt und bestohlen hat. Sie können dies nun so interpretieren, dass Sie sagen »Alle Rothaarigen haben einen schlechten Charakter.« Ebenso gut könnten Sie aber auch zu dem Schluss kommen »XY war sehr gemein zu mir, zum Glück sind nicht alle Menschen so.«

Falsche Interpretationen können nachhaltige Auswirkungen auf unser Leben haben, leiten wir daraus doch falsche unbewusste »Wahrheiten« ab, die nicht der Realität entsprechen, die aber unser Verhalten beeinflussen. Und so kann es passieren, dass wir auf andere abweisend, aggressiv oder unsympathisch wirken, ohne dass uns dies bewusst ist. Sind Sie beispielsweise, weil Ihnen schon einige Male das Herz gebrochen wurde, zu der Überzeugung gelangt, alle Männer seien Schweinehunde, werden Sie sich Männern gegenüber aller Wahrscheinlichkeit nach abweisend verhalten und bei Ihrem nächsten Date arrogant oder aggressiv wirken, ohne dies eigentlich zu wollen. Auch dies ist ein Fall von Selbstsabotage, denn der Mann wird sich vermutlich kein zweites Mal mit Ihnen treffen wollen, was Sie wiederum in der Überzeugung bestärken wird, alle Männer seien Schweinehunde.

Um sich von solchen negativen Interpretationen frei zu machen, sollten Sie Ihr Augenmerk nicht auf das Negative, sondern auf das Schöne richten. Verschwenden Sie Ihre Zeit nicht damit, lange darüber nachzudenken, was in Ihrem Leben nicht so gut gelaufen ist, sondern konzentrieren Sie sich auf die guten Seiten, etwa auf Ihre Stärken und Ihre positiven Eigenschaften.

Sind Beziehungen mit dem anderen Geschlecht ein Problem für Sie, weil Sie in der Vergangenheit diesbezüglich keine guten Erfahrungen gemacht haben, gehen Sie platonische Freundschaften ein. Genießen Sie diese Freundschaften, ohne Erwartungen daran zu knüpfen, und Sie werden positive Erfahrungen machen und so in Ihrem Unterbewusstsein den Grundstein für zukünftige geglückte Beziehungen legen.

Haben Sie schlechte Erfahrungen mit schönen Menschen gemacht, schließen Sie Freundschaft mit Menschen, die Sie attraktiv (und sympathisch) finden. So werden Sie neue, positive Erfahrungen mit der Schönheit machen.

Ihre eigene Schönheit drückt sich für die anderen auch in dem aus, was Sie sagen und tun. Liegt Ihnen jemand wirklich am Herzen, vermitteln Sie ihm ein gutes Gefühl. Wenn Sie aufrichtige Dankbarkeit und echte Hilfsbereitschaft zeigen, wird dies die Beziehung stärken und der andere wird sich stets an Ihre Schönheit erinnern (und wenn nicht, ist er Ihre Freundschaft nicht wert).

Ein Wort zum Thema Neid. Wie glauben Sie, sieht Ihr Energiefeld aus, wenn Sie neidisch auf andere sind? Meinen Sie, es wirkt anziehend auf Ihre Mitmenschen? Das tut es natürlich nicht, denn wenn wir neidisch sind, ist unsere innere Schönheit vorübergehend blockiert. Und wir fühlen uns »kraftlos«, denn Neid ist Ausdruck eines Minderwertigkeitsgefühls und kratzt an Ihrem Selbstwertgefühl. Was aber können Sie tun, wenn sich das grüne Monster Ihrer bemächtigt? Assoziieren Sie Neid mit Schwäche. Sagen Sie (mit großem Nachdruck) in Gedanken zu sich:

- »Neid macht mich schwächer.«
- »Neid ist ein Zeichen dafür, dass ich mich minderwertig oder unzulänglich fühle.«
- »Neid macht mir das Leben schwer.«

Wie bereits oben ausgeführt, wird Ihr Unterbewusstsein dafür sorgen, dass Sie nicht länger an etwas festhalten, das Sie als negativ empfunden haben. Neid ist etwas Schlechtes, denn er ist ein Gefühl, mit dem Sie sich selbst sabotieren.

Dem Schweizer Psychoanalytiker C. G. Jung zufolge ist alles, was mit starken Emotionen verbunden ist, Teil unseres Schattens, das heißt des unterdrückten oder unbewussten Teils unseres Ich. Löst beispielsweise das Charisma einer anderen Person eine starke positive Emotion bei Ihnen aus, sollten Sie sich bewusst machen, dass auch Sie diese Eigenschaft besitzen könnten, wenn Sie sie nicht länger (durch negative Selbstgespräche) unterdrücken, und sollten dann beginnen, daran zu arbeiten.

Genauso verhält es sich bei starken negativen Emotionen. Weckt eine Person, beispielsweise wegen ihres guten Aussehens, Neidgefühle in Ihnen, hat das nichts mit dieser Person zu tun, sondern allein mit Ihrer negativen Einstellung zu sich selbst, die entweder daraus resultiert, dass Sie die eigene Schönheit unterdrücken oder Ihre positiven Seiten nicht wahrnehmen. Wenn Sie verächtlich auf Fitnessfreaks herabschauen, könnte das daran liegen, dass Sie die eigene Gesundheit und Fitness jahrelang sabotiert haben und gesunde, fitte Menschen Ihnen gewissermaßen einen Spiegel vorhalten, was bei Ihnen Neid oder Ablehnung auslöst.

Stellen Sie fest, dass solche Neidgefühle in Ihnen hochkommen, sollten Sie sich sagen: »Mein Neid kommt aus einem unterdrückten Teil meines Ichs.« Begegnen Sie einem Menschen, den Sie als schön empfinden, sollten Sie sich sagen: »Wenn ich die Schönheit in dir erkenne, lasse ich die Schönheit in mir zu.« Und denken Sie immer daran: Sie müssen sich nicht mit anderen messen. Sie werden glänzen, wenn Sie den eigenen Wert zu schätzen wissen. Und das heißt ganz einfach: Seien Sie glücklich, so zu sein wie Sie sind, anstatt sich zu wünschen, wie ein anderer zu sein.

So steigern Sie Ihre innere Schönheit im Handumdrehen:

- Lächeln Sie.
- Seien Sie aufrichtig und authentisch.
- Meditieren Sie oder machen Sie Atemübungen, um zur Ruhe zu kommen.
- Genießen Sie den Augenblick. Beobachten Sie Ihre Familie, Ihre Kinder, die Welt um sich herum und erfreuen Sie sich daran.
- Sagen Sie bedingungslos Ja zu sich und freuen Sie sich, dass Sie sind, wie Sie sind.

- Behandeln Sie sich selbst mit Respekt. Sprechen Sie freundlich von sich selbst und nehmen Sie Ihren Körper an. So zeigen Sie den anderen, wie Sie von ihnen behandelt werden wollen.
- Werden Sie im Rahmen Ihrer Möglichkeiten karitativ tätig. Haben Sie Zeit, geben Sie Zeit. Verfügen Sie über eine besondere Begabung, setzen Sie diese ein. Können Sie Geld erübrigen, spenden Sie es.
- Seien Sie freundlich und großzügig.
- Würdigen Sie das Schöne. Erweitern Sie Ihren Schönheitsbegriff und versuchen Sie, das Schöne häufiger zu erkennen.
- Wünschen Sie anderen Glück und freuen Sie sich über das Glück anderer.
- Suchen Sie beim Blick in den Spiegel nicht nach Mängeln, sondern nach Ihren schönen Seiten.

Die drei folgenden Übungen verhelfen Ihnen zu größerer innerer Schönheit und einer besseren Ausstrahlung.

Übung 1

Diese Übung soll Ihnen helfen, Ihren Schönheitsbegriff zu erweitern und Sie so in die Lage zu versetzen, die schönen Dinge zu erkennen.

Gehen Sie in einem öffentlichen Park oder am Strand (oder an einem anderen Ort, an dem Ihnen Menschen begegnen) joggen. Konzentrieren Sie sich beim Laufen nicht auf sich selbst, sondern auf die Menschen, die an Ihnen vorübergehen. Die Aufgabe besteht darin, das Schöne bei den anderen zu suchen. Achten Sie dabei nicht nur auf das Äußere, sondern auch auf die innere Schönheit (sieht der Mensch, der Ihnen da entgegenkommt, glücklich aus, wirkt er freundlich oder liebenswert etc.). Versuchen Sie das Schöne auch in Menschen zu erkennen, die nicht dem gängigen Schönheitsideal entsprechen, etwa weil sie zu dünn, zu dick oder zu klein sind. Und haben Sie keine Angst vor Augenkontakt. Lächeln Sie die anderen einfach an, wenn Sie bemerken, dass Sie sie mustern.

Machen Sie diese Übung täglich mindestens zehn Minuten. Nach einigen Tagen werden Sie feststellen, dass die Menschen freundlicher auf Sie wirken und Ihnen häufiger zulächeln.

Übung 2

Erkenntnis Nr. 2 hat uns gezeigt, dass sich unsere innere Schönheit den anderen auf einer energetischen Ebene vermittelt. Diese Übung soll Ihnen helfen, Ihre innere Energie zu verbessern, um attraktiver zu wirken.

Sie können sie direkt nach dem Aufwachen machen oder wenn Sie zum Joggen gehen. Listen Sie drei bis fünf Minuten lang alles auf, wofür Sie dankbar sind. Sie können dies in Gedanken tun oder laut aussprechen. Wichtig ist, dass Sie sie mit Begeisterung und Leidenschaft machen, damit Ihr Unterbewusstsein die neue Information speichern kann. Hat Ihr Unterbewusstsein registriert, wie dankbar Sie sind, werden Sie sich glücklicher fühlen und mehr Energie ausstrahlen. Und diese Energie wirkt anziehend auf andere und macht Sie attraktiver.

Beginnen Sie bei der Auflistung mit Ihren eigenen positiven Eigenschaften und Stärken (z. B. »Ich bin so dankbar, dass ich so gut malen kann.«, »Ich mag meine grünen Augen.«, »Ich bin so dankbar, dass ich gesund und fit bin.«). Zählen Sie dann auf, was Sie an Ihren Nächsten schätzen (z. B. »Ich bin so dankbar für meine Tochter, sie ist ein so freundliches, unkompliziertes Kind.«, »Ich bin so dankbar für meine Mutter, sie ist so großzügig und liebevoll.«, »Ich bin so dankbar für meinen Partner, er ist so aufmerksam und liebt mich sehr.«). Dankbar sein können Sie aber auch für vieles andere – das schöne Wetter, Ihre schöne Wohnung, Ihren Job, Ihren Hund …

Übung 3

Diese Übung machen Sie am besten im Liegen oder an einem Ort, an dem Sie die Augen schließen und sich konzentrieren können. Es geht dabei darum, sich vorzustellen, etwas, das Sie erreichen möchten, sei bereits Realität, und sich dafür zu bedanken. Wenn Sie die Übung mit wirklicher Hingabe machen, wird sich das gleiche Glücksgefühl einstellen, denn das Gehirn kann nicht unterscheiden, ob etwas real oder imaginiert ist. So können Sie, selbst wenn Ihr Leben vielleicht noch nicht so großartig ist, die gleiche Energie ausstrahlen wie ein charismatischer, glücklicher Mensch. Dazu müssen Sie sich nur vorstellen, Ihr Leben wäre rundum schön, und die entsprechenden positiven Gefühle empfinden.

Schließen Sie zunächst die Augen und machen Sie drei tiefe Atemzüge. Stellen Sie sich dann fünf Minuten lang lebhaft vor, was Sie gerne erreichen würden. Da Sie gerade dieses Buch lesen, nehme ich an, Sie wünschen sich eine schönere Haut. Stellen Sie sich also vor, Sie hätten diese schöne Haut bereits und bekämen dafür Komplimente. Sagen Sie nun danke und lächeln Sie, weil Sie so dankbar sind. Malen Sie sich aus, Sie würden diese frische, glatte Haut im Spiegel betrachten und vor Freude ganz aus dem Häuschen geraten oder sogar Freudentränen vergießen. Auf diese Weise wird Ihr Unterbewusstsein registrieren, dass Sie sich sehnlichst eine schöne Haut wünschen.

Lieben Sie die Haut, in der Sie stecken!

Sie sind nun zwar in der Lage, sich vorzustellen, Sie hätten eine makellose Haut, doch wie gehen Sie mit der Realität um? Was können Sie tun, wenn Ihnen der Spiegel Ihr wahres Hautbild zeigt? Vermeiden Sie es am besten erst einmal so weit wie möglich, sich Ihre Problemstellen anzusehen und sehen Sie während des achtwöchigen Ernährungsprogramms nur wenn unbedingt nötig in den Spiegel. Denn es ist unmöglich, sich gut zu fühlen, wenn man sich ständig selbst »herunterzieht«. Mit Selbsthass gelangt man nicht zu einer besseren Haut.

Alternativ können Sie sich aber auch jeden Tag ein makelloses Stück Haut, zum Beispiel an der Innenseite Ihrer Arme, ansehen und sich dabei sagen: »Ich habe eine fantastische Haut!« Denn Sie müssen die Haut, in der Sie stecken, lieben. Sie ist schließlich ein unverzichtbarer Teil von Ihnen. Jeden Teil seiner selbst zu lieben, egal wie unvollkommen er sein mag, ist eine Grundvoraussetzung für innere Schönheit und der Schlüssel zu wirklichem Selbstvertrauen.

Machen Sie alle drei Übungen täglich und versuchen Sie, die Glücksgefühle, die sich dabei einstellen, über den Tag aufrechtzuerhalten. Sollten Sie irgendwann merken, dass Sie sich gestresst fühlen, bekämpfen Sie dieses negative Gefühl, indem Sie sich Dinge aufzählen, für die Sie dankbar sind. Sie werden feststellen, dass Ihre Mitmenschen schon nach wenigen Wochen anders auf Sie reagieren werden.

Das Wichtigste noch einmal in Kürze

- Innere Schönheit wird von jedem als schön empfunden und vermittelt sich anderen Menschen auf einer energetischen Ebene.
- Wenn Sie Schönheit erkennen und würdigen, werden Sie selbst schöner.
- Ihre innere Schönheit vermittelt sich den anderen durch Ihre Handlungen und Gewohnheiten.
- Neid erzeugt ein Gefühl der Kraftlosigkeit und ist Ausdruck eines Minderwertigkeitsgefühls.
- Lächeln und lachen Sie öfter.
- Seien Sie freundlich und aufmerksam und kümmern Sie sich um andere.
- Suchen Sie bei anderen nicht nach Unzulänglichkeiten, sondern nach dem Schönen (Übung 1, S. 294).
- Zählen Sie täglich drei bis fünf Minuten lang alles auf, wofür Sie dankbar sind (Übung 2, S. 295).
- Malen Sie sich täglich fünf Minuten lang aus, Sie hätten bereits eine makellose Haut, und sagen Sie danke dafür (Übung 3, S. 295).
- Vermeiden Sie kritische Blicke in den Spiegel. Konfrontieren Sie sich nicht immer wieder mit dem, was Sie an sich hassen. Damit zerstören Sie Ihr Selbstvertrauen, und mit Selbsthass gelangt man nicht zu einer besseren Haut.
- Sehen Sie sich eine makellose Hautpartie an und machen Sie sich Komplimente für Ihr tolles Aussehen. Dadurch steigern Sie Ihre innere Energie und Ihre Attraktivität.

Schön zu sein ist nicht schwer. Sie müssen lediglich Ihren Schönheitsbegriff erweitern, Schönheit würdigen und danach streben. Und denken Sie beim Blick in den Spiegel daran, auf Ihre schönen Seiten und nicht auf Ihre Unzulänglichkeiten zu achten.

Das 8-Wochen-Ernährungsprogramm

Die Gründe, weshalb dieses Ernährungsprogramm so gute Ergebnisse bei der Verbesserung der Hautgesundheit und der Vitalität insgesamt erzielt, sind vielfältig. Doch welche Nahrungsmittel machen diese Diät so außergewöhnlich? Es sind im Wesentlichen zwölf Zutaten, die wir uns im Folgenden etwas näher ansehen wollen.

Die 12 gesündesten Zutaten

Algen Algen wie Kelp und Kombu enthalten viel Jod, das den Stoffwechsel ankurbelt. Sie helfen so beim Abnehmen sowie bei der Vorbeugung gegen Hauterkrankungen und eignen sich zur Bekämpfung von Müdigkeit bei Schilddrüsenunterfunktion. Darüber hinaus sind sie reich an Beta-Carotin, B-Vitaminen, Vitamin A, D, E und K sowie Folsäure, Kalzium, Magnesium, Kalium, Eisen, Selen und Zink. Sie reinigen die Haut, helfen bei Verstopfung und Arthritis, schützen vor Krebs und wirken antibakteriell und antiviral.

Anwendung: Verleihen Sie Gerichten wie Suppen und Gemüsepfannen mit etwas Kelp oder Kombu eine leicht salzige Note. Fügt man beim Kochen von Bohnen oder Hülsenfrüchten etwas Kombu hinzu, sind die Hülsenfrüchte besser verdaulich und verursachen keine Blähungen.

Wichtig: Wenn Sie unter einer Schilddrüsenüberfunktion (oder einem hohen Stoffwechsel) leiden, sollten Sie Algen meiden, da diese den Stoffwechsel zusätzlich ankurbeln.

Apfelessig Aufgrund seiner alkalisierenden Wirkung kann Apfelessig Entzündungen und Schmerzen, etwa bei Arthritis und Ekzemen, lindern. Darüber hinaus hat er antimykotische, antivirale und antibakterielle Eigenschaften, beugt Blutarmut vor und kann die Verdauung verbessern, wenn der Magen zu wenig Magensäure produziert. Achten Sie beim Kauf auf Qualität und wählen Sie einen Essig mit Essigmutter (die dunkle, Fäden ziehende Substanz, die sich am Boden der Flasche absetzt – die Flasche vor Gebrauch schütteln). Sie ist ein Indiz dafür, dass es sich um einen fast naturbelassenen Essig handelt, der noch alle wertvollen Enzyme und Mineralstoffe enthält. Die außerordentlich nährstoffreiche Essigmutter kann man auch essen.

Anwendung: Erwachsene mit schlechter Verdauung trinken täglich über den Tag verteilt (am besten vor den Mahlzeiten, um die Verdauung anzuregen) 1 Glas Wasser mit 2 TL Apfelessig. Oder Sie mischen ihn mit 120 ml naturtrübem Apfelsaft und 120 ml Wasser. Und natürlich eignet er sich auch hervorragend für Ihre Salatdressings.

Wichtig: Apfelessig hat nach der Verdauung zwar eine alkalisierende Wirkung, vor der Verdauung handelt es sich jedoch um eine Säure, und Säuren können Magengeschwüre verschlimmern und den Zahnschmelz angreifen. Wenn Sie Apfelessig nicht vertragen, trinken Sie stattdessen Green Water (S. 337). Bei empfindlichen Zähnen empfiehlt es sich, den Mund nach dem Genuss von Apfelessig mit Wasser, in dem man etwas Natron aufgelöst hat, auszuspülen oder die Zähne zu putzen.

Avocado Die Avocado ist eine nährstoffreiche Frucht mit hohem Gehalt an einfach ungesättigten Fettsäuren (Omega-9-Fettsäuren und etwas Omega-6-Fettsäuren). Avocados enthalten die Vitamine B_6, B_3 und C sowie Beta-Carotin, Folsäure, Kupfer, Magnesium, Eisen, Kalium, Aminosäuren und Antioxidantien. Avocados verbessern die Darmgesundheit, versorgen die Haut mit Feuchtigkeit, sind glutenfrei, haben einen niedrigen glykämischen Index und eine stark alkalisierende Wirkung.

Anwendung: Verwenden Sie Avocados (zweimal wöchentlich ¼ bis ½ Frucht) als nährstoffreichen Brotaufstrich anstelle von Butter oder Margarine.

Wichtig: Aufgrund ihres hohen Salicylat- und Amingehalts sollte man bei Ekzemen vorübergehend auf den Genuss von Avocados verzichten.

Buchweizen Buchweizen enthält das entzündungshemmend wirkende Antioxidans Quercetin, ist reich an Vitamin B_3, Folsäure, Kalzium, Magnesium, Kalium und Zink und eignet sich gut als glutenfreie Alternative zu Weizen. Er hat einen niedrigen glykämischen Index, wobei das Mehl einen höheren glykämischen Index hat als die Körner. Botanisch zählt der Buchweizen zu den sogenannten Pseudogetreiden.

Anwendung: Essen Sie Buchweizen mindestens einmal pro Woche. Buchweizenpfannkuchen schmecken vorzüglich zum Frühstück oder als Dessert. Gekocht eignet er sich hervorragend als Beilage zu Currys, Fisch und Fleisch.

Chlorophyll Neben Magnesium, das das Herz-Kreislauf-System und die Atemwege schützt, enthält Chlorophyll auch Kalium und Eisen. Es beugt Anämien vor, hat eine stark alkalisierende Wirkung und wirkt blutreinigend sowie blutverdünnend. Chlorophyll verbessert den Sauerstofftransport im Blut und kann so zur Energie- und Ausdauersteigerung beitragen. Es unterstützt den Aufbau einer gesunden Darmflora, fördert eine gesunde Verdauung und beugt Mund- und Körpergeruch vor.

Anwendung: Erwachsene sollten ein- bis zweimal täglich 1–2 TL normal oder niedrig dosiertes flüssiges Chlorophyll in Wasser auflösen und trinken. Trinken Sie außerdem täglich Green Water (S. 337). Wenn Sie Probleme mit dem Blutzuckerspiegel haben (Energieabfall/Reizbarkeit zwischen den Mahlzeiten), 2 TL flüssiges Chlorophyll in 1,5 l Wasser geben und über den Tag verteilt trinken.

Wichtig: Der dunkelgrüne, fast schwarze Farbstoff hoch dosierter Chlorophyllpräparate kann die Zähne verfärben. Greifen Sie deshalb am besten zu niedrig dosierten Präparaten (sie enthalten etwa 200 mg Chlorophyll pro 100 ml).

Dunkelgrünes Blattgemüse Dazu zählen unter anderem Chinakohl und Pak Choi, Grünkohl, Löwenzahn, Mangold, Spinat, Endivie, Rucola und Brunnenkresse. Dunkelgrünes Blattgemüse hat eine stark alkalisierende Wirkung und ist besonders nährstoffreich und kalorienarm. Das in Grünkohl und Brunnenkresse enthaltene Kalzium kann der Körper leicht absorbieren. Grünes Blattgemüse enthält Antioxidantien, Folsäure, Magnesium, Kalzium, die Vitamine A und C, B-Vitamine, Kalium, Ballaststoffe sowie sekundäre Pflanzenstoffe, die vor Krebs schützen. Es ist glutenfrei und hat einen niedrigen glykämischen Index.

Anwendung: Erwachsene essen 2 Handvoll dunkelgrünes Blattgemüse pro Tag (und das ein Leben lang!). Kinder 1 Handvoll täglich.

Wichtig: Dunkelgrünes Blattgemüse hat einen hohen Salicylatgehalt. Spinat hat darüber hinaus einen hohen Amingehalt und enthält viel natürliches Mononatriumglutamat. Menschen mit starkem Hautausschlag sollten deshalb lieber zu Petersilie und Eisbergsalat greifen.

Fisch Fetter Fisch enthält therapeutische Mengen an Omega-3-Fettsäuren (EPA und DHA) und wirkt entzündungshemmend. Studien haben gezeigt, dass zwei bis drei Fischmahlzeiten pro Woche die Stimmung heben und für ein gesundes Gehirn, gesunde Haut und ein gesundes Herz sorgen können. Fisch ist ein guter Eiweiß-, Vitamin-D- und Jodlieferant, er regt den Stoffwechsel an, hat einen niedrigen glykämischen Index und ist glutenfrei.

Gute EPA- und DHA-Lieferanten sind unter anderem Lachs, Forelle, Makrele, Sardinen, Hering, Aal sowie Nahrungsergänzungen mit Lachs- und Thunfischöl. In geringeren Mengen finden sich die beiden Fettsäuren auch in fettarmen Fischen wie Karpfen, Hecht und Schellfisch sowie Austern, Venusmuscheln, Jakobsmuscheln und Tintenfisch. Zuchtlachs und Zuchtforellen weisen einen geringeren Gehalt an Omega-3-Fettsäuren sowie Vitamin A und C auf als frei lebende Tiere.

Anwendung: Erwachsene wie Kinder sollten zwei- bis dreimal wöchentlich fetten Fisch essen.

Kurkuma Kurkuma enthält Curcumin, ein Flavonoid, das Krebs und Alzheimer vorbeugen kann. Darüber hinaus enthält das Gewürz Kalzium, Magnesium, Kalium und Antioxidantien. Es wirkt entzündungshemmend, hat einen niedrigen glykämischen Index, ist glutenfrei, senkt den Blutzuckerspiegel, beugt Blutgerinnseln vor und wirkt alkalisierend.

Anwendung: Lösen Sie 2 TL Kurkuma in etwas Wasser oder frischem Gemüsesaft auf und trinken dies täglich. Am besten eignet sich Kurkuma zum Würzen von Currys oder Dal. Das Curcumin wird besser resorbiert, wenn die Speisen zusätzlich mit schwarzem Pfeffer gewürzt werden.

Wichtig: Kurkuma hat einen hohen Salicylatgehalt. Deshalb können sich Ekzeme zu Anfang verschlimmern.

Lecithingranulat Lecithin ist in Sojabohnen, Eiern, Rindfleisch und Leber enthalten, wird jedoch auch als Soja-Lecithin-Granulat angeboten. Lecithin unterstützt die Fettverdauung, stärkt die Gehirnzellen und fördert die Gedächtnisleistung. Darüber hinaus unterstützt es die Gewichtsabnahme und fördert die Cholesterinausscheidung. Lecithin hat einen niedrigen glykämischen Index, ist glutenfrei und unterstützt die Verdauung. Das darin enthaltene Inositol kann das Risiko von Ekzemen, Haarausfall, Cellulite und Augenproblemen verringern.

Anwendung: Erwachsene sollten täglich 1 EL Lecithingranulat einnehmen (etwa in einem Smoothie oder im Müsli). Kinder unter sechs Jahren nehmen ½ TL und Kinder über sieben Jahren 1 TL.

Leinsamen und Leinöl Leinsamen sind reich an Omega-3-Fettsäuren und wirken entzündungshemmend. Darüber hinaus enthalten sie Omega-6-Fettsäuren, sekundäre Pflanzenstoffe, Siliziumdioxid, Schleimstoff, Ölsäure, Eiweiß, Vitamin E und Ballaststoffe. Leinsamen reinigen den Darm, unterstützen die Gewichtsabnahme, helfen bei Verstopfung, können das Herz-Kreislauf-System schützen und die Fruchtbarkeit der Frau fördern. Darüber hinaus schützen sie die Leber, stabilisieren die Blutzuckerwerte, wirken alkalisierend und schützen vor Krebs.

Hinweis: Um noch besser von den wertvollen Inhaltsstoffen profitieren zu können, würde ich Ihnen empfehlen, Leinöl als gesunde Zutat in der Küche zu verwenden, anstatt es als Nahrungsergänzung einzunehmen.

Anwendung: An Tagen, an denen Sie keinen fetten Fisch essen, sollten Sie regelmäßig 1–2 EL gemahlene Leinsamen oder Leinöl zu sich nehmen, etwa in einem Smoothie, einem Getränk oder einem Salatdressing. Ganze Samen in der Kaffeemühle mahlen und unter Müslis oder Fruchtsalate mischen.

Wichtig: Leinöl nach dem Öffnen binnen fünf Wochen verbrauchen und im Kühlschrank oder der Gefriertruhe aufbewahren. Leinsamen nicht bereits gemahlen kaufen, sondern die Körner für einen Monat im Voraus selbst mahlen. Wenn Sie ganze oder gemahlene Leinsamen zu sich nehmen, viel Wasser trinken, denn die Fasern absorbieren sehr viel Wasser (etwa das Fünffache ihres Gewichts!).

Löwenzahnwurzel Die Löwenzahnwurzel (Taraxacum officinale radix) enthält den wasserlöslichen Ballaststoff Inulin und den Bitterstoff Taraxacin, die bei Menschen, die zu wenig Gallenflussigkeit produzieren, verdauungsfördernd wirken. Sie enthält Mineralsalze und Vitamine und regt die Gallenproduktion in der Leber an. Aus Löwenzahnwurzel lässt sich auch ein vorzüglicher Kaffee herstellen.

Anwendung: Trinken Sie dreimal täglich vor den Mahlzeiten eine Tasse Heiße Detox-Sojamilch (S. 338). Mehr sollte es allerdings nicht sein, denn zu viel davon kann die Verdauung übermäßig anregen.

Wichtig: Löwenzahnwurzel kann den Appetit und die Verdauung übermäßig anregen. Für Menschen, die unter Magengeschwüren oder der Refluxkrankheit leiden oder zu viel Magensäure produzieren, ist Löwenzahnwurzel nicht geeignet.

Zitronen und Limetten Zitronen und Limetten enthalten Vitamin C, Folsäure, Kalzium und Kalium. Sie unterstützen die Entgiftung der Leber und die Darmreinigung und haben eine stark alkalisierende Wirkung. Das in der weißen Pulpe enthaltene Pektin enthält wertvolle Flavonoide.

Anwendung: Geben Sie einen Spritzer Zitronensaft in den Apfelessig-Drink (S. 338), zu den Gefüllten Papayas (S. 390), in Ihr Green Water (S. 337) und Ihre Salatdressings. Trinken Sie mindestens einmal pro Woche einen Zitronendrink mit Lecithin und Leinöl (S. 339), für den von der Schale bis zur Pulpe alle Teile der Frucht verwendet werden.

Wichtig: Aufgrund ihres hohen Salicylat- und Amingehalts können Zitronen und Limetten bei Menschen, die unter Ekzemen leiden, die Ausschläge in der Anfangszeit gelegentlich verschlimmern. Eine alkalisierende Wirkung haben beide Früchte erst in verdautem Zustand.

Kommen wir nun aber zu unserem Ernährungsprogramm, das in zwei Phasen gegliedert ist. Es beginnt mit einer dreitägigen Basenkur, an die sich das eigentliche Ernährungsprogramm anschließt. Die Rezepte zu den im Folgenden genannten Gerichten finden Sie im Anhang (S. 337).

Frage »Wozu dient die dreitägige Basenkur?«

Antwort Wenn Sie einen Gemüsegarten anlegen wollen, bereiten Sie idealerweise zunächst den Boden vor und entfernen das Unkraut, damit es den Gemüsepflanzen keine wichtigen Nährstoffe raubt. Und genauso verhält es sich mit Ihrem Körper: Damit Sie möglichst optimal von der Ernährungsumstellung profitieren können, sollten Sie Ihren Verdauungstrakt erst einmal unattraktiv für Würmer und Pilze und fit für eine gute Verdauung und Resorption machen. Und genau dazu dient die 3-Tage-Basenkur.

Wie bereits ausgeführt, sind unsere Körper in unterschiedlichen Mengen mit Parasiten besiedelt, was bei gesunden Menschen kein Problem darstellt. Ist der Körper jedoch übersäuert, bildet er einen hervorragenden Nährboden für die Vermehrung dieser Mikroben, und dies kann eine Vielzahl gesundheitlicher Probleme, wie zum Beispiel auch Hauterkrankungen, nach sich ziehen.

Die 3-Tage-Basenkur verändert das Säure-Basen-Verhältnis und macht den Körper basischer. Dadurch sterben die Parasiten in der ersten Woche des Ernährungsprogramms ab. Sie unterscheidet sich von traditionellen Detox-Programmen, denn es ist auch feste Nahrung erlaubt. Dies hat den Vorteil, dass sich kein zu starkes Hungergefühl einstellt und Sie sich weniger kraftlos fühlen. Spezielle, basenbildende Nahrungsmittel und schönheitsfördernde Nährstoffe wie Omega-3-Fettsäuren, Selen, Chlorophyll sowie Vitamin C und E tragen überdies dazu bei, die freien Radikale, die während der Entgiftung verstärkt freigesetzt werden, zu neutralisieren.

In Kombination mit dem achtwöchigen Ernährungsprogramm erzielt man mit der Basenkur besonders gute Ergebnisse bei Pickeln, Ekzemen, Nesselsucht und Cellulite sowie in der Vorbeugung gegen vorzeitiges Altern. Bei Ekzemen/Dermatitis und Salicylatunverträglichkeit können sich die Symptome in der Anfangszeit allerdings vorübergehend verschlimmern. Sinkt der Säurespiegel während der Diät, wird Ihr Körper nicht mehr empfindlich auf Salicylate reagieren.

Es gibt zwei Varianten der Basenkur: eine für die kalte und eine für die warme Jahreszeit. Eine Kur auf Salatbasis ist ideal für den Sommer, weil sie auf natürliche Weise für Kühlung sorgt. Heiße Suppen und Brühen sind dagegen perfekt für die Entgiftung im Winter. Für Kinder unter 15 Jahren ist die Kur – wie im Übrigen auch jedes andere Entgiftungsprogramm – nicht geeignet.

Frage »Soll ich während der 3-Tage-Basenkur Nahrungsergänzungsmittel einnehmen?«

Antwort Nein, die Einnahme von Nahrungsergänzungen ist nicht erforderlich. Wenn Sie allerdings unter Verdauungsproblemen, Hautausschlag, Parasitenbefall leiden oder Ihr Immunsystem geschwächt ist, ist die Einnahme geeigneter Probiotika ratsam. Probiotika sind für jedes Alter geeignet. Wichtig ist allerdings, dass Sie die richtige Dosierung beachten. Sind Sie sich diesbezüglich unsicher, fragen Sie am besten Ihren Apotheker.

Leiden Sie unter einer Chemikalienunverträglichkeit, Akne oder Schuppenflechte, ist es sehr zu empfehlen, in den ersten beiden Wochen des Ernährungsprogramms ein Präparat zur Entgiftung der Leber einzunehmen. Diese Präparate unterstützen den Abbau von Giftstoffen im Körper. Achten Sie beim Kauf aber darauf, dass das Präparat folgende Nährstoffe enthält: Glycin, Magnesium, Vitamin B_6, Selen, Cystein, Glutamin, Taurin, Vitamin B_2, Vitamin B_{12}, Folsäure und Vitamin C, Zink und Mariendistel. Ist Ihre Haut in einigermaßen gutem Zustand, genügt es, wenn Sie täglich Löwenzahnwurzeltee trinken. Er regt die Verdauung an und unterstützt die Leberfunktion.

Machen Sie eines der Spezialprogramme, etwa das Anti-Ekzem- oder das Anti-Cellulite-Programm, können Sie die für die betreffende Erkrankung empfohlenen Nahrungsergänzungen einnehmen. Ich würde Ihnen jedoch raten, nicht mehr als zwei Präparate gleichzeitig zu nehmen. Schließlich wollen Sie ja nicht den ganzen Tag Pillen schlucken.

Planen Sie mit Bedacht, an welchem Tag Sie mit der Kur beginnen wollen. Haben Sie am Wochenende frei, würde sich der Samstag empfehlen, weil Sie sich dann während der Kur ausruhen können. Wollen Sie das Wochenende für private Aktivitäten nutzen und müssen in der Woche arbeiten, fangen Sie am besten am Montag an, damit Sie während der Kur keinen Versuchungen ausgesetzt sind.

Hinweis: In den ersten drei Tagen sollten Sie auf intensives Training verzichten. Machen Sie die Atemübungen (S. 278) und nehmen Sie Entspannungsbäder. Es ist ganz wichtig, dass Sie sich Ruhe gönnen, weil der Körper diese Zeit benötigt, um seine Gesundheit wiederherzustellen. Wichtig ist außerdem, während der Kur auf Koffein und Alkohol zu verzichten, die aufgrund ihres hohen Säuregehalts die ein oder andere heilende Wirkung der Kur konterkarieren können. Um eventuelle Entzugserscheinungen zu vermeiden, fangen Sie am besten schon einige Zeit vor der Kur damit an, Ihren Koffein- und Alkoholkonsum langsam zu reduzieren.

Die 3-Tage-Basenkur bei warmem Wetter

Getränke Obligatorisch: 2 Liter Wasser (über den Tag verteilt trinken), 3 Gläser Zitronendrink mit Lecithin und Leinöl (täglich frisch zubereiten), Green Water (bei Ekzemen oder Salicylatunverträglichkeit zusätzlich mit Glycin angereichert). Optional: Pau-d'arco-Tee, Löwenzahntee (bedenken Sie aber, dass Löwenzahntee die Verdauung anregt und hungrig machen kann), Gemüsesäfte aus Kohl, Sellerie, Petersilie, Möhre und Ingwer.

Mit Ausnahme von Zitronen, Limetten, Avocados und grünen Papayas sind Früchte während der dreitägigen Kur nicht erlaubt. Nur in einem Rezept kommen Himbeeren vor.

Tag 1 bis 3

Vor dem Frühstück Unmittelbar nach dem Aufwachen 1 kleines Glas Green Water trinken. Eine Flasche Green Water (1 TL Chlorophyll auf 1,5 Liter Wasser) vorbereiten und über den Tag verteilt trinken (bei Ekzemen zusätzlich mit Glycin angereichert; zur Dosierung siehe Kapitel »Glycin«, S. 228).

15–30 Minuten vor dem Frühstück die erste Dosis Ihres Probiotikums einnehmen.

Frühstück Eine kleine Handvoll frische, rohe Mandeln. 1 Glas Zitronendrink mit Lecithin und Leinöl (hervorragend für Ihr Immunsystem und vollständig alkalisch).

Bei Anzeichen eines Parasitenbefalls essen Sie zusätzlich eine kleine Handvoll grüne Kürbiskerne. Sie tragen dazu bei, Kotklumpen im Darm zu lockern, sodass versteckte Parasiten ausgeschieden werden können.

Mittagessen 1 Glas Zitronendrink mit Lecithin und Leinöl und eines der folgenden Gerichte:

- Pikanter Papayasalat (wirkt antiparasitär)
- Avocado-Himbeer-Salat auf Brunnenkresse
- Bunter Salat mit süß-scharfem Dressing
- Tabouleh (dazu kann noch ein Salat gegessen werden)
- Avocado-Dip mit Gemüsesticks
- Mais-Blumenkohl-Cremesuppe

15-Uhr-Snack (optional) Wenn Sie hungrig sind, können Sie zwischen den folgenden alkalisierenden Snacks wählen: 1 kleine Handvoll frische, rohe Mandeln und Paranüsse, ½ Avocado mit etwas frischem Zitronensaft beträufelt und mit 1 Prise natürlichem Meersalz (kein Speisesalz, das ist Säure bildend) bestreut, Möhren-, Sellerie- und Paprikasticks, Green Water.

Abendessen Nehmen Sie 15–30 Minuten vor dem Abendessen Ihr Probiotikum ein und trinken Ihr restliches Green Water (falls die Flasche nicht bereits leer ist). Das Abendessen besteht aus einem Salat mit einem Dressing aus Leinöl, Zitronensaft, Knoblauch und Apfelessig oder einer Suppe (entsprechende Rezepte finden Sie im Rezeptteil (S. 337). Unmittelbar vor dem Essen das dritte Glas Zitronendrink mit Lecithin und Leinöl trinken.

Sie können eines der folgenden Gerichte wählen:

- Pikanter Papayasalat
- Süßkartoffelsalat
- Avocado-Himbeer-Salat auf Brunnenkresse
- Bunter Salat mit süß-scharfem Dressing
- Tabouleh (dazu kann noch ein Salat gegessen werden)
- Mais-Blumenkohl-Cremesuppe

Sind Sie nach dem Abendessen noch hungrig, trinken Sie ein Glas Entzündungshemmenden Saft für empfindliche Haut, Hautklärenden Drink oder Anti-Aging-Brühe. Sie können aber auch noch eine zweite Portion Salat und dazu 1 kleine Handvoll rohe Mandeln oder Paranüsse essen.

Die 3-Tage-Basenkur bei kaltem Wetter

Getränke Obligatorisch: Über den Tag verteilt 2 Liter gefiltertes Wasser oder Quellwasser, täglich 1–3 Tassen Anti-Aging-Brühe, Green Water (bei Ekzemen oder Salicylatunverträglichkeit noch mit Glycin angereichert). Optional: Pau-d'arco-Tee, Löwenzahntee (bedenken Sie aber, dass Löwenzahntee die Verdauung anregt und hungrig machen kann), Gemüsesäfte aus Kohl, Sellerie, Petersilie, Möhre und Ingwer.

Früchte sind während der Kur nicht erlaubt.

Tag 1 bis 3

Vor dem Frühstück 1 Glas Green Water, 15–30 Minuten vorher die erste Probiotika-Dosis.

Frühstück 1 kleine Handvoll frische rohe Mandeln. 2 Tassen Anti-Aging-Brühe.

Bei Anzeichen eines Parasitenbefalls essen Sie zusätzlich eine kleine Handvoll grüne Kürbiskerne. Sie tragen dazu bei, Kotklumpen im Darm zu lockern, sodass versteckte Parasiten ausgeschieden werden können.

Mittagessen Wählen Sie eines der folgenden Gerichte:
- Mais-Blumenkohl-Cremesuppe (das Toastbrot weglassen)
- Süßkartoffelsalat
- Detox-Dhal
- Heilende Gemüsesuppe (das Toastbrot weglassen)

Abendessen 15–30 Minuten vor dem Abendessen das Probiotikum einnehmen und das restliche Green Water trinken (falls die Flasche nicht bereits leer ist). Wählen Sie eines der folgenden Gerichte:
- Mais-Blumenkohl-Cremesuppe (das Toastbrot weglassen)
- Süßkartoffelsalat
- Detox-Dhal
- Heilende Gemüsesuppe (das Toastbrot weglassen)

Sind Sie danach noch hungrig, ein Glas Entzündungshemmenden Saft für empfindliche Haut, Hautklärenden Drink oder Anti-Aging-Brühe trinken. Sie können aber auch noch eine zweite Portion Suppe und dazu 1 kleine Handvoll rohe Mandeln oder Paranüsse essen.

Das Wichtigste noch einmal in Kürze (Tag 1 bis 3)

- Über den Tag verteilt – am besten vor dem Frühstück und zwischen den Mahlzeiten – 2 Flaschen Green Water trinken.
- Verschlimmert sich Ihr Ausschlag während oder nach der 3-Tage-Basenkur vorübergehend, kann dies auf eine Salicylatunverträglichkeit hindeuten. In diesem Fall das Green Water in den ersten beiden Wochen zusätzlich mit Glycin (S. 228) anreichern, die Chlorophyllmenge etwas reduzieren und etwas weniger Zitrone/Limette verwenden.
- Da Sie während der 3-Tage-Kur weniger Nahrung zu sich nehmen, sollten Sie in dieser Zeit auf intensives Training verzichten. Um die Heilung voranzutreiben und Ihre Vitalität wiederherzustellen, benötigen Sie Ruhe und Entspannung.
- Machen Sie Atemübungen (S. 278).
- Nehmen Sie mindestens einmal ein warmes Entspannungsbad.
- Gönnen Sie sich viel Ruhe und schlafen Sie nachts etwa acht Stunden.
- Verzichten Sie auf Koffein, Zigaretten und Alkohol. Sie haben einen hohen Säuregehalt und können die ein oder andere heilende Wirkung der Kur konterkarieren. Um eventuelle Entzugserscheinungen zu vermeiden, sollten Sie am besten schon mindestens eine Woche vor der Kur damit anfangen, Ihren Koffein-, Zigaretten- und Alkoholkonsum langsam zu reduzieren.
- Nehmen Sie Ihre Mahlzeiten in Ruhe ein und kauen Sie die Speisen gründlich.
- Tun Sie etwas für Ihre innere Schönheit und machen Sie die Übungen aus dem Kapitel »Auch die innere Schönheit will gepflegt sein« (S. 285).

Die verschiedenen Schritte des Ernährungsprogramms

Eine Diät will geplant sein, und deshalb ist das Erste, was Sie benötigen, ein Terminkalender, in dem Sie sich Ihre täglichen Aktivitäten vormerken.

1. Schritt: Die Planung

Als Nächstes sollten Sie sich überlegen, an welchem Tag Sie mit Ihrem Ernährungsprogramm beginnen wollen. Entscheiden Sie sich für einen Samstag, haben Sie Zeit, um ganz entspannt die 3-Tage-Basenkur durchzuführen. Oder wollen Sie lieber an einem Montag beginnen, wenn Sie im Arbeitsmodus und keinen Versuchungen, wie zum Beispiel Partys, ausgesetzt sind? Sobald Sie sich für einen Tag entschieden haben, können Sie – exakt acht Wochen später – auch schon den letzten Tag in Ihrem Kalender eintragen.

2. Schritt: Die Vorbereitung der Diät

Reduzieren Sie nach und nach Ihren Zigaretten-, Kaffee- und Alkoholkonsum. Trinken Sie für gewöhnlich viel Kaffee oder rauchen Sie eine Schachtel Zigaretten am Tag, könnten sich Entzugserscheinungen einstellen, wenn Sie von heute auf morgen ganz darauf verzichten. Deshalb ist es besser, Sie fangen mindestens eine Woche, bevor Sie mit dem Ernährungsprogramm beginnen, damit an, Ihren Konsum allmählich zu reduzieren.

- Suchen Sie im Rezeptteil (S. 337) die Gerichte für die erste Woche aus und besorgen Sie sich die entsprechenden Zutaten.
- Frieren Sie etwas frisches Obst (z. B. Mangowürfel, ganze geschälte Bananen etc.) für den Hautfestigenden Drink oder die Gefrorene Mango ein.

- Stellen Sie gefiltertes Wasser und Mineralwasser im Kühlschrank bereit.
- Bereiten Sie die Anti-Aging Brühe zu.
- Mahlen Sie 165 g frische Leinsamen, füllen sie in ein Schraubglas und stellen es in den Kühlschrank.

Für die Zubereitung der Rezepte benötigen Sie folgende Utensilien:

- Eine große beschichtete Bratpfanne (für Crêpes wäre zusätzlich eine kleine Pfanne von Nutzen).
- Einen großen Topf mit Dämpfeinsatz und Deckel zum Dämpfen ganzer Fische. Ernähren Sie sich vegetarisch, reicht ein mittelgroßer Dämpftopf zum Dämpfen des Gemüses aus.
- Behälter zur Aufbewahrung (leere Schraubgläser für Körnermischungen und kleine Gefrierdosen für Mangowürfel etc.).
- Ein Sieb zum Abgießen
- Einen Entsafter. Dieser ist allerdings kein Muss, denn Sie können auch auf fertig gekaufte frische Gemüsesäfte zurückgreifen oder Sie essen einfach viel Obst und Gemüse.
- Ein verschließbares Teesieb in Kugelform für die Zubereitung von Löwenzahn- und Kräutertees.
- Eine Kaffee- oder Gewürzmühle zum Mahlen der frischen Leinsamen (eignet sich übrigens auch hervorragend zum Herstellen von Paniermehl). Die Leinsamen sollten ganz frisch sein, kaufen Sie deshalb nie gemahlenen Leinsamen.

3. Schritt: Die 3-Tage-Basenkur machen

Lesen Sie dazu die Kapitel »Die 3-Tage-Basenkur bei warmem Wetter« (S. 307) und »Die 3-Tage-Basenkur bei kaltem Wetter« (S. 309).

4. Schritt: Die Durchführung des Ernährungsprogramms

Wenn Sie sich an die folgenden acht Grundregeln halten, ist Ihnen der Erfolg sicher. Sie werden feststellen, dass sich einige dieser Regeln mit den acht Regeln für eine gesunde Haut decken.

Regel 1: Getränke Trinken Sie jeden Tag nach dem Aufstehen und vor dem Zubettgehen ein alkalisierendes Getränk.

Obligatorisch: Zweimal täglich (morgens und abends) 1 Glas Green Water oder 1–2 Apfelessig-Drinks pro Tag. Optional: Anti-Aging-Brühe, Zitronendrink mit Lecithin und Leinöl, frisch zubereitete Gemüsesäfte, Kräutertees.

Nach Belieben können Sie über den Tag verteilt auch noch folgende Getränke zu sich nehmen:

- Zitronendrink mit Lecithin und Leinöl
- Birnendrink für empfindliche Haut
- Entzündungshemmenden Saft für empfindliche Haut
- Hautklärenden Drink
- ACE-Smoothie
- frische Gemüsesäfte
- Heiße Detox-Sojamilch oder Löwenzahnwurzel-Tee
- Kräutertees
- gefiltertes Wasser, natürliches Mineralwasser
- Anti-Aging-Brühe
- Hautfestigenden Drink

Regel 2: Frühstück Das tägliche Frühstück ist unverzichtbar, denn sonst besteht die Gefahr, dass Sie später am Tag zu viel essen. Wenn Sie morgens keinen Appetit haben, trinken Sie zumindest eines der empfohlenen Getränke. Ansonsten können Sie zusätzlich zu dem Getränk ein nicht zu üppiges Frühstück (etwa einen Teller voll minus 30 %) zu sich nehmen. Achten Sie darauf, dass jede Mahlzeit auch ein paar Proteine enthält und greifen Sie anstatt zu verarbeiteten Weißmehlprodukten zu Vollkornprodukten. Wenn Sie eine Diät aus den Spezialprogrammen machen oder es Ihnen an bestimmten Nährstoffen mangelt, können Sie zum Frühstück auch noch die ein oder andere Nahrungsergänzung einnehmen. Probiotika sollten bereits 15–30 Minuten vor dem Frühstück genommen werden.

Wählen Sie eines der folgenden Frühstücksgetränke oder -gerichte aus:

- Beeren-Smoothie
- Porridge mit Beeren
- Bananen-Porridge
- Avocadotoast
- Sardinentoast
- Fruchtsalat mit Leinsamen
- Aminfreier Fruchtsalat
- Perfekt pochierte Eier
- Pochierte Eier mit Räucherlachs
- Omelett mit Spinat und Tomate
- Glutenfreies Müsli
- Vitamin-E-Müsli
- B-Vitamin-Müsli
- Buchweizen-Crêpes mit Mango
- Buchweizen-Crêpes mit Birne
- Reis mit Eiern und Gemüse
- Anti-Aging-Brühe mit Körnertoast
- Bohnen auf Toast

Empfehlungen fürs Frühstück außer Haus:

- frisch gepresster Saft (sollte mehr Gemüse als Früchte enthalten) und eine Handvoll frische rohe Mandeln oder Paranüsse
- frisches Obst
- Müsli mit Sojamilch und frischen Früchten (ohne Zugabe von Zucker!)
- 1–2 pochierte oder gekochte Eier auf Vollkorntoast oder Sauerteigbrot und dazu etwas Spinat
- Lachs und Avocado auf Sauerteigbrot oder Vollkorntoast

Hinweis
Zwischen Frühstück und Mittagessen gibt es keinen Imbiss, es sei denn Sie sind schwanger, können sich nicht konzentrieren oder leiden unter Hypoglykämie. Wenn Sie in die Unterzuckerung geraten, können Sie auch 1–2 TL Chlorophyll in einer Flasche Wasser auflösen und das Wasser über den Tag verteilt trinken, um den Blutzuckerspiegel auf gleichbleibendem Niveau zu halten. In diesem Fall wäre außerdem ein Chrompräparat zu empfehlen (siehe dazu das Kapitel »Das Spurenelement Chrom«, S. 174).

Regel 3: Mittagessen Nehmen Sie Ihr Mittagessen jeden Tag zwischen 12 und 14 Uhr (etwa fünf Stunden nach dem Frühstück) ein. Es sollte vor 14 Uhr beendet sein (es sei denn, Sie arbeiten Schicht). Ist dies der Fall, nehmen Sie Ihre erste Mahlzeit nach dem Aufstehen ein und essen fünf bis sechs Stunden danach zu Mittag.

Wählen Sie eines der folgenden Gerichte:

- Pikanter Papayasalat
- Salade Niçoise
- Bunter Gemüsereis mit gebratenem Ei
- Mais-Blumenkohl-Cremesuppe
- Heilende Hühnersuppe
- Süßkartoffelsalat, mit einem Protein
- Avocado-Himbeer-Salat auf Brunnenkresse, mit einem Protein (z. B. der Hähnchenbrust auf kreolische Art)
- Detox-Dhal
- Wrap mit Thunfisch und Avocado
- Kichererbsensalat
- Wrap mit Hähnchenfleisch
- Sandwich mit Hähnchenfleisch
- Bunter Salat mit süß-scharfem Dressing, mit einem Protein
- Rohe Frühlingsrollen
- Gemüsesandwich mit Cremiger Mayonnaise

- Graupensuppe mit Rindfleisch
- Falafel-Wrap
- Pasta mit mediterranem Gemüse, mit einem kleinen Salat
- Gesunde Hamburger
- Heilende Gemüsesuppe

Empfehlungen für das Mittagessen außer Haus:
- Wrap mit Thunfisch, Avocado und Salat
- Wrap oder Vollkornsandwich (Sauerteigbrot ist auch in Ordnung) mit Truthahnfleisch, Cranberrys und Salat
- Wrap mit Hähnchenfleisch und Tabouleh (nur Fleisch von Freilandhühnern oder Tieren aus biologischer Aufzucht)
- Sushi, Ohitashi-Spinat (japanischer Spinatsalat), Edamame, Miso-Suppe und grüner Tee
- Sandwich (aus Vollkorn- oder Sauerteigbrot) mit Avocado bestrichen und mit Thunfisch und Salat gefüllt. Wenn Sie keinen Fisch essen, sind Truthahnfleisch, Tofu und vegetarische Frikadellen eine Alternative.

Auf rohen Fisch sollten Sie während der achtwöchigen Diät verzichten, denn er könnte Mikroben enthalten.

Hinweis

Je nachdem, wie groß Ihr Hunger mittags ist, können Sie sich entweder für etwas Leichtes, zum Beispiel einen bunten Salat mit einem proteinreichen Lebensmittel, oder für etwas Herzhaftes, Sättigendes entscheiden. Denken Sie aber daran, dass die Fleischportion nicht größer als Ihre Handfläche sein sollte (Leute mit großen Händen sind da natürlich im Vorteil ...).

Regel 4: Nachmittagssnack Viele Menschen haben gegen 15 Uhr einen »toten Punkt«. Deshalb empfiehlt es sich, um diese Zeit einen kleinen Snack, bestehend aus ein paar Proteinen oder Kohlenhydraten mit niedrigem GI, zu sich zu nehmen. Der nachmittägliche Imbiss hat zudem den Vorteil, dass man sich abends besser zurückhalten kann.

Wählen Sie einen oder zwei der folgenden Snacks aus:

- Avocado-Dip mit Gemüsesticks
- Avocado-Snack
- frisches Obst (1–2 Portionen am Tag)
- grüne Kürbiskerne (1 kleine Handvoll)
- frisches Gemüse (in unbegrenzten Mengen)
- frische rohe Austern (1–2-mal wöchentlich bis zu 6 Stück)
- Edamame
- Vollkorncracker (maximal 6 Stück pro Tag) mit Avocado und Tomate oder Zitrone
- frische rohe Mandeln oder Paranüsse (bis zu 12 Stück bzw. 1 Handvoll täglich)
- ½ gewürfelte Avocado mit Zitronensaft beträufelt
- frische Tomaten, mit Meersalz bestreut
- Rohe Frühlingsrollen

Regel 5: Abendessen Nehmen Sie 15 Minuten vor dem Abendessen Ihr Probiotikum ein. Zwischen Abendessen und Zubettgehen sollten mindestens zwei Stunden liegen, damit Sie das Essen bis zum Schlafengehen verdauen können. Wenn Sie möchten, ist auch ein gesundes Dessert erlaubt. Neigen Sie dazu, abends ordentlich zuzulangen, essen Sie etwa 20 Minuten vor dem Abendessen 12 frische, rohe Mandeln oder trinken Sie einen Zitronendrink mit Lecithin und Leinöl. Die gesunden Fette lösen die Sättigungsantwort aus (das dauert etwa 30 Minuten), wodurch sich das Risiko, bei der Hauptmahlzeit zu viel zu essen, verringert.

Wählen Sie eines der folgenden Gerichte aus:

- Mais-Blumenkohl-Cremesuppe
- Avocado-Himbeer-Salat auf Brunnenkresse, mit einem Protein (z. B. Hähnchenbrust auf kreolische Art)

- Fischtopf auf asiatische Art
- Graupensuppe mit Rindfleisch
- Salade Niçoise
- Heilende Gemüsesuppe
- Heilende Hühnersuppe
- Regenbogenforelle mit geröstetem Gemüse
- Detox-Dhal
- Kichererbsensalat
- Bunter Gemüsereis mit gebratenem Ei
- Sämiges Kichererbsen-Curry
- Aprikosenhähnchen
- Lammkoteletts mit gedämpftem Gemüse
- Pasta mit mediterranem Gemüse und dazu der Blattsalat mit Rotkohl, Paprika und Tomaten
- Hähnchentopf mit Knoblauch und Kräutern
- Gemüseschmortopf
- Blattsalat mit Rotkohl, Paprika und Tomaten
- Pfannengerührtes Gemüse mit Riesengarnelen
- Lammfleisch mit Süßkartoffeln, Bohnen und Brokkoli
- Süßkartoffelsalat mit Mango-Chutney
- Gebackener Fisch mit Mais auf thailändische Art
- Lammkoteletts mit kurz gebratenem Gemüse
- Hähnchen-Gemüse-Pfanne
- Gesunde Hamburger
- Süßkartoffelpüree mit Hähnchen und Gemüse

Sofern nichts anderes angegeben ist, können Sie dazu braunen Reis, Basmati-Reis (gelegentlich), Buchweizen oder Quinoa servieren.

Wenn Sie im Restaurant essen, sollten Sie Saucen meiden, da man nicht weiß, wie viel Zucker, Fett, Zusatzstoffe oder Milchprodukte sie enthalten.

Optionen:

- Salate aller Art (mit Ausnahme von Caesar Salad). Lassen Sie sich das Dressing getrennt dazu servieren und vergewissern Sie sich, dass es keine Milchprodukte enthält und dass es hausgemacht ist. Die beste Option ist allerdings Olivenöl und Zitronensaft.
- Gedünsteter oder gegrillter Fisch (vorzugsweise Lachs, Forelle, Fisch, der nicht zu sehr mit Quecksilber belastet ist) ohne Sauce
- Pfannengerührtes oder gedünstetes Gemüse mit Fisch, Tofu, Bohnen oder Hähnchenfleisch (ohne Haut)
- frische Austern (als Snack)
- Rohe Frühlingsrollen (als Snack)
- Hähnchen (ohne Haut) mit Gemüse
- alle vegetarischen Gerichte (sofern sie nicht frittiert sind; ohne Sauce)
- Gemüsebeilagen mit einem Protein (wie Fisch, Hähnchenfleisch, Tofu oder Bohnen)
- Gemüsesuppen (sofern sie keine Milchprodukte enthalten)
- mageres Fleisch (ein etwa handtellergroßes Stück) mit Gemüse

Wenn es Sie nach etwas Süßem gelüstet, finden Sie im Anhang eine ganze Reihe von Dessertrezepten. Beachten Sie dabei jedoch folgende Regeln:

- Essen Sie höchstens dreimal pro Woche ein Dessert.
- Nach schweren Mahlzeiten sollten Sie ein leichtes Dessert mit Früchten, etwa die Gefrorene Mango, wählen.
- Nach leichten Mahlzeiten, etwa einem Salat, darf das Dessert etwas gehaltvoller sein, wie zum Beispiel der Rhabarber-Crumble oder der Möhrenkuchen.

Das sollten Sie sich auch noch in Ihrem Terminkalender vormerken:

- Bringen Sie sich drei- bis fünfmal pro Woche 15–30 Minuten mit Sport ins Schwitzen. Achten Sie darauf, täglich mindestens 15 Minuten zu schwitzen, sei es bei sportlicher Betätigung, bei einem warmen Bad oder in der Sauna (siehe »Regel Nr. 5: Täglich 15 Minuten schwitzen«, S. 109). Wenn Sie im Freien Sport treiben, den Sonnenschutz und den Hut nicht vergessen.

- Entspannen Sie sich und schließen Sie Frieden mit Ihrem Körper. Machen Sie täglich mindestens fünf Minuten Atemübungen (S. 278).
- Tun Sie etwas für Ihre innere Schönheit und machen Sie die Übungen aus dem Kapitel »Die innere Schönheit will gepflegt sein« (S. 285).
- Gönnen Sie sich viel Ruhe und achten Sie auf ausreichend gesunden Schlaf. Gehen Sie um 23.30 Uhr zu Bett und schlafen Sie nach Möglichkeit acht Stunden.
- Machen Sie ein- bis zweimal in der Woche ein Körperpeeling (siehe dazu Kapitel »Peelings«, S. 131).
- Unterhalten Sie sich mindestens einmal in der Woche mit einer Freundin/einem Freund oder mit einem Familienmitglied.
- Lächeln und lachen Sie jeden Tag mindestens einmal oder bringen Sie eine andere Person zum Lachen.

Wie Sie all dies in Ihren Tagesablauf integrieren, erfahren Sie im nächsten Kapitel.

Strukturierter Ernährungsplan

Der Ernährungsplan ist ähnlich strukturiert wie bei einer Rotationsdiät, das heißt das Hauptnahrungsmittel (Geflügel, Fisch, Gemüse, rotes Fleisch etc.) wechselt täglich. Sie müssen sich jedoch nicht streng an diese Abfolge halten, sie soll Ihnen lediglich helfen, den Überblick darüber zu behalten, wie viel Sie von den einzelnen Lebensmitteln essen. Dies ist wichtig, um Ihre Prostaglandine im Gleichgewicht zu halten. Ein- bis zweimal in der Woche ist außerdem ein glutenfreier Tag vorgesehen.

Sind Sie allergisch gegen bestimmte Lebensmittel, etwa gegen Fisch oder irgendeine andere Zutat, ersetzen Sie das Gericht einfach durch eine geeignete Alternative oder wandeln es ab. Die Rezepttexte werden Ihnen helfen, einen passenden Ersatz zu finden.

Und hier noch ein paar wichtige Tipps:

- Denken Sie daran, jeden Tag etwas Grünes (etwa 2 Handvoll) zu sich zu nehmen. Die Rezepte für das Mittag- und Abendessen werden Ihnen dabei helfen.
- Nahrungsmittel mit hohem Gehalt an Omega-3-Fettsäuren (Lachs, Sardinen, Forelle …) sollten ebenfalls täglich auf Ihrem Speiseplan stehen. Alternativ sind auch 1–2 EL Leinöl oder Leinsamen (ganz oder gemahlen) zu empfehlen. Die Getränke- und Frühstücksrezepte werden Ihnen helfen, Ihren täglichen Bedarf zu decken.

Ernährungsplan

Tag 1–3: Die 3-Tage-Basenkur (S. 307) Alle nötigen Rezepte finden Sie im Anhang (S. 337). Während der Kur müssen Sie unter Umständen ein oder mehrere Nahrungsergänzungen einnehmen.

Aktivitäten

Tag 1

- Nehmen Sie ein warmes Bad und machen Sie ein Peeling (S. 131).
- Machen Sie mindestens fünf Minuten Atemübungen (S. 278), zum Beispiel die Ujjayi-Atmung.

Tag 2

- Machen Sie Ihre Atemübungen und üben Sie die Ujjayi-Atmung.
- Gehen Sie joggen und machen Sie die Übung 1 aus dem Kapitel »Auch die innere Schönheit will gepflegt sein« (S. 285).
- Optional: Gehen Sie in die Sauna.

Tag 3

- Machen Sie mindestens fünf Minuten Atemübungen.
- Machen Sie Übung 2 und 3 aus dem Kapitel »Auch die innere Schönheit will gepflegt sein« (S. 285).
- Kochen Sie die Anti-Aging-Brühe für die Heilende Hühnersuppe, die am Tag 4 auf dem Speiseplan steht.

Tag 4: Geflügeltag Am vierten Tag sollen Sie sich langsam wieder an gehaltvollere Mahlzeiten gewöhnen.

Frühstück:

- Trinken Sie unmittelbar nach dem Aufstehen (mindestens 15 Minuten vor dem Frühstück) ein Glas Green Water. Bereiten Sie eine Flasche Green Water vor, die Sie über den Tag verteilt trinken.
- Omelett mit Spinat und Tomate oder ein Müsli Ihrer Wahl aus dem Rezeptteil
- Optional: Entzündungshemmender Saft für empfindliche Haut oder Anti-Aging-Brühe

Mittagessen:

- Heilende Hühnersuppe (1 Teller) mit 1–2 Scheiben Vollkorntoast (nach Belieben mit Olivenöl beträufelt, aber nicht mit Butter oder Margarine bestrichen) oder Sandwich mit Hähnchenfleisch

Nachmittagsimbiss (optional):

- 10 Mandeln, eine Birne oder Entzündungshemmender Saft für empfindliche Haut

Abendessen:

- 1 Glas Apfelessig-Drink (15–30 Minuten vor dem Essen)
- Heilende Hühnersuppe (1 großer Teller) mit 1–2 Scheiben Vollkorntoast (den Rest der Suppe einfrieren)

Aktivitäten

- Treiben Sie Sport und schwitzen Sie mindestens 15 Minuten.
- Machen Sie mindestens fünf Minuten Atemübungen.
- Schreiben Sie Ihre Stärken und Ihre positiven Eigenschaften auf einem Blatt Papier auf. Machen Sie sich täglich bewusst, was Sie alles an sich positiv bewerten. So bauen Sie Selbstbewusstsein auf und verringern das Risiko, sich selbst zu sabotieren.

Tag 5: Fisch- und glutenfreier Tag Auch wenn Sie nicht unter einer Glutenunverträglichkeit leiden, empfiehlt es sich, von Zeit zu Zeit einen glutenfreien Tag einzulegen.

Frühstück:

- Trinken Sie unmittelbar nach dem Aufstehen (mindestens 15 Minuten vor dem Frühstück) ein Glas Green Water. Bereiten Sie eine Flasche Green Water vor, die Sie über den Tag verteilt trinken.
- Leiden Sie unter einer schlechten Verdauung, kann eine Tasse Heiße Detox-Sojamilch vor dem Frühstück hilfreich sein, denn sie regt die Verdauungssäfte an.
- Fruchtsalat mit Leinsamen (wenn Sie unter Ekzemen leiden), am glutenfreien Tag jedoch ohne Haferflocken, oder Aminfreier Fruchtsalat (besonders bei Rosazea zu empfehlen) und 1 Glas Kalziumreicher Smoothie.

Mittagessen:

- Salade Niçoise oder Bunter Salat mit süß-scharfem Dressing mit einer kleinen Dose Thunfisch angereichert und mit dem Glutenfreien Dressing angemacht

Nachmittagsimbiss (optional; hier können Sie wählen zwischen):

- 1 kleinen Handvoll Kürbiskernen oder Paranüssen
- frische Gemüsesticks (Möhre und Stangensellerie) mit Thunfischdip
- Heißer Detox-Sojamilch
- 1 Apfel

Abendessen:

- Trinken Sie 15–30 Minuten vor dem Essen das restliche Green Water (sofern die Flasche nicht bereits leer ist).
- Regenbogenforelle mit geröstetem Gemüse

Tipp: Trinken Sie keine kalten Getränke zu den Mahlzeiten, denn sie verdünnen die Verdauungssäfte.

Aktivitäten

- Treiben Sie Sport und schwitzen Sie 15 Minuten.
- Machen Sie fünf Minuten Atemübungen – am besten nach der Arbeit und bevor Sie das Abendessen zubereiten, denn Sie entspannen dabei und tanken neue Energie.
- Trinken Sie zwischen den Mahlzeiten 1–2 Liter Wasser oder Green Water.

Tag 6: Veggie-Tag

Frühstück:

- Trinken Sie unmittelbar nach dem Aufstehen (mindestens 15 Minuten vor dem Frühstück) ein Glas Green Water. Bereiten Sie eine Flasche Green Water vor, die Sie über den Tag verteilt trinken.
- Avocadotoast oder Bohnen auf Toast

Mittagessen:

- 1 Portion Kichererbsensalat

Nachmittagsimbiss (optional):

- Avocado-Snack und/oder Heiße Detox-Sojamilch

Abendessen:
- Trinken Sie 15–30 Minuten vor dem Essen das restliche Green Water (sofern die Flasche nicht bereits leer ist).
- Gemüseschmortopf oder Sämiges Kichererbsen-Curry

Aktivitäten
- Ruhetag, keine anstrengenden Übungen. Nehmen Sie ein warmes Bad oder gehen Sie in die Sauna.
- Üben Sie fünf bis zehn Minuten die Bauchatmung (S. 283).
- Waren Sie heute dankbar? (S. 295).

Tag 7: Rotes Fleisch
Frühstück:
- Trinken Sie unmittelbar nach dem Aufstehen ein Glas Green Water. Bereiten Sie eine Flasche Green Water vor, die Sie über den Tag verteilt trinken.
- ein Müsli Ihrer Wahl aus dem Rezeptteil oder kaufen Sie ein Fertigmüsli mit ungerösteten Haferflocken und geben Sie gemahlene Leinsamen und selbst gemachte Mandelmilch dazu

Mittagessen:
- ein Gesunder Hamburger oder Gemüsesandwich mit Cremiger Mayonnaise

Nachmittagsimbiss (optional; hier können Sie wählen zwischen):
- 4 Paranüssen
- 1 Stück Obst (Birnen, Bananen und Papayas haben einen geringen Salicylatgehalt)
- Hautklärender Drink
- Heiße Detox-Sojamilch

Abendessen:
- Trinken Sie 15–30 Minuten vor dem Essen 1 Glas Apfelessig-Drink oder das restliche Green Water (falls die Flasche nicht bereits leer ist).
- Lammfleisch mit Süßkartoffeln, Bohnen und Brokkoli, Lammkoteletts mit kurz gebratenem Gemüse oder eine Suppe Ihrer Wahl

Aktivitäten

- Treiben Sie Sport und schwitzen Sie 15 Minuten.
- Üben Sie fünf Minuten die Bauchatmung (S. 283).
- Überschlagen Sie, wie viele Gläser (oder Liter) Wasser Sie trinken. Ist die Menge ausreichend (S. 45)?

Tag 8: Geflügel- und glutenfreier Tag

Frühstück:

- Trinken Sie unmittelbar nach dem Aufstehen ein Glas Green Water. Bereiten Sie eine Flasche Green Water vor, die Sie über den Tag verteilt trinken.
- Reis mit Eiern und Gemüse, Glutenfreies Müsli oder Buchweizen-Crêpes mit Mango (bzw., wenn Sie unter Ekzemen leiden, mit Birne)

Mittagessen:

- Hähnchenbrust auf kreolische Art und dazu ein Avocado-Himbeer-Salat auf Brunnenkresse

Nachmittagsimbiss (optional; hier können Sie wählen zwischen):

- 10 Mandeln und einem Getränk Ihrer Wahl aus dem Rezeptteil
- Heiße Detox-Sojamilch und Gemüsesticks mit Hummus

Abendessen:

- Trinken Sie 15–30 Minuten vor dem Essen das restliche Green Water (sofern die Flasche nicht bereits leer ist).
- Aprikosenhähnchen mit braunem Reis oder Buchweizen oder Detox-Dhal

Aktivitäten

- Treiben Sie Sport und schwitzen Sie 15 Minuten.
- Machen Sie mindestens fünf Minuten Atemübungen (S. 278).
- Zählen Sie, wie häufig Sie Ihr Aussehen im Spiegel überprüfen. Den Spiegel brauchen Sie eigentlich nur, um Ihr Make-up aufzutragen oder um zu sehen, ob Sie ordentlich angezogen sind, nicht aber, um immer wieder einen kritischen Blick auf Ihr Aussehen, Ihre Haut oder Ihre Figur zu werfen.

Tag 9: Fischtag

Frühstück:

- Trinken Sie unmittelbar nach dem Aufstehen ein Glas Green Water. Bereiten Sie eine Flasche Green Water vor, die Sie über den Tag verteilt trinken.
- Sardinentoast und Papaya-Smoothie oder ein Fruchtsalat oder ein Porridge Ihrer Wahl
- optional: Heiße Detox-Sojamilch

Mittagessen:

- Wrap mit Thunfisch und Avocado oder Falafel-Wrap

Nachmittagsimbiss (optional; hier können Sie wählen):

- 2–6 frische Austern
- 6 Austern aus der Dose oder 3–4 Vollkorncracker
- Smoothie aus dem Rezeptteil

Abendessen:

- Trinken Sie 15–30 Minuten vor dem Essen das restliche Green Water (sofern die Flasche nicht bereits leer ist).
- Vorspeise: 2–6 frische Austern (wenn Sie nachmittags keine Austern gegessen haben)
- Pfannengerührtes Gemüse mit Riesengarnelen, Gebackener Fisch mit Mais auf thailändische Art oder Süßkartoffelsalat mit einem Mango-Chutney

Aktivitäten

- Schwitzen Sie ohne intensives sportliches Training, beispielsweise in der Sauna, in einem warmen Bad oder indem Sie an einem heißen Tag joggen gehen (meiden Sie jedoch zwischen 10 und 15 Uhr die Sonne).
- Haben Sie Ihren Hut aufgesetzt, als Sie draußen waren?
- Schreiben Sie Ihre Stärken und positiven Eigenschaften auf.

Tag 10: Veggie-Tag

Frühstück:

- Trinken Sie unmittelbar nach dem Aufstehen ein Glas Green Water. Bereiten Sie eine Flasche Green Water vor, die Sie über den Tag verteilt trinken.
- ein Müsli Ihrer Wahl mit Mandel- oder Sojamilch
- optional: Hautfestigender Drink

Mittagessen:

- Pasta mit mediterranem Gemüse oder Gemüsesandwich mit Cremiger Mayonnaise (wenn Sie keine Eier essen, die Mayonnaise durch Mango-Chutney ersetzen)

Nachmittagsimbiss (optional; hier können Sie wählen):

- Avocado-Salsa, nach Belieben mit 4 Vollkorncrackern
- Obst
- 1 Tasse Alfalfatee (mit 1 Spritzer Zitronensaft und zwei Scheibchen frischem Ingwer) oder ein frischer Gemüsesaft Ihrer Wahl

Abendessen:

- Trinken Sie 15–30 Minuten vor dem Essen das restliche Green Water (sofern die Flasche nicht bereits leer ist).
- sämiges Kichererbsen-Curry

Aktivitäten

- Treiben Sie Sport und schwitzen Sie 15 Minuten.
- Legen Sie sich am Nachmittag oder vor dem Abendessen hin und machen Sie 5 Minuten Atemübungen.

Tag 11: Rotes Fleisch

Frühstück:

- Trinken Sie unmittelbar nach dem Aufstehen ein Glas Green Water. Bereiten Sie eine Flasche Green Water vor, die Sie über den Tag verteilt trinken.
- Porridge mit Beeren und dazu Mandel- oder Sojamilch (mit Kalzium angereichert)
- oder ein Fruchtsalat Ihrer Wahl mit einem Smoothie Ihrer Wahl

Mittagessen:

- Gemüsesandwich mit Cremiger Mayonnaise, Falafel-Wrap oder Rohe Frühlingsrollen

Nachmittagsimbiss (optional; hier können Sie wählen):

- 1 Handvoll rohe Mandeln und Paranüsse und 1 Handvoll Blaubeeren
- 1 Tasse Heißer Detox-Sojamilch und Gemüsesticks mit Hummus

Abendessen:

- Trinken Sie 15–30 Minuten vor dem Essen 1 Glas Apfelessig-Drink (fördert die Verdauung) oder das restliche Green Water (falls die Flasche nicht bereits leer ist).
- Lammkoteletts mit gedämpftem Gemüse oder Graupensuppe mit Rindfleisch

Aktivitäten

- Treiben Sie Sport und schwitzen Sie 15 Minuten.
- Üben Sie fünf Minuten die Ujjayi-Atmung.

Tag 12: Geflügeltag

Frühstück:

- Trinken Sie unmittelbar nach dem Aufstehen ein Glas Green Water. Bereiten Sie eine Flasche Green Water vor, die Sie über den Tag verteilt trinken.
- Perfekt pochierte Eier

Mittagessen:

- Wrap mit Hähnchenfleisch oder Hähnchen mit einem Salat Ihrer Wahl, zum Beispiel dem Süßkartoffelsalat

Nachmittagsimbiss (optional; hier können Sie wählen):

- Möhren- und Selleriesticks mit Hummus
- Heiße Detox-Sojamilch
- Hummus mit 4 Vollkorncrackern

Abendessen:

- Trinken Sie 15–30 Minuten vor dem Essen das restliche Green Water.
- Hähnchen-Gemüse-Pfanne oder Süßkartoffelpüree mit Hähnchen und Gemüse

Aktivitäten

- Machen Sie einen entspannenden Spaziergang oder 20 Minuten Dehnungsübungen.
- Machen Sie 5 Minuten Atemübungen.
- Nehmen Sie eine Dusche oder ein Bad, machen Sie anschließend ein sanftes Peeling (Gesicht und Körper) und cremen Sie sich danach mit Feuchtigkeitscreme ein.

Tag 13: Fisch- und glutenfreier Tag

Frühstück:

- Trinken Sie unmittelbar nach dem Aufstehen ein Glas Green Water. Bereiten Sie eine Flasche Green Water vor, die Sie über den Tag verteilt trinken.
- Buchweizen-Crêpes mit Mango (wenn Sie unter Ekzemen leiden, mit Birne) oder Glutenfreies Müsli

Mittagessen:

- Salade Niçoise oder Sushi mit Lachs, Thunfisch, Avocado, Gurke oder anderem Gemüse und Wasabi

Nachmittagsimbiss (optional; hier können Sie wählen):

- 1 Stück Obst und/oder 1 kleine Handvoll rohe Mandeln und Paranüsse
- frischer Gemüsesaft oder Zitronendrink mit Lecithin und Leinöl
- Edamame

Abendessen:

- Trinken Sie 15–30 Minuten vor dem Essen das restliche Green Water.
- Fischtopf auf asiatische Art

Aktivitäten

- Treiben Sie Sport und schwitzen Sie 15 Minuten.
- Nehmen Sie vor dem Zubettgehen ein Entspannungsbad.
- Gehen Sie früh schlafen und versuchen Sie, acht Stunden durchzuschlafen.

Tag 14: Veggie-Tag

Frühstück:

- Trinken Sie unmittelbar nach dem Aufstehen ein Glas Green Water. Bereiten Sie eine Flasche Green Water vor, die Sie über den Tag verteilt trinken.
- ein Müsli Ihrer Wahl oder Bananen-Porridge mit Mandel- oder Sojamilch (mit Kalzium angereichert)

Mittagessen:

- Falafel-Wrap

Nachmittagsimbiss (optional; hier können Sie wählen):

- Avocado-Dip mit Gemüsesticks
- 1 Tasse Heiße Detox-Sojamilch
- ¼ Avocado mit 4 Vollkorncrackern

Abendessen:

- Trinken Sie 15–30 Minuten vor dem Essen das restliche Green Water.
- Pasta mit mediterranem Gemüse und dazu Blattsalat mit Rotkohl, Paprika und Tomaten oder Bunter Gemüsereis mit gebratenem Ei

Aktivitäten

- Treiben Sie Sport und schwitzen Sie 15 Minuten.
- Machen Sie 15 Minuten Atemübungen.
- Machen Sie eine Übung Ihrer Wahl aus dem Kapitel »Auch die innere Schönheit will gepflegt sein« (S. 285).

Fahren Sie ab dem 15. Tag nach dem gleichen Schema fort. Am Tag 15 wäre wieder rotes Fleisch an der Reihe.

Das Leben nach der Diät

Sie haben während des achtwöchigen Programms Ihre Hauterkrankung überwunden und fragen sich nun vielleicht, ob dieser Zustand von Dauer sein wird. Diese Frage lässt sich leider nicht mit einem klaren Ja oder Nein beantworten.

Sie kann Ja lauten, weil Sie Ihre Gesundheit in diesen acht Wochen erheblich verbessert haben und weil Sie neue Gewohnheiten angenommen haben, die Ihnen inzwischen zum großen Teil bereits in Fleisch und Blut übergegangen sind. So haben Sie sich möglicherweise einen schicken Hut und einen guten Sonnenschutz gekauft oder etwas Grünes zum Mittag- oder Abendessen ist jetzt geradezu ein Muss für Sie. Und wenn Sie in den Spiegel sehen, erfreuen Sie sich an Ihren schönen Seiten und suchen nicht mehr nach Unzulänglichkeiten. Deshalb hier noch ein Rat von mir: Wenn Sie weiterhin nett zu sich sind und sich vor allem auf Ihre Stärken und Ihre positiven Eigenschaften konzentrieren, wird es Ihnen sehr viel leichter fallen, gesund zu bleiben, weil Ihr Unterbewusstsein nicht gegen, sondern für Sie arbeiten wird.

Die Antwort kann allerdings auch Nein lauten, denn bestimmte Erkrankungen sind genetisch bedingt, und auch wenn Ihre Ekzeme oder Ihre Psoriasis im Moment verschwunden ist, bedarf es nur eines Triggers, und die Erkrankung tritt erneut auf. Solche Auslöser sind beispielsweise häufiger Stress, eine hohe chemische Belastung, Krankheiten, ein Virus, schlechte Ernährung oder ungünstige Lebensgewohnheiten. Das Risiko von Rückfällen lässt sich jedoch minimieren. Dazu müssen Sie sich nur an die folgenden vier Punkte halten.

Grün denken Schützen Sie Ihren Körper auch weiterhin mit grünen Getränken und grünen Nahrungsmitteln vor Übersäuerung. Essen Sie also täglich zwei Handvoll grünes Gemüse, etwa einen Salat, jungen Spinat, gedämpften Brokkoli, Mangold, Pak Choi oder Chinakohl, die Sie als Beilage zu den Mahlzeiten servieren können. Und trinken Sie weiterhin täglich eine Flasche Green Water. So reinigen Sie nicht nur Ihr Blut, sondern können auch kontrollieren, wie viel Wasser Sie trinken.

Um den Säuregehalt des Körpers zu reduzieren, sollten Sie nach dem Genuss von Alkohol oder Kaffee (Koffein) stets ein Glas Green Water trinken.

Feuchtigkeitsspendende Nahrung essen Essen Sie zweimal pro Woche Fisch, vor allem fetten Fisch oder Tiefseefisch. Nehmen Sie zweimal wöchentlich gemahlene Leinsamen oder Leinöl zu sich. Reichern Sie Müslis, Porridge und Smoothies mit Lecithingranulat an, um die Fettverdauung und die Zellhydrierung zu verbessern. Trinken Sie viel Wasser.

Ein Hut als ständiger Begleiter Die einfachste Möglichkeit, den Alterungsprozess zu verlangsamen, besteht darin, einen Hut zu tragen und eine Sonnenschutzcreme aufzutragen, wenn Sie in die Sonne gehen.

Stresslevel mit schönen Gedanken senken Stress ist Gift für die Haut. Versuchen Sie deshalb so oft wie möglich, seine schädliche Wirkung zu reduzieren. Die effektivste Möglichkeit, den Alltagsstress zu bewältigen, besteht darin, sich auf seine positiven Eigenschaften, seine Stärken und die eigene Schönheit zu konzentrieren.

Freuen Sie sich also über Ihre schöne Haut!

Anhang

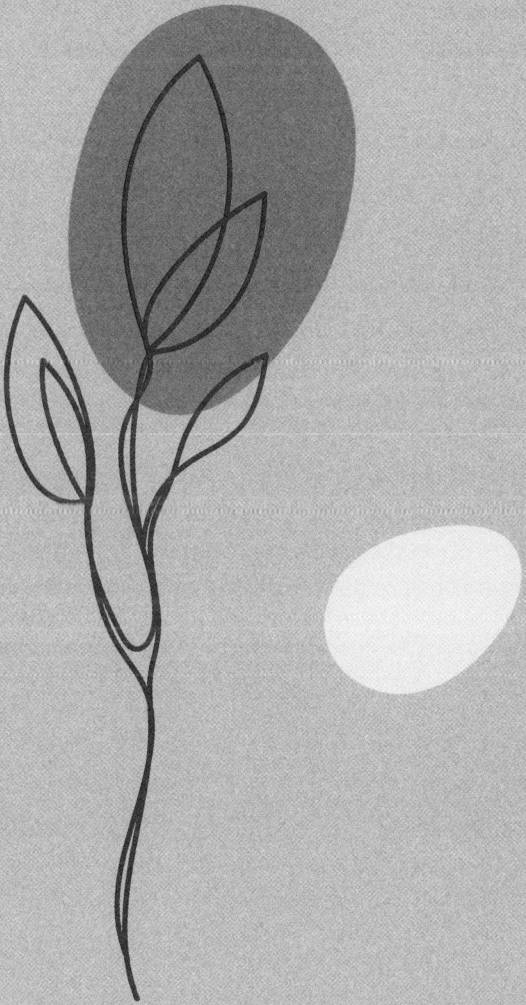

Zusatzstoffe, die Sie meiden sollten

Diese Lebensmittelzusatzstoffe können negative Hautreaktionen auslösen.

Zusatzstoffe	Bezeichnungen	enthalten in
Geschmacks-verstärker	E 620–635	aromatisierten Nudeln und Crackern, Chips, Saucen, Fast Food, traditionellen chinesischen Gerichten (insbesondere E 635 und E 621)
künstliche Farbstoffe	E 102, E 107, E 110, E 122–129, E 133, E 142, E 151, E 155	Tartrazin (gelb), rot, blau, grün, schwarz, braun
natürliche Farbstoffe	E 160b	Annatto (gelb; gelegentlich in Joghurts enthalten)
Konservierungsmittel	E 200–203, E 210–213, E 220–228, E 249–252, E 280–283, E 310–321	Sorbaten (in bestimmten verarbeiteten Obst- und Gemüsesorten und Weinen), Benzoate (in den meisten Softdrinks, Sirupen und Säften enthalten), Sulfiten (Wein, Bier, verarbeitetes Fleisch, Wurst, Trockenfrüchte), Nitraten und Nitriten (verarbeitetes Fleisch – Wild, Schinken, Salami), Propionaten, insbesondere Calciumpropionat (E 282) in Brot, Antioxidationsmitteln (in Ölen, Margarine, Chips, Fast Food)
künstlicher Süßstoff	E 951	Aspartam (NutraSweet, in Diät- und »zuckerfreien« Produkten)

Rezepte

Getränke

Green Water

Dieses milde, alkalisierende Getränk ist glutenfrei, reich an Magnesium und kann vor bestimmten Lebensmittelunverträglichkeiten, Allergien und Hautausschlägen schützen. Kaufen Sie ein niedrig dosiertes Chlorophyll und beginnen Sie zunächst mit 1 TL. Danach sollten Sie die Menge allmählich auf 2–3 TL pro Tag steigern.

Wenn Sie Probleme mit dem Blutzucker haben, etwa wenn Sie unter einer Hypoglykämie leiden, bereiten Sie sich am besten gleich eine große Flasche Green Water vor und trinken es über den Tag verteilt. Dazu einfach 2 TL flüssiges Chlorophyll in 1–1,5 l gefiltertes Wasser rühren. Wenn Sie das Wasser in größeren Mengen trinken, sollten Sie allerdings auf Zitronensaft verzichten, damit Ihre Zähne nicht angegriffen werden. Bei Hautausschlag und Schuppenflechte kann das Wasser auch noch mit etwas Glycin angereichert werden.

Für 1 Person, Zubereitungszeit 1 Min.

Zutaten: 1–3 TL flüssiges Chlorophyll, 1 Glas kaltes Wasser (auch Mineralwasser möglich)

Zubereitung: Chlorophyll in das Wasser rühren und trinken. Um die Alkalität zu erhöhen und dem Getränk mehr Geschmack zu verleihen, noch 1 TL Zitronensaft hinzufügen.

Apfelessig-Drink

Einen milden Apfelessiggeschmack hat dieser glutenfreie alkalisierende Drink. Da er die Verdauung anregt, sollte er möglichst 15 Min. vor dem Frühstück oder Abendessen getrunken werden.

Für 1 Person, Zubereitungszeit 1 Min.

Zutaten: 1 TL Apfelessig, 250–500 ml kaltes Wasser oder Mineralwasser

Zubereitung: Essig in das Wasser rühren und langsam trinken. Bevorzugen Sie einen süßeren Drink, 125 ml Apfelsaft (ohne Zuckerzusatz und Konservierungsstoffe) mit 250 ml Wasser und 1–2 TL Apfelessig verrühren.

Heiße Detox-Sojamilch

Dieses schmackhafte Heißgetränk ist eine gute Alternative zu Kaffee, denn es ist koffeinfrei, reinigt die Leber und fördert die Verdauung. Wird die Verdauung zu stark angeregt, sollten Sie die Tagesmenge ein wenig reduzieren. Verwenden Sie möglichst eine mit Kalzium angereicherte Sojavollmilch. Anstelle von Teebeuteln empfehle ich Ihnen losen Löwenzahnwurzel-Tee.

Für 1 Person (3 Tassen pro Tag), Zubereitungszeit 2 Min.

Zutaten: 125 ml Sojamilch, 125 ml kochendes Wasser, 1 TL Löwenzahnwurzel-Tee (beginnen Sie zunächst mit ½ TL), evtl. 1 TL Honig (niedriger GI)

Zubereitung: Sojamilch 30 Sek. in der Mikrowelle erhitzen (so flockt sie nicht aus). Anschließend kochendes Wasser dazugießen. Löwenzahnwurzel-Tee in ein Tee-Ei füllen und 5–10 Sek. in der heißen Flüssigkeit ziehen lassen (die Milch sollte sich rasch dunkel färben). Tee-Ei danach herausnehmen und die Milch mit Honig süßen.

Löwenzahnwurzel-Tee

Für 1 Person, Zubereitungszeit 2 Min.

Zutaten: ½ TL Löwenzahnwurzel-Tee, 250 ml kochendes Wasser, 1 TL Honig

Zubereitung: Löwenzahnwurzel-Tee in ein Tee-Ei füllen und etwa 5 Sek. im Wasser ziehen lassen, bis es sich dunkelbraun färbt. Machen Sie den Tee am Anfang nicht zu stark, damit der Geschmack nicht zu intensiv wird. Tee zum Schluss mit Honig süßen.

Zitronendrink mit Lecithin und Leinöl

Regelmäßig getrunken reduziert dieses Getränk die Übersäuerung des Körpers, verbessert die Immunfunktion und hilft bei trockener Haut. Das Pektin und die Öle aus der Zitronenschale liefern Antioxidantien, fördern den Abbau von Giftstoffen im Darm und die Entgiftung der Leber. Das Lecithin unterstützt die Fettverdauung und hilft dem Körper bei der Verwertung der entzündungshemmend wirkenden Omega-3-Fettsäuren. Bei Hautausschlag empfehle ich Ihnen den Birnendrink für empfindliche Haut. Wenn Sie den Drink für Kinder zubereiten, den Ingwer weglassen und mit etwas Honig süßen.

Ergibt 3 Gläser (entspricht einer Tagesration für 1 Person), Zubereitungszeit 5 Min.

Zutaten: 400 ml Wasser, ½ mit Schale klein geschnittene Bio-Zitrone, 2 EL Soja-Lecithin-Granulat (aus GVO-freiem Soja), 2 EL Bio-Leinöl, 1 Stückchen geschälten und fein gehackten Ingwer, 1 TL Ascorbinsäurepulver (nur bei Rosazea oder Nesselsucht)

Zubereitung: Wasser mit Zitrone, Lecithin, Leinöl und Ingwer in den Mixer geben und das Ganze 30 Sek. auf höchster Stufe verrühren. Mischung durch ein Haarsieb streichen und dabei das Fruchtfleisch gut ausdrücken. Zum Schluss gegebenenfalls Ascorbinsäure einrühren. 200 ml vor dem Frühstück und jeweils 100 ml vor dem Mittag- und Abendessen in kleinen Schlucken trinken und das Getränk innerhalb von 12 Stunden aufbrauchen.

Birnendrink für empfindliche Haut

Dieser eigens für Menschen mit Hautausschlag entwickelte glutenfreie Drink ist reich an Omega-3-Fettsäuren. Der Ingwer wirkt entzündungshemmend und das Lecithin hilft dem Körper bei der Verwertung der Omega-3-Fettsäuren. Bei Rosazea oder Nesselsucht empfiehlt sich noch die Zugabe von Ascorbinsäure. Wenn Sie das Getränk für Kinder zubereiten, den Ingwer weglassen.

Ergibt 3 Gläser (entspricht einer Tagesration für 1 Person), Zubereitungszeit 3 Min.

Zutaten: 250 ml kaltes Wasser, 4 Birnenhälften (Dose) mit Saft, 1 EL Soja-Lecithin-Granulat (aus GVO-freiem Soja), 2 EL Leinöl oder gemahlene Bio-Leinsamen, 1 Stückchen geschälten und fein gehackten Ingwer, 1 TL Ascorbinsäurepulver (nur bei Rosazea oder Nesselsucht)

Zubereitung: Wasser mit Birnenhälften, Saft, Lecithin, Leinöl und Ingwer in den Mixer geben und das Ganze 30 Sek. auf höchster Stufe verrühren. Gegebenenfalls Ascorbinsäure einrühren und vor oder zwischen den Mahlzeiten jeweils 100 ml trinken. Getränk innerhalb von 12 Stunden aufbrauchen.

Beeren-Smoothie

Dieser leckere glutenfreie Smoothie ist reich an Antioxidantien. Leinsamen liefern gesunde Omega-3-Fettsäuren und Mandeln sind gute Eiweiß- und Kalziumlieferanten.

Für 1 Person, Zubereitungszeit 3 Min.

Zutaten: 250 ml kalte Mandelmilch (S. 344) oder Wasser, 1 EL Bio-Leinöl oder gemahlene Leinsamen, 1 EL Soja-Lecithin-Granulat (aus GVO-freiem Soja), 80 g tiefgekühlte Beeren (Himbeeren oder Beerenmischung), 2 EL Kokosmilch

Zubereitung: Sämtliche Zutaten in den Mixer geben und auf höchster Stufe glatt rühren. Smoothie innerhalb von 2 Std. trinken.

Papaya-Smoothie

Ein köstlicher, erfrischender tropischer Smoothie ganz ohne Gluten, aber mit vielen gesundheitlichen Vorzügen: Papayas regen aufgrund ihres hohen Vitamin-C-Gehalts die Eiweißverdauung an, Bananen sind ausgezeichnete Ballaststoff- und Kaliumlieferanten und haben in Kombination mit Ingwer und Limette eine alkalisierende Wirkung. Einzig die für eine straffe Haut so wichtigen Proteine fehlen hier. Deshalb empfiehlt es sich, den Smoothie 15–30 Min. vor einer eiweißreichen Mahlzeit zu trinken. Vor dem Abendessen genossen, kann er sogar beim Abnehmen helfen, weil das darin enthaltene Leinöl das Sättigungsgefühl stimuliert.

Für 1 großes oder 2 kleine Gläser, Zubereitungszeit 5 Min.

Zutaten: 125 ml reiner Apfelsaft (ohne Zucker und Konservierungsmittel), 125 ml Wasser, 1 klein geschnittene Papaya, 1 tiefgefrorene Banane (vor dem Einfrieren schälen und in Scheiben schneiden), Saft von ½ Limette (etwa 1 EL), ¼ TL frisch geriebener Ingwer, 2 EL gemahlene Leinsamen oder Leinöl, 2 EL Soja-Lecithin-Granulat

Zubereitung: Apfelsaft mit Wasser, Früchten, Limettensaft und Ingwer auf höchster Stufe im Mixer glatt rühren. Leinsamen oder Leinöl und das Lecithin dazugeben und alles nochmals 20 Sek. verrühren. Ist der Smoothie zu dick, noch etwas Wasser hinzufügen.

Hautfestigender Drink

Dieser ballaststoffreiche Drink fördert die Kollagenproduktion. Eiweiß, Glucosamin, Kupfer, Zink und Vitamin C* sorgen darüber hinaus für eine feste Haut. Lecithin und Omega-3-Fettsäuren sind unverzichtbar für die Gesunderhaltung der Zellmembranen.

Für 1 Person, Zubereitungszeit 3 Min.

Zutaten: 1 tiefgekühlte Banane (vor dem Einfrieren schälen und in Scheiben schneiden), 250 ml kalte Mandelmilch (S. 344) oder mit Kalzium angereicherte Sojamilch, 10 Blaubeeren (oder tiefgekühlte Himbeeren), Glucosamin-Komplex*, 1 EL gemahlene Leinsamen oder Leinöl, 1–2 EL Soja-Lecithin-Granulat (aus GVO-freiem Soja), 2 Msp. Zimt

Zubereitung: Sämtliche Zutaten in den Mixer füllen und glatt rühren. Sofort genießen.

* Verwenden Sie ein Glucosamin-Präparat, das auch Kupfer, Zink und Vitamin C enthält und halten Sie sich bei der Dosierung an die Empfehlung des Herstellers (siehe Kapitel »Cellulite«, S. 179).

Kalziumreicher Smoothie

Wenn Sie in Ihrer Ernährung auf Milchprodukte verzichten, ist dieser Smoothie eine ideale Alternative. Kaufen Sie eine gute Sojamilch mit mindestens 300 mg Kalzium pro 100 ml. Leinöl unterstützt darüber hinaus die Kalziumaufnahme aus der Nahrung. Aufgrund seines geringen Salicylatgehalts eignet sich dieser Smoothie auch hervorragend bei Hautausschlag. Da Bananen und Papayas Amine enthalten, sollten Sie diese bei Rosazea oder Nesselsucht durch andere Früchte ersetzen.

Für 2 Personen oder als Tagesration für 1 Person (liefert mindestens 600 mg Kalzium), Zubereitungszeit 3 Min.

Zutaten: 500 ml Sojamilch (mit Kalzium angereichert), 150 g Papaya oder 1 tiefgekühlte Banane (vor dem Einfrieren schälen und in Scheiben schneiden), 2 EL Leinöl oder gemahlene Leinsamen, 1 EL Soja-Lecithin-Granulat (aus GVO-freiem Soja), 1 TL Ahornsirup

Zubereitung: Sämtliche Zutaten in den Mixer geben und auf höchster Stufe glatt rühren. Smoothie innerhalb von 8 Std. trinken.

Entzündungshemmender Saft für empfindliche Haut

Aufgrund seines geringen Salicylatgehalts und seines hohen Gehalts an entzündungshemmenden Zutaten ist dieses Getränk ideal für Menschen, die unter einer Chemikalienunverträglichkeit oder Hautausschlag leiden.

Ergibt 3 Gläser (entspricht der Tagesration für 1 Person), Zubereitungszeit 5 Min.

Zutaten: 1 EL Apfelessig mit Wasser, 60 g Kohl, 3 Stangen Sellerie, 4 reife Birnen, ½ Bund Petersilie (mit Stängeln), 1 Stückchen Ingwer, 50 ml Wasser, 1 EL Lecithingranulat, 1 TL Ascorbinsäurepulver (jedoch nur bei Rosazea oder Nesselsucht)

Zubereitung: Gemüse gründlich in Essigwasser waschen. Birnen, Kohl, Sellerie, Petersilie und Ingwer im Entsafter entsaften. Wasser unterrühren und Saft anschließend 10 Sek. bei mittlerer Geschwindigkeit im Mixer mit Lecithin und Ascorbinsäure verrühren. Ein Glas sofort trinken und den Rest binnen 8 Std. verbrauchen.

Hautklärender Drink

Für 2 Personen oder als Tagesration für 1 Person, Zubereitungszeit 5 Min.

Zutaten: 1 Birne (ungeschält), 2 Äpfel (ungeschält), 90 g frische Rote Bete, 4 mittelgroße Möhren, 60 g Kohl, 1 Spritzer Zitronensaft

Zubereitung: Früchte und Gemüse im Entsafter entsaften. Mit Zitronensaft abschmecken und innerhalb von 8 Std. genießen.

ACE-Smoothie

Dieser vitamin- und mineralstoffreiche Smoothie enthält neben den Vitaminen A, C und E auch B-Vitamine und Chrom. Ein glutenfreies Getränk wird daraus, wenn Sie die Weizenkeime durch Reiskleie ersetzen.

Für 2 Personen, Zubereitungszeit 5 Min.

Zutaten: 2 EL Weizenkeime, 1 EL gemahlene Leinsamen oder Leinöl, ½ tiefgefrorene und gewürfelte Mango, 1 geschälte, gewürfelte und tiefgefrorene Papaya, 1 Eigelb, 500 ml gut gekühltes Mineralwasser

Zubereitung: Sämtliche Zutaten in den Mixer füllen und bei hoher Geschwindigkeit zu einem glatten Smoothie verrühren. Sofort genießen.

Mandelmilch

Mandelmilch ist ein guter Kalzium- und Eiweißlieferant und kann anstelle von Kuhmilch in Smoothies, Porridges oder Müslis verwendet werden.

Für 4 Personen, Zubereitungszeit 2 Min. (plus 12 Std. Einweichzeit)

Zutaten: 130 g rohe Mandeln, ½ TL Vanille-Essenz, 1 TL Honig oder Ahornsirup, 1 Prise Zimt oder Muskat

Zubereitung: Mandeln über Nacht in 750 ml Wasser einweichen (das Einweichen ist zwar nicht zwingend erforderlich, aber sehr zu empfehlen). Mandeln mit dem Wasser und den übrigen Zutaten in den Mixer geben und alles 30 Sek. auf höchster Stufe verrühren. Mischung anschließend durch ein Haarsieb passieren (das im Sieb verbleibende Mehl über einen Porridge oder ein Müsli streuen). Milch binnen 3 Tagen aufbrauchen.

Frühstück

Porridge mit Beeren

Dieses sättigende warme Frühstück ist reich an Antioxidantien, Ballaststoffen und Omega-3-Fettsäuren und hat einen niedrigen glykämischen Index (GI). Bei Hautausschlag empfehle ich Ihnen stattdessen den Bananen-Porridge. Haferflocken enthalten Gluten.

Für 4 Personen, Vorbereitungszeit 3 Min., Kochzeit 5 Min.

Zutaten: 150 g Haferflocken, 4 TL Honig oder zuckerfreie Marmelade, 2 EL gemahlene Leinsamen, 250 ml mit Kalzium angereicherte Sojamilch, 140 g Himbeeren (frisch oder tiefgefroren und aufgetaut)

Zubereitung: Haferflocken nach Möglichkeit über Nacht in 1 l Wasser einweichen. Sie sind dann besser verdaulich und die Nährstoffe können besser aufgenommen werden. Haferflocken anschließend mit dem Einweichwasser in eine kleine Stielkasserolle geben, aufkochen und 5 Min. unter Rühren köcheln lassen. Porridge mit Honig oder Marmelade süßen und die restlichen Zutaten hinzufügen. Andere Früchte, die reich an Enzymen sind, sind Heidelbeeren, Papaya, Pfirsich oder geriebener Apfel.

Bananen-Porridge

Wegen seines niedrigen Salicylatgehalts ist dieses sättigende warme Frühstück vor allem all jenen zu empfehlen, die unter Hautausschlägen leiden. Es ist reich an Ballaststoffen und Kalium. Leinsamen liefern Omega-3-Fettsäuren, und Haferflocken haben einen niedrigen GI. Haferflocken enthalten Gluten.

Für 4 Personen, Vorbereitungszeit 3 Min., Kochzeit 5 Min.

Zutaten: 150 g Haferflocken, 4 TL Ahornsirup, 2 EL gemahlene Leinsamen, 250 ml mit Kalzium angereicherte Sojamilch, 1 reife in dünne Scheiben geschnittene Banane

Zubereitung: Haferflocken nach Möglichkeit über Nacht in 1 l Wasser einweichen. Am nächsten Morgen mit Einweichwasser in eine kleine Stielkasserolle geben, aufkochen und etwa 5 Min. unter Rühren köcheln lassen. Mit Ahornsirup, Leinsamen, Sojamilch und Bananenscheiben servieren.

Avocadotoast

Ein superschnelles Frühstück, das obendrein reich an Vitaminen und Mineralstoffen ist. Für Menschen, die unter Hautausschlägen oder einer Glutenunverträglichkeit leiden, ist es allerdings nicht geeignet.

Für 2 Personen, Zubereitungszeit 4 Min.

Zutaten: 4 Scheiben Leinsamen-Sojabrot, ½ Avocado, 1 in dünne Scheiben geschnittene Banane

Zubereitung: Brotscheiben toasten und mit Avocado bestreichen. Mit Bananenscheiben belegen und sofort servieren. Oder Banane weglassen und Avocado einfach nur mit etwas Zitronensaft beträufeln und mit Meersalz und Pfeffer bestreuen.

Sardinentoast

Reich an Omega-3-Fettsäuren ist dieses schnelle Frühstück mit niedrigem GI. Wer unter Hautausschlag leidet, sollte die Ölsardinen durch Sardinen in natürlichem Quellwasser und das Blattgemüse durch 1 EL glatte Petersilie ersetzen.

Für 2 Personen, Zubereitungszeit 4 Min.

Zutaten: 4 Scheiben Leinsamen-Sojabrot, 1 kleine Dose Sardinen in Olivenöl oder in Quellwasser, Zitronensaft, 1 kleine Handvoll Blattgemüse (z. B. Rucola, Spinat oder Kopfsalat), frisch gemahlener schwarzer Pfeffer

Zubereitung: Brotscheiben toasten und mit Sardinen bestreichen. Mit Zitronensaft beträufeln, mit Pfeffer würzen, mit Salatblättern anrichten (oder mit fein gehackter Petersilie bestreuen) und sofort servieren.

Fruchtsalat mit Leinsamen

Aufgrund seines geringen Salicylatgehalts ist dieser Fruchtsalat gut geeignet für Menschen mit Hautausschlag. Da er jedoch Amine enthält, sollte man bei Rosazea oder Nesselsucht auf den Aminfreien Fruchtsalat zurückgreifen. Wer unter einer Glutenunverträglichkeit leidet, sollte die Haferflocken durch Reiskleie ersetzen.

Für 2 Personen, Zubereitungszeit 5 Min.

Zutaten: 1 geschälte und gewürfelte Birne, 1 reife in Stücke geschnittene Banane, 225 g geschälte und gewürfelte Papaya, 1 EL gemahlene Leinsamen, 1 EL Haferflocken (oder Reiskleie)

Zubereitung: Zutaten in einer Schüssel vermischen und den Salat sofort servieren.

Aminfreier Fruchtsalat

Dieser Fruchtsalat ist eigentlich für jeden geeignet, auch für Menschen, die unter Rosazea oder Nesselsucht leiden. Bei Hautausschlag empfiehlt sich jedoch eher der Fruchtsalat mit Leinsamen.

Für 4 Personen, Vorbereitungszeit 6 Min., Kochzeit 4 Min.

Zutaten: 35 g rohe Mandeln, 1 rotschaliger gewürfelter Apfel, ½ gewürfelte Mango, 140 g Erdbeeren, 160 g Blaubeeren, 150 g gewürfelte Cantaloupe-Melone, 1–2 EL gemahlene Leinsamen

Zubereitung: Mandeln bei mittlerer Hitze etwa 4 Min. ohne Fett anrösten. Dabei darauf achten, dass sie nicht verbrennen. Anschließend abkühlen lassen und hacken. Früchte in einer Schüssel vermischen und Salat mit Leinsamen und Mandeln bestreuen.

Perfekt pochierte Eier

Pochierte Eier perfekt zuzubereiten, ist eine Kunst. Deshalb bedarf es oft mehrerer Versuche, bis man sie beherrscht. Doch mit diesen Tipps werden sie Ihnen im Handumdrehen gelingen. Das Gericht ist reich an B-Vitaminen, Eiweiß, Ballaststoffen und Antioxidantien und hat einen niedrigen GI.

Für 2 Personen, Vorbereitungszeit 4 Min., Kochzeit 4 Min.

Zutaten: 2–4 große Freilandeier, 1 EL Weißweinessig, 2–4 Scheiben Vollkorn- oder Sauerteigbrot, ½ Avocado, 2 EL fein gehackte Petersilie, naturbelassenes Meersalz und frisch gemahlener schwarzer Pfeffer

Zubereitung: Mittelgroßen Topf mit so viel Wasser füllen, dass die Eier bedeckt sind. Wasser zum Kochen bringen und Essig hinzufügen (er sorgt dafür, dass die Eiweiße nicht zerlaufen). Eier mithilfe eines Löffels 10 Sek. in das kochende Wasser legen. Anschließend herausnehmen und zur Seite legen. Topf von der Herdplatte nehmen, Eier vorsichtig darüber aufschlagen und in das Wasser gleiten lassen. Topf wieder auf die Herdplatte stellen und Wasser zum Köcheln bringen. Gleichzeitig Küchenwecker stellen. Ein 59-g-Ei benötigt etwa 4 Min. Brot toasten und mit Avocado bestreichen. Eier mit einem Schaumlöffel aus dem Topf heben, mit Küchenpapier trocken tupfen und auf den Broten anrichten. Mit Petersilie, Salz und Pfeffer bestreuen und sofort servieren.

Pochierte Eier mit Räucherlachs

Lachs ist reich an Omega-3-Fettsäuren und Eier sind gute B-Vitamin- und Proteinlieferanten. Wer unter Hautausschlag leidet, sollte die Avocado durch etwas ungesalzene Butter ersetzen.

Für 2 Personen, Vorbereitungszeit 4 Min., Kochzeit 4 Min.

Zutaten: 2–4 große Freilandeier, 1 EL Weißweinessig, 2–4 Scheiben Vollkorn- oder Sauerteigbrot, ½ Avocado, 2 EL fein gehackte Petersilie, 50 g Räucherlachs, frisch gemahlener schwarzer Pfeffer

Zubereitung: Eier wie im letzten Rezept beschrieben pochieren, auf dem Brot anrichten und mit Avocado sowie Räucherlachs belegen. Mit Petersilie garnieren und mit Pfeffer würzen.

Omelett mit Spinat und Tomate

Dieses Omelett schmeckt nicht nur vorzüglich, es ist auch reich an Antioxidantien. Achten Sie beim Kauf der Chilisauce darauf, dass sie keine künstlichen Geschmacksverstärker enthält.

Für 2 Personen, Vorbereitungszeit 3 Min., Kochzeit 8–10 Min.

Zutaten: 4 Freilandeier, ½ TL Tamari (oder herkömmliche Sojasauce), 1 TL süße Chilisauce, 1 EL Olivenöl extra vergine, ½ rote fein gewürfelte Zwiebel, 60 g junger gehackter Spinat oder Mangold, 1 gewürfelte Tomate, frisch gemahlener schwarzer Pfeffer

Zubereitung: Backofengrill auf höchster Stufe vorheizen. Eier verquirlen, 1 EL Wasser, Tamari- und Chilisauce hinzufügen und alles gut verrühren. Olivenöl bei mittlerer Hitze in einer kleinen Pfanne heiß werden lassen und Zwiebel 1 Min. darin anschwitzen. Spinat dazugeben und ebenfalls 1–2 Min. anschwitzen. Tomate hinzufügen und umrühren. Gemüse anschließend in zwei Portionen teilen und eine Hälfte auf einen Teller geben. Das in der Pfanne verbliebene Gemüse gleichmäßig verteilen, die Hälfte der Eiermischung hineingießen und 4 Min. bei geringer Hitze stocken lassen. Ist das Ei danach oben noch nicht gar, die Pfanne für 1 Min. unter den Backofengrill schieben. Fertiges Omelett aus der Pfanne nehmen und das zweite Omelett auf die gleiche Weise zubereiten. Mit Pfeffer würzen und sofort servieren.

Glutenfreies Müsli

Dieses Müsli hat einen mittleren bis hohen GI, denn glutenfreies Getreide hat in der Regel einen hohen GI. Bei Ekzemen empfiehlt es sich, die Mandelmilch durch Sojamilch zu ersetzen. Bei Rosazea sollten Sie Beeren statt der Banane nehmen.

Für 3 Personen, Vorbereitungszeit 3 Min., Kochzeit 4 Min.

Zutaten: 30 g Mandeln, 1 Tasse brauner Puffreis, 1 Tasse gepuffter Amaranth, ½ Tasse Reiskleie, 1 Handvoll Kürbiskerne, ½ Tasse ganze Leinsamen, 2 EL Soja-Lecithin-Granulat, gut gekühlte Sojamilch oder Mandelmilch (S. 344), Honig, 1 Banane

Zubereitung: Backofen auf 200 °C vorheizen und Mandeln 4 Min. darin rösten. Dabei darauf achten, dass sie nicht verbrennen. Anschließend aus dem Ofen nehmen und abkühlen lassen. Die trockenen Zutaten vermischen und die Müslimischung in einen luftdicht verschließbaren Behälter füllen. Müsli (100 g pro Person) mit Soja- oder Mandelmilch, Honig und Banane servieren.

Vitamin-E-Müsli

Bei Hautausschlag die Sonnenblumenkerne durch 1 TL Leinsamen und die Mandelmilch durch Sojamilch ersetzen.

Für 1 Person, Zubereitungszeit 3 Min. (plus 12 Std. Einweichzeit)

Zutaten: 40 g Haferflocken, 1 EL Sonnenblumenkerne, 1 EL Weizenkeime, 1 TL Apfelessig, 250 ml Wasser, 250 ml Mandelmilch (S. 344), Früchte (z. B. Himbeeren, Blaubeeren, Banane), 1 TL Honig oder Ahornsirup

Zubereitung: Haferflocken mit Sonnenblumenkernen, Weizenkeimen, Essig und Wasser in einer Müslischale mischen und über Nacht einweichen lassen. Mit Mandelmilch, Früchten und Honig servieren.

B-Vitamin-Müsli

Haferflocken sind gut für Haut und Nerven. Wenn Sie unter Ekzemen leiden, die Mango durch Birne ersetzen und die Rosinen weglassen.

Für 4 Personen, Zubereitungszeit 5 Min. (plus 8 Std. Einweichzeit)

Zutaten: 100 g Haferflocken, ½ Tasse Reiskleie (oder Weizenkeime), 1 EL ganze Leinsamen, 50 g Rosinen oder Sultaninen, 500 ml naturtrüber Apfelsaft (ohne Konservierungsmittel), 1 in Scheiben geschnittene Mango (oder Birnen oder Backpflaumen), 1 in Scheiben geschnittene Banane, 30 g rohe gehackte Mandeln

Zubereitung: Haferflocken mit Kleie, Leinsamen und Rosinen in eine große Schüssel geben, Apfelsaft darübergießen und das Ganze über Nacht einweichen lassen. Mischung auf vier Müslischalen verteilen, gegebenenfalls noch etwas Apfelsaft hinzufügen und frische Früchte sowie Mandeln darüberstreuen.

Buchweizen-Crêpes mit Mango

Reich an Flavonoiden sind diese leckeren glutenfreien Crêpes.

Für 1 Person, Vorbereitungszeit 4 Min., Backzeit 4 Min.

Zutaten: 2 Freilandeier, 2 EL Buchweizenmehl, 60 ml Wasser, 1 TL Ghee, Kokos- oder Olivenöl, 1–2 TL Honig, 1 EL gemahlene Leinsamen, ½ in Scheiben geschnittene Mango

Zubereitung: Eier in einer großen Schüssel kräftig verrühren. Buchweizenmehl einrühren und dabei darauf achten, dass sich keine Klümpchen bilden. Wasser hinzufügen und gut umrühren. Die Mischung sollte so flüssig sein, dass Sie dünne Crêpes daraus backen können. Eine mittelgroße beschichtete Pfanne mit Ghee oder Öl einfetten, etwas Teig hineingießen und Pfanne schwenken, um den Teig gleichmäßig darin zu verteilen. Sobald der Crêpe auf der Unterseite leicht gebräunt ist, mit einem Pfannenwender wenden und auf der anderen Seite backen. Dabei darauf achten, dass die Crêpes nicht zu dunkel werden. Fertige Crêpes mit Honig beträufeln, mit Leinsamen bestreuen und mit Mangoscheiben garnieren.

Buchweizen-Crêpes mit Birne

Aufgrund ihres geringen Salicylatgehalts sind diese leckeren glutenfreien Crêpes gut für Menschen mit Hautausschlag geeignet. Die Birne kann auch durch Banane ersetzt werden.

Für 1 Person, Vorbereitungszeit 4 Min., Backzeit 4 Min.

Zutaten: 2 Freilandeier, 2 EL Buchweizenmehl, 60 ml Wasser, 1 TL Ghee oder ungesalzene Butter, 1 reife geschälte und klein geschnittene Birne, 1–2 TL Ahornsirup, 1 EL gemahlene Leinsamen

Zubereitung: Eier in einer großen Schüssel kräftig verrühren. Buchweizenmehl einrühren und dabei darauf achten, dass sich keine Klümpchen bilden. Wasser hinzufügen und gut umrühren. Die Mischung sollte so flüssig sein, dass Sie dünne Crêpes daraus backen können. Eine kleine Pfanne mit Ghee oder Butter einfetten und etwas Teig hineingießen und die Pfanne schwenken, um den Teig gleichmäßig darin zu verteilen. Sobald der Crêpe auf der Unterseite leicht gebräunt ist, mit einem Pfannenwender wenden und auf der anderen Seite backen. Dabei darauf achten, dass die Crêpes nicht zu dunkel werden. Birnenstücke auf den Crêpes verteilen. Mit Ahornsirup beträufeln, mit Leinsamen bestreuen und sofort genießen.

Reis mit Eiern und Gemüse

Für 2 Personen, Vorbereitungszeit 10 Min., Kochzeit 20 Min.

Zutaten: 200 g brauner Reis, 1 EL Weißweinessig, 2–4 Eier (1–2 Stück pro Person), 1 EL Olivenöl extra vergine, ½ rote oder braune in Ringe geschnittene Zwiebel, 6 mittelgroße Champignons (100 g), 100 g schräg in dünne Scheiben geschnittene Zucchini

Zubereitung: Reis 15–20 Min. in reichlich Wasser kochen, anschließend abgießen und abtropfen lassen. Einen kleinen Topf mit so viel Wasser füllen, dass die Eier gerade damit bedeckt sind. Essig hinzufügen (er verhindert, dass die Schalen aufbrechen), Wasser zum Kochen bringen und die Eier (je nachdem, ob sie weich oder hart gekocht sein sollen) 5–7 Min. bei starker Hitze kochen. In einem zweiten Topf Öl erhitzen. Zwiebel mit Pilzen 2 Min. bei starker Hitze darin anbraten und dabei immer wieder umrühren. Zucchini dazugeben und unter ständigem Rühren 1–2 Min. anbraten, bis sie leicht gebräunt sind, aber noch Biss haben. Eier pellen, halbieren und mit dem Reis auf einer Platte anrichten. Gemüse darauf verteilen und servieren.

Bohnen auf Toast

Ein einfaches, schmackhaftes vegetarisches Frühstück, das reich an Ballaststoffen, B-Vitaminen, Vitamin C und Kupfer ist. Bei Ekzemen die Tomate weglassen, das Olivenöl durch 1 EL Butter ersetzen und gegebenenfalls mit Meersalz würzen.

Für 2 Personen, Vorbereitungszeit 5 Min., Kochzeit 10 Min.

Zutaten: 1 TL Olivenöl extra vergine, ½ fein gehackte Zwiebel, ½ TL Paprikapulver, ½ Tasse abgespülte und abgetropfte Kidneybohnen, ½ Tasse abgespülte und abgetropfte Limabohnen (oder andere weiße Bohnenkerne), ½ Tasse gehackte Dosentomaten, 1 EL fein gehackte Petersilie, 1 TL gehackter Oregano, 4 Scheiben getoastetes Vollkornbrot, frisch gemahlener schwarzer Pfeffer

Zubereitung: Öl bei mittlerer Hitze in einem großen Topf heiß werden lassen. Zwiebel mit Paprikapulver 3 Min. darin glasig schwitzen. Bohnen und Tomaten dazugeben und das Ganze 6–8 Min. unter gelegentlichem Umrühren köcheln lassen, bis die Sauce eindickt. Petersilie und Oregano einrühren, auf den getoasteten Brotscheiben verteilen, mit Pfeffer würzen und servieren.

Saucen, Dips und Dressings

Cremige Mayonnaise

Weil sie mit Leinöl zubereitet wird, ist diese Mayonnaise besonders reich an Omega-3-Fettsäuren. Darüber hinaus ist sie ein guter B-Vitamin-Lieferant. Der Apfelessig hat zum einen eine alkalisierende Wirkung und ist gleichzeitig ein natürliches Konservierungsmittel. Aus den nicht benötigten Eiweißen können Sie ein Omelett herstellen (siehe Omelett mit Spinat und Tomate, S. 349, einfach 2 Eier durch 3 Eiweiße ersetzen). Wer unter Hautausschlag leidet, sollte auf den Curry und den Senf verzichten.

Ergibt 250 g, Zubereitungszeit 10 Min.

Zutaten: 3 Eigelb, 1 EL Apfelessig, 1 EL Zitronensaft, 1 Prise feines Meersalz, 60 ml Olivenöl extra vergine, 125 ml Leinöl, 1 Prise Pfeffer, 1 Prise Currypulver, 1 Msp. Dijon-Senf

Zubereitung: Eigelbe, Essig, Zitronensaft und Salz 1 Min. kräftig mit dem Schneebesen verrühren. Anschließend esslöffelweise Olivenöl unterschlagen. Zum Schluss Leinöl ebenfalls esslöffelweise unterschlagen, bis die Mischung dick und cremig ist. Mayonnaise mit Pfeffer, Currypulver oder Dijon-Senf abschmecken, in ein sterilisiertes Schraubglas füllen und in den Kühlschrank stellen. Sie ist so mindestens 1 Woche haltbar.

Thunfischdip

Diesen köstlichen Dip serviert man am besten mit Crackern, Sauerteigbrot oder Gemüsesticks.

Ergibt 250 g, Zubereitungszeit 15 Min.

Zutaten: 425 g gut abgetropften Thunfisch aus der Dose (nur in Olivenöl oder Quellwasser eingelegt), 40 g fein gehackte Frühlingszwiebel (nur der grüne Teil), 1 EL Zitronensaft, 1 große fein gehackte Knoblauchzehe, Meersalz und schwarzer Pfeffer, Petersilie zum Garnieren

Zubereitung: Cremige Mayonnaise (S. 354) herstellen. In einer zweiten Schüssel Thunfisch fein zerdrücken und sorgfältig mit Mayonnaise vermengen. Übrige Zutaten untermischen und den Dip zum Schluss nach Belieben mit Meersalz und frisch gemahlenem Pfeffer abschmecken. In eine Servierschüssel füllen und mit einem Petersilienzweig garnieren.

Hummus

Dieser glutenfreie Dip ist reich an pflanzlichem Eiweiß und Kalzium. Zitrone und Knoblauch haben eine alkalisierende Wirkung. Wenn Sie unter Hautausschlag leiden, das Olivenöl durch Leinöl ersetzen.

Für 8 Personen, Zubereitungszeit 15 Min.

Zutaten: 1 Dose (400 g) Kichererbsen, 3 fein gehackte Knoblauchzehen, 5 EL Tahina (Sesampaste), Saft von 2 Zitronen (8 EL), 3 EL Olivenöl extra vergine oder Leinöl, Meersalz und Pfeffer zum Abschmecken, Paprikapulver und gehackte Petersilie zum Garnieren

Zubereitung: Kichererbsen abgießen, abspülen und verfärbte Exemplare aussortieren. Mit den übrigen Zutaten (bis auf die Garnitur) 5 Min. auf höchster Stufe in der Küchenmaschine pürieren. Ist die Mischung zu dick, noch etwas Zitronensaft hinzufügen. Anschließend gegebenenfalls noch einmal mit Meersalz und Pfeffer abschmecken. Mit Paprikapulver und Petersilie bestreuen und mit Gemüsesticks (Möhren, Stangensellerie und Paprikaschote) servieren. Im Kühlschrank bleibt der Dip bis zu einer Woche frisch.

Mango Chutney

Dieses glutenfreie Chutney enthält zwar deutlich weniger Zucker als ein fertig gekauftes, schmeckt aber genauso süß. Es passt hervorragend zu Sandwichs und Wraps mit Hähnchenfleisch oder Thunfisch. Nicht für Kinder geeignet, die unter Hautausschlag leiden.

Ergibt etwa 1 kg (2–3 Gläser), Zubereitungszeit 15 Min., Kochzeit 1 Std.

Zutaten: 1 EL Olivenöl extra vergine, 2 TL Kreuzkümmelsamen, 1 TL Senfsamen, 4 in feine Scheiben geschnittene oder fein gehackte Knoblauchzehen, 1 große gehackte Zwiebel, 2 TL frisch geriebener Ingwer, 2 TL gemahlener Koriander, 1 TL gemahlene Kurkuma, 125 ml Apfelessig, 125 ml weißer Essig, 135 g Muscovadozucker, 3–4 gewürfelte Mangos (etwa 1,5 kg), 100 g gehackte Rosinen, 1 TL feines Meersalz

Zubereitung: Öl bei mittlerer Hitze in einem großen Topf erhitzen. Kreuzkümmel- und Senfsamen unter ständigem Rühren darin anrösten. Knoblauch, Zwiebel und Ingwer dazugeben und unter Rühren anschwitzen, bis die Zwiebel glasig ist. Koriander und Kurkuma hinzufügen und das Ganze unter gelegentlichem Umrühren kochen lassen, bis die Gewürze ihr Aroma entfalten. Essig mit Zucker verrühren und in den Topf gießen. Zum Schluss Mangos, Rosinen und Salz hinzufügen und das Ganze 1 Std. bei geöffnetem Topf köcheln lassen. Dabei regelmäßig umrühren, damit das Chutney nicht anhängt. Fertiges Chutney in sterilisierte Schraubgläser füllen. Wer es etwas schärfer mag, kann noch 1 kleine, fein gehackte rote Chilischote dazugeben.

Süßsaures Salatdressing

Dieses gesunde Dressing eignet sich für alle Arten von Blattsalaten, auch wenn sie in Wraps oder Burgern serviert werden. Im Kühlschrank ist es wochenlang haltbar.

Für 8–10 Portionen, Zubereitungszeit 5 Min.

Zutaten: 6 EL Leinöl, 4 EL Apfelessig, 2 EL Mango-Chutney (S. 355), 2 TL grobkörniger Senf, 2 TL süße Chilisauce (ohne künstliche Zusatzstoffe), ½ TL mildes Currypulver, Salz, Pfeffer

Zubereitung: Zutaten miteinander verrühren und das Dressing vor dem Gebrauch mindestens 30 Min. durchziehen lassen.

Glutenfreies Dressing

Dieses glutenfreie Dressing wurde zwar eigens für Menschen mit Hautausschlag entwickelt, schmecken wird es aber auch allen Nichtbetroffenen.

Für 8 Portionen, Zubereitungszeit 5 Min.

Zutaten: 3 EL Leinöl, 3 EL Apfelessig, 1 zerdrückte und fein gehackte Knoblauchzehe, 1 EL Ahornsirup

Zubereitung: Zutaten miteinander verrühren und Ihren Lieblingssalat mit dem Dressing anmachen (1 EL pro Person).

Snacks

Rohe Frühlingsrollen

Rohe Frühlingsrollen sind ideal als gesunder Snack oder leichte Mahlzeit. Mungbohnensprossen sind reich an Enzymen. Als Dip passt dazu perfekt eine süße Chilisauce.

Für 4 Personen (ergibt 20 Stück), Zubereitungszeit 25 Min.

Zutaten: 2 EL weißer Essig oder Apfelessig, 2 große Handvoll Mungbohnensprossen, 3 mittelgroße geraspelte Möhren, ½ Bund schräg in Ringe geschnittene Frühlingszwiebeln, 50 g frische gehackte Minze oder Koriandergrün, 1–2 EL süße Chilisauce (ohne künstliche Zusatzstoffe), 20 runde Reispapierblätter, 350 g in feine Streifen geschnittener Tofu (oder gekochtes Hähnchenfleisch)

Zubereitung: Eine Schüssel mit Wasser füllen, Essig hinzufügen und Bohnensprossen darin waschen. Anschließend abgießen und mit einem sauberen Geschirrtuch trocken tupfen. In einer kleinen Schüssel Möhren mit Frühlingszwiebeln, Minze und Chilisauce mischen. Angefeuchtetes Geschirrtuch auf der Arbeitsfläche ausbreiten. Eine große Schüssel mit sehr warmem Wasser füllen, Reispapierblätter (immer nur 2 Stück auf einmal) 10 Sek. darin einweichen und auf das feuchte Geschirrtuch legen. Jeweils 2 EL der Möhrenmischung auf jedes Reisblatt geben und einige Tofustreifen und Bohnensprossen daraufsetzen. Blätter zusammenrollen und Enden nach innen einschlagen. Sofort servieren oder in Frischhaltefolie verpacken und in den Kühlschrank legen (maximal 6 Std.).

Miso-Suppe

Als Beilage zu diesem schnellen, schmackhaften vegetarischen Suppensnack eignen sich hervorragend die Rohen Frühlingsrollen.

Für 4 Personen, Zubereitungszeit 5 Min., Kochzeit 10 Min.

Zutaten: ¼ in schmale Streifen geschnittenes Kombublatt (Seetang), 50 g fein gehackte Frühlingszwiebel, 100 g gewürfelter Seidentofu, 2 EL Miso-Paste

Zubereitung: Kombu 10 Min. in 1 l Wasser weich kochen. Topf anschließend von der Herdplatte nehmen. Übrige Zutaten hinzufügen und alles gut verrühren. Suppe zum Schluss nach Belieben noch mit etwas Tamari (glutenfreie Sojasauce) abschmecken. Miso-Suppe darf nicht mehr zum Kochen kommen.

Avocado-Salsa

Diese säuerliche Salsa hat eine alkalisierende Wirkung und ist reich an B-Vitaminen. Sie passt vorzüglich zu Fisch oder man genießt sie als Snack auf einer Scheibe Sauerteigbrot. Nicht geeignet bei Ekzemen.

Für 4 Personen, Zubereitungszeit 10 Min.

Zutaten: 1 große gewürfelte Avocado, ½ rote fein gehackte Zwiebel, 1 gewürfelte Strauchtomate, 1 Bund glatte fein gehackte Petersilie, Saft von 1 Limette, frisch gemahlener schwarzer Pfeffer, 8 Scheiben geröstetes Sauerteigbrot

Zubereitung: Zutaten miteinander vermengen und Salsa auf geröstetem Sauerteigbrot servieren.

Avocado-Snack

Reich an Vitaminen, Mineralstoffen und Eiweiß ist dieser gesunde Snack.

Für 2 Personen, Zubereitungszeit 5 Min.

Zutaten: 1 große Avocado, 1 kleine Dose Thunfisch, Saft von ½ Zitrone, frisch gemahlener schwarzer Pfeffer

Zubereitung: Avocado waagrecht halbieren, Kern herauslösen und die Hälften mit dem Thunfisch garnieren, mit Zitronensaft beträufeln und mit Pfeffer würzen.

Avocadodip mit Gemüsesticks

Wer es ein wenig schärfer mag, kann diesen schnellen, gesunden und glutenfreien Snack noch mit 1 Prise Cayennepfeffer und ¼ fein gehackten roten Zwiebel anreichern. Nicht geeignet für Menschen, die unter Hautausschlag leiden.

Für 4 Personen, Zubereitungszeit 5 Min.

Zutaten: 2 große reife zerdrückte Avocados, 3–4 EL Zitronensaft, Meersalz und Pfeffer, 3–4 große Möhren, 6 Stangen Sellerie, 2 rote Paprikaschoten

Zubereitung: Avocados mit Zitronensaft, Salz und Pfeffer im Mixer zu einem glatten Püree verrühren und in eine kleine Schüssel füllen. Möhren schälen, der Länge nach halbieren und in Stifte schneiden. Selleriestangen mit dem Kartoffelschäler von den Fäden befreien und ebenfalls in Stifte schneiden. Paprikaschoten der Länge nach halbieren, Samen und weiße Häutchen entfernen und Fruchtfleisch in Stifte schneiden. Gemüse mit dem Dip auf einer Platte anrichten und servieren.

Anti-Aging-Brühe

Diese glutenfreie Brühe schmeckt nicht nur gut, sie ist außerdem supergesund für Knochen, Leber und Haut. Am besten eignen sich dafür Hähnchenkarkassen (1–2 Stück), Fischgräten, Rinder- oder Lammknochen. Dicker wird sie mit Rinder- oder Lammknochen mit möglichst viel Knorpel (und es darf ruhig auch noch Fleisch daran sein). Besonders viel Kollagen (Gelatine) enthält die Brühe, wenn Sie Füße, Rippen, Nacken und Haxen verwenden. Sie können jedoch auch Schalen von Schalentieren und ganze Fischkarkassen nehmen. In diesem Fall muss die Brühe allerdings innerhalb weniger Tage aufgebraucht oder eingefroren werden. Knochen vom Schwein sind ungeeignet. Einen intensiveren Geschmack bekommt die Brühe, wenn man die Knochen und das Fleisch vorher im Backofen anbräunt.

Für 8 Personen, Vorbereitungszeit 10 Min., Kochzeit 6 Std.

Zutaten: Knochen (1–2 Hähnchenkarkassen oder die entsprechende Menge Fischgräten, Rinder- oder Lammknochen), 1–2 EL Apfelessig oder Zitronensaft, 1 TL gemischte getrocknete Kräuter (besonders aromatisch wird die Brühe mit italienischen Kräutern), Gemüseabfälle (Schalen von Süßkartoffeln und Möhren, Brokkolistrünke etc.), 1 rote fein gehackte Zwiebel, 1 Stückchen fein gehackter frischer Ingwer, 4 zerdrückte und fein gehackte Knoblauchzehen, 1 große Handvoll frische Petersilie, 1 Streifen fein geschnittener Kombu, 100 g gehackter Kohl, frisch gemahlener schwarzer Pfeffer und Meersalz

Zubereitung: Knochen mit dem Essig und den Kräutern in einen großen Topf füllen, mit kaltem Wasser bedecken, aufkochen und danach 6–48 (bei Hähnchenkarkassen) bzw. 12–72 Std. (bei Rinderknochen) köcheln lassen. Um die Kochzeit zu verkürzen, die Knochen, nachdem sie einige Zeit gekocht haben, in kleine Stücke hacken. In den letzten zwei Stunden die Gemüseabfälle und die übrigen Zutaten dazugeben. Die Brühe von Zeit zu Zeit abschäumen und kaltes Wasser nachgießen (die Knochen sollten immer mit Wasser bedeckt sein und Sie sollten zum Schluss 3,5 l Brühe erhalten). Nach dem Kochen sollten die Knochen spröde und bröckelig sein. Größere Knochen aus dem Topf nehmen und die Brühe durch ein Sieb seihen (die Gemüseabfälle dabei gut ausdrücken). Die Brühe anschließend abkühlen lassen. Das Fett, das sich an der Oberfläche der erkalteten Brühe abgesetzt hat, abschöpfen und die Brühe nach Belieben mit Salz und Pfeffer abschmecken. Enthält die Brühe genug Gelatine (Kollagen), wird sie nach dem Erkalten gelieren. Dies ist aber nicht zwingend erforderlich. Brühen aus Geflügel und Fleischknochen sind im Kühlschrank etwa 5 Tage haltbar, oder Sie frieren sie ein.

Gerichte mit Hähnchenfleisch

Heilende Hühnersuppe

Diese Suppe ist fantastisch für das Immunsystem. Hähnchenfleisch enthält Cystein, das die Schleimbildung bei Erkältungen und Schnupfen vermindert. Der Knoblauch und das Gemüse enthalten Flavonoide, und die Brühe ist reich an Glycin, Kalzium und Kollagen. Reste können in Portionsdosen für bis zu zwei Monate eingefroren werden. Lassen Sie bei Hautausschlägen den Mais, den Blumenkohl, den Cayennepfeffer und die Pilze weg und ersetzen Sie sie durch Kohl, Möhre und Stangensellerie.

Für 8 Personen, Vorbereitungszeit 10 Min., Kochzeit 30–40 Min.

Zutaten: 2 l Anti-Aging-Brühe (S. 360), 1–2 rote fein gehackte Zwiebeln, 3 Stangen fein gehackter Sellerie, 2 Maiskolben (die Körner abgestreift), ½ gehackter Blumenkohl, 50 g fein gehackter Kohl, 1 in Würfel geschnittene Möhre, 6 zerdrückte und fein gehackte Knoblauchzehen, 1 Stückchen geschälter und fein gehackter Ingwer, 1 Streifen in 1 cm große Stücke geschnittener Kombu (Seetang), 4 rohe enthäutete Hähnchenkeulen, 4 gehackte Shiitake-Pilze, Cayennepfeffer, frisch gemahlener schwarzer Pfeffer

Zubereitung: Brühe in einen großen Topf gießen und 1 l Wasser hinzufügen. Gemüse, Knoblauch, Ingwer, Kombu sowie Hähnchenkeulen hineingeben und das Ganze zum Kochen bringen. Wenn Sie getrocknete Pilze verwenden, diese 5 Min. in kochend heißem Wasser einweichen, hacken und mit dem Einweichwasser zur Brühe geben. Nach 30 Min. Hähnchenkeulen aus dem Topf nehmen, etwas abkühlen lassen und Fleisch von den Knochen lösen, in Würfel schneiden und wieder in die Brühe geben. Knorpel und Knochen wegwerfen oder für die nächste Brühe einfrieren. Suppe mit Cayennepfeffer und schwarzem Pfeffer würzen und mit Körnerbrot servieren.

Sandwich mit Hähnchenfleisch

Für 4 Personen, Zubereitungszeit 10 Min.

Zutaten: 8 Scheiben Leinsamen-Sojabrot, 1 mittelgroße Avocado, 4 TL Mango-Chutney (S.355) oder Cremige Mayonnaise (S.354), 300 g gegarte Hähnchenbrust, 1 große geraspelte Möhre, 100 g Blattsalat (z. B. Rucola, junger Spinat, Kopfsalat), ½ rote in Ringe geschnittene Zwiebel

Zubereitung: 4 Brotscheiben mit Avocado, die andere Hälfte mit Chutney oder Mayonnaise bestreichen. Die mit Avocado bestrichenen Scheiben mit Hähnchenfleisch, Möhre, Salat und Zwiebel belegen. Die anderen Brotscheiben auflegen, leicht andrücken und servieren.

Wrap mit Hähnchenfleisch

Für 2 Personen, Zubereitungszeit 10 Min., Kochzeit 6 Min.

Zutaten: ½ zerdrückte Avocado, 2 EL Cremige Mayonnaise (S.354), 2–4 Vollkorn-Wraps, 1 kleine Handvoll gemischte Salatblätter oder junger Spinat, ½ in Scheiben geschnittene Tomate, 2 Hähnchenkeulen (das Fleisch vom Knochen gelöst und das Fett und die Muskeln abgeschnitten), 1 EL Olivenöl extra vergine, Cajun-Gewürzmischung (S.365), frisch gemahlener schwarzer Pfeffer

Zubereitung: Avocado mit Mayonnaise vermengen (für vier Wraps benötigen Sie etwas mehr Mayonnaise als angegeben) und Wraps damit bestreichen. Salatblätter und Tomatenscheiben auf einer Seite der Wraps verteilen. Fleisch sparsam mit Gewürzmischung und Pfeffer würzen. Öl in einer Pfanne erhitzen und Fleisch auf jeder Seite 3 Min. bei starker Hitze braten, bis es durchgegart ist. Aus der Pfanne nehmen und in 3 cm breite Streifen schneiden. Fleisch auf die Salatblätter legen und Wrap zusammenrollen. Wraps halbieren und servieren.

Aprikosenhähnchen

Dieses leckere, herzhafte Gericht ist reich an Vitamin A und C. Und wenn Sie eine glutenfreie Gemüsebrühe verwenden, ist es obendrein glutenfrei. Pfeffer unterstützt die antioxidative Wirkung der Kurkuma. Nicht für Kinder mit Ekzemen geeignet.

Für 4 Personen, Vorbereitungszeit 15 Min., Kochzeit 50 Min.

Zutaten: 1 TL gemahlene Kurkuma, 1 TL gemahlener Ingwer, 1 TL Cajun-Gewürzmischung (S. 365), 600 g Hähnchenfleisch (Keule oder Brust, enthäutet, das Fett abgeschnitten und in grobe Stücke zerteilt), 1 Dose (825 g) ungezuckerte Aprikosenhälften, 1 Stückchen geschälten und geriebenen Ingwer, 4 zerdrückte und gehackte Knoblauchzehen, 1 EL Maisstärke, 1 Gemüsebrühwürfel, 1 große grob gehackte Zwiebel, 2 mittelgroße in Scheiben geschnittene Möhren, ½ mittelgroße in feine Scheiben geschnittene rote Paprikaschote, 300 g Basmatireis (oder 400 g brauner Reis), 8 schöne Brokkoliröschen, frisch gemahlener schwarzer Pfeffer

Zubereitung: Backofen auf 250 °C vorheizen. Kurkuma, Ingwer und Cajun-Gewürz vermischen, Fleisch darin wälzen, bis es vollständig damit überzogen ist. Anschließend kurz in der Pfanne anbräunen (aber nicht durchgaren). Fleisch danach in eine große Kasserolle geben. 8 Aprikosenhälften zur Seite stellen, den Rest mit Saft, geriebenen Ingwer, Knoblauch und Maisstärke pürieren. Gemüsebrühe in 50 ml kochendem Wasser auflösen und mit dem Aprikosenpüree verrühren. Zwiebel, Möhren und Paprika zum Fleisch geben und Püree darauf verteilen. Deckel auflegen und Kasserolle in den Backofen schieben. Temperatur nach 10 Min. auf 200 °C verringern und das Ganze noch 30 Min. garen. Inzwischen in einem großen Topf reichlich Wasser zum Kochen bringen und zuerst Brokkoli, dann Reis kochen (Basmatireis benötigt 10 Min., brauner Reis 15–20 Min.). Reis und Brokkoli anschließend abgießen. Kasserolle aus dem Ofen nehmen, einmal gut umrühren, Aprikosenhälften auf dem Fleisch und dem Gemüse verteilen und das Ganze noch einmal für 5–10 Min. in den Backofen schieben. Reis auf 4 Teller verteilen, Fleisch und Gemüse darauf verteilen und mit je 2 Aprikosenhälften und 2 Brokkoliröschen garnieren.

Hähnchen-Gemüse-Pfanne

Dieses Rezept wurde speziell für Menschen entwickelt, die unter Hautausschlägen oder einer Salicylatintoleranz leiden. Letztere sollten deshalb auch die Mango, die einen hohen Salicylatgehalt hat, durch Papaya ersetzen. Das Gericht ist glutenfrei, reich an Antioxidantien, Eiweiß und Indolen, die möglicherweise vor bestimmten Krebsarten schützen können.

Für 4 Personen, Zubereitungszeit 15 Min., Kochzeit 20 Min.

Zutaten: 2 EL Ahornsirup, 4 gehackte Knoblauchzehen, 600 g Hähnchenfilet (Keule oder Brust, das Fett entfernt und in Stücke geschnitten), 400 g brauner Reis, 1 EL Olivenöl extra vergine, 200 g fein gehackter Kohl, 100 g schräg in feine Ringe geschnittene Frühlingszwiebeln, 200 g schräg in Scheiben geschnittene grüne Bohnen, 3 große Stangen fein gehackten Sellerie, Meersalz, 1 mittelgroße geschälte und in dünne Scheiben geschnittene Mango (oder 1 kleine Papaya, dann in Stücke geschnitten)

Zubereitung: Ahornsirup mit Knoblauch verrühren und Fleisch damit übergießen. Fleisch mit Marinade in eine große Pfanne geben und 5 Min. bei mittlerer bis starker Hitze braten, bis es durchgegart ist. Pfanneninhalt auf einen Teller geben und zur Seite stellen. Pfanne säubern. In einem mittelgroßen Topf Wasser zum Kochen bringen und Reis 15–20 Min. bei geringer Hitze darin kochen. 2 Min. vor Ende der Kochzeit Olivenöl in der Pfanne erhitzen und Gemüse bei starker Hitze unter ständigem Rühren 1 Min. darin anbraten. Mit Salz würzen, Fleisch mit der Marinade dazugeben und alles noch 1 Min. kochen lassen. Gemüse sollte nicht länger als 2 Min. gebraten werden, damit es noch Biss hat. Pfanne vom Herd nehmen und die Hälfte der Mangoscheiben untermischen (die Papaya nicht untermischen, sondern erst nach dem Servieren dazugeben). Auf dem Reis anrichten, mit restlichen Mangoscheiben garnieren und servieren.

Hähnchenbrust auf kreolische Art

Für 4 Personen, Vorbereitungszeit 5 Min., Kochzeit 5 Min.

Zutaten: 600 g Hähnchenbrustfilet (das Fett abgeschnitten und halbiert), 2 EL Cajun-Gewürzmischung (siehe unten; oder fertig gekauft), 1 EL Olivenöl extra vergine

Zubereitung: Fleisch rundherum mit der Gewürzmischung einreiben. Öl in einer großen Pfanne erhitzen und Fleisch darin auf jeder Seite 3–4 Min. bei mittlerer bis starker Hitze braten, bis es durchgegart ist. Mit einem Salat, zum Beispiel dem Blattsalat mit Rotkohl, Paprika und Tomaten (S. 376), dem Avocado-Himbeer-Salat auf Brunnenkresse (S. 374) oder mit Gemüse und Reis servieren.

Cajun-Gewürzmischung

Eine scharfe, aromatische kreolische Gewürzmischung, die Hähnchenfleisch den richtigen Pep verleiht.

Zutaten: 1 TL Paprikapulver, ¼ TL Cayennepfeffer, je 1 Prise schwarzen Pfeffer und feines Meersalz, 1 TL getrockneten Oregano, 1 TL getrockneten Thymian und 1 TL Knoblauchpulver

Zubereitung: Alle Gewürze vermischen. In einem Schraubglas aufbewahren.

Süßkartoffelpüree mit Hähnchen und Gemüse

Ausgewähltes Gemüse sorgt bei diesem Gericht für ein Maximum an Geschmack und Nährstoffen. Bei Ekzemen das Cajun-Gewürz weglassen, das Olivenöl durch Butter und den Brokkoli und die Zuckerschoten durch Kohl und grüne Bohnen ersetzen.

Für 4 Personen, Vorbereitungszeit 10 Min., Kochzeit 20 Min.

Zutaten: 500 g geschälte gewürfelte Süßkartoffeln, ½ TL Tamari (oder herkömmliche Sojasauce), 80 ml Sojamilch, frisch gemahlener schwarzer Pfeffer, 600 g Filet aus der Hähnchenkeule (das Fett abgeschnitten), 2 EL Cajun-Gewürzmischung (S. 365) oder mit Kräutern und Knoblauch gemischtes Vollkorn-Paniermehl, 1 EL Olivenöl extra vergine, 300 g Haricots verts (oder Kenia-Bohnen) oder Zuckerschoten, 300 g Brokkoliröschen

Zubereitung: Etwas Wasser in einem kleinen Topf zum Kochen bringen und Süßkartoffeln 10 Min. darin sehr weich kochen. Anschließend abgießen, wieder in den Topf füllen und zu einem glatten Püree zerstampfen. Tamari-Sauce und Sojamilch unterrühren und mit Pfeffer würzen. Fleisch rundherum mit der Cajun-Gewürzmischung oder dem gewürzten Paniermehl einreiben. Öl in einer großen Pfanne erhitzen und Fleisch auf jeder Seite 3–4 Min. bei starker Hitze braten, bis es durchgegart ist. Gemüse 2–3 Min. dämpfen – keinesfalls länger, denn es sollte noch knackig sein. Süßkartoffelpüree noch einmal erwärmen und mit Fleisch und Gemüse servieren.

Hähnchentopf mit Kräutern und Knoblauch

Ideal für kalte Wintertage ist dieses einfache, schmackhafte Gericht. Wenn es glutenfrei sein soll, darauf achten, dass die Gemüsebrühe keinen Weizen oder Gluten enthält. Nicht geeignet bei Ekzemen.

Für 4 Personen, Vorbereitungszeit 20 Min., Kochzeit 1 Std.

Zutaten: 1 EL Olivenöl extra vergine, 500 g Hähnchenfleisch (aus Keule oder Brust, Fett entfernt und klein geschnitten), 1 gehackte Zwiebel, 50 g Mais, 4 fein gehackte Knoblauchzehen, 100 g klein geschnittene Zuchtchampignons, 100 g klein geschnittene Zucchini, 300 g klein geschnittene Süßkartoffeln, 120 g klein geschnittener Kürbis, 120 g gehackter Mangold, 2 EL Buchweizenmehl (oder Maisstärke), 500–750 ml Gemüsebrühe, 1 TL getrocknetes Basilikum, 1 kleine Handvoll gehackte Petersilie, 650 g gekochter Basmati-Reis

Zubereitung: Backofen auf 220 °C vorheizen. Öl in einer Pfanne erhitzen und Fleisch mit der Zwiebel 1–2 Min. darin anbraten, bis es leicht angebräunt ist. Pfanneninhalt anschließend in eine große Kasserolle geben. Mais, Knoblauch sowie Pilze und Gemüse hinzufügen. In einer Schüssel Mehl mit 125 ml kalter Gemüsebrühe anrühren, restliche Brühe dazugeben, das Ganze gut verrühren und in die Kasserolle gießen. Das Gemüse sollte nur gerade eben mit Flüssigkeit bedeckt sein. Gegebenenfalls noch etwas Brühe oder Wasser hinzufügen. Basilikum darüberstreuen, Deckel auflegen und Kasserolle in den Backofen schieben. Nach 20 Min. Temperatur auf 180 °C herunterschalten und das Gericht weitere 40 Min. garen, bis Fleisch und Gemüse weich sind. Kasserolle aus dem Ofen nehmen und Petersilie einrühren. Gekochten Reis auf 4 Suppenschalen verteilen, Fleisch mit Gemüse darauf anrichten und servieren.

Gerichte mit Fisch und Meeresfrüchten

Salade Niçoise

Am besten schmeckt dieser vorzügliche Salat, wenn Sie einen wirklich guten Dosenthunfisch beziehungsweise frischen Thunfisch oder Lachs nehmen. Mit Leinöl zubereitet ist er besonders reich an Omega-3-Fettsäuren.

Für 4 Personen, Vorbereitungszeit 15 Min., Kochzeit 15 Min.

Zutaten: 600 g abgeschrubbte und mit Schale geviertelte neue Kartoffeln, 300 g halbierte junge grüne Bohnen, 4 hart gekochte und gepellte Eier, 250 g halbierte Cocktailtomaten, 1 große Handvoll kleine schwarze Oliven, 6 abgetropfte Anchovisfilets, 75 ml Leinöl (oder Olivenöl extra vergine), 1 EL Dijon-Senf, 50 ml Apfelessig, 425 g abgetropfter Thunfisch aus der Dose, ¼ in Ringe geschnittene rote Zwiebel

Zubereitung: Kartoffeln etwa 3 Min. kochen. Bohnen 1 Min. in kochendem Wasser blanchieren und danach sofort in Eiswasser abschrecken, damit sie ihre schöne grüne Farbe behalten. Anchovis, Leinöl, Senf und Essig als Dressing in einer kleinen Küchenmaschine verrühren. Kartoffeln und Bohnen mit den übrigen Salatzutaten – bis auf den Thunfisch – in eine große Salatschüssel füllen. Die Hälfte des Dressings darübergießen und alles vorsichtig durchmischen. Thunfischstücke darauf verteilen und das Ganze gegebenenfalls noch einmal durchmischen. Mit dem restlichen Dressing beträufeln, mit Zwiebel garnieren und servieren. Salat bis zum Servieren in den Kühlschrank stellen und binnen 12 Std. verzehren.

Wrap mit Thunfisch und Avocado

Machen Sie die Mayonnaise am besten selbst (S. 354), so können Sie sicher sein, dass sie reich an Omega-3-Fettsäuren ist. Wenn Sie ein fertig gekauftes Produkt verwenden, darauf achten, dass sie nicht mit ganzen Eiern oder rohem Eiweiß hergestellt wurde. Bei Hautausschlägen die Avocado, die Tomate und die Oliven weglassen und durch

Kopf- oder Eisbergsalat, Frühlingszwiebeln, geraspelte Möhre und Stangensellerie ersetzen.

Für 4 Personen, Zubereitungszeit 10 Min.

Zutaten: 2 Dosen (à 185 g) abgetropfter Thunfisch, 1 gewürfelte Avocado, ½ fein gehackte rote Zwiebel, 3 EL Mayonnaise, ½ gewürfelte Tomate, 1 EL gehackte Kalamata-Oliven, 1 EL Zitronensaft, frisch gemahlener schwarzer Pfeffer, 4 große Vollkorn-Wraps (ohne Konservierungsstoffe), 70 g in feine Streifen geschnittener Blattsalat

Zubereitung: Thunfisch in einer Schüssel vorsichtig mit Avocado, Zwiebel, Mayonnaise, Tomate, Oliven, Zitronensaft und Pfeffer vermischen. Dabei darauf achten, dass die Avocado nicht zerdrückt wird. Wraps auf der Arbeitsfläche ausbreiten, Salatblätter darauf verteilen und jeweils ein Viertel der Thunfischmischung darauf verstreichen. Wraps aufrollen, halbieren und servieren.

Gebackener Fisch mit Mais auf thailändische Art

Wer mag, kann zu diesem gesunden Gericht noch etwas braunen Basmati-Reis servieren. Bei Hautausschlag die Chilischote, die Tamari-Sauce und die Paprikaschote weglassen.

Für 2 Personen, Vorbereitungszeit 15 Min., Kochzeit 30 Min.

Zutaten: 2 Lachsfilets (oder anderes Fischfilet Ihrer Wahl), 1 EL gehacktes Zitronengras, 2 zerdrückte und gehackte Knoblauchzehen, ½ kleine in feine Ringe geschnittene rote Chilischote, Saft von 1 Limette, 2 EL Tamari, 1 EL Sesamsamen, 125 ml Gemüsebrühe, etwa 8 kleine der Länge nach halbierte junge Maiskolben, 1 TL Olivenöl extra vergine oder Kokosöl, 1 in dünne Ringe geschnittene Stange Lauch (nur der weiße Schaft), 1 fein gehackte Stange Sellerie, ½ in schmale Streifen geschnittene rote Paprikaschote, 1 große Handvoll in Essigwasser gewaschene Mungbohnensprossen, 1 schräg in Ringe geschnittene Frühlingszwiebel, 225 g gekochter Reis (brauner Reis oder Basmati-Reis)

Zubereitung: Backofen auf 190 °C vorheizen. Fisch in eine ofenfeste Form legen und mit Zitronengras, Knoblauch und Chilischote bestreuen. Limettensaft mit 1 EL Tamari verrühren und darübergießen. Form mit Alufolie abdecken und je nach Dicke der Filets für 12–20 Min. in den Ofen schieben. Sesam unter Rühren 2 Min. ohne Fett in einer Pfanne rösten. Dabei darauf achten, dass er nicht anbrennt. Pfanne anschließend vom Herd nehmen und zur Seite stellen. Brühe in einer großen Pfanne erhitzen und Mais 5 Min. darin kochen. Die in der Pfanne verbliebene Brühe danach abgießen, Mais in der Pfanne lassen. Öl hineingießen, Lauch, Sellerie und Paprikaschote dazugeben und Gemüse unter ständigem Rühren 2 Min. bei starker Hitze anbraten. Herdplatte ausschalten, Sesam, Bohnensprossen und restliche Tamari-Sauce einrühren. Fisch mit der Frühlingszwiebel bestreuen, mit Gemüse und etwas Reis anrichten und sofort servieren.

Regenbogenforelle mit geröstetem Gemüse

Forellen sind reich an Omega-3-Fettsäuren. Besonders saftig werden sie, wenn sie wie hier, gedämpft werden. Falls Sie unter Ekzemen leiden, nehmen Sie Kartoffeln, Süßkartoffeln, Möhren und Steckrüben für das Röstgemüse. Achten Sie darauf, dass die Brühe keine Zusatzstoffe enthält.

Für 2 Personen, Zubereitungszeit 10 Min., Kochzeit 20 Min.

Zutaten: 1 EL flüssiger Honig, 1 EL Olivenöl extra vergine, ½–1 TL Instant-Gemüsebrühe, 1 in Stifte geschnittene mittelgroße Pastinake, 2 schräg in Scheiben geschnittene mittelgroße Zucchini, 1 schräg in Scheiben geschnittene große Möhre, 1 in Stücke geschnittene kleine Süßkartoffel, 1 halbierte Zwiebel, 2 Knoblauchzehen, frisch gemahlener schwarzer Pfeffer, 1 gehäufter EL frische gehackte Thymianblätter plus einige Thymianblätter zum Garnieren, 2 Regenbogenforellen-Filets (etwa 400 g), ½ Zitrone

Zubereitung: Backofen auf 240 °C vorheizen. In einer großen Schüssel Honig mit Olivenöl und Instant-Gemüsebrühe verrühren. Gemüse und Knoblauchzehen in der Marinade wenden, bis alles vollständig damit überzogen ist. Gemüse und Knoblauch anschließend in eine Auflaufform füllen, mit Pfeffer würzen, mit Thymian bestreuen und 20 Min. in den Backofen schieben. Während des Röstens regelmäßig ein Auge darauf haben, damit es nicht verbrennt. Fisch in einen Dämpfeinsatz legen, mit Thymian bestreuen und 4–5 Min. über einem Topf mit sprudelnd kochendem Wasser garen. Mit dem Gemüse anrichten, alles mit Zitronensaft beträufeln, mit Thymianblättern garnieren und sofort servieren.

Fischtopf auf asiatische Art

Ein leckeres, wärmendes Wintergericht. Verwenden Sie Fisch mit geringem Quecksilbergehalt wie Lachs, Forelle oder Seehecht (eine Liste mit Fischen, die Sie meiden sollten, finden Sie im Kapitel »Die Wahl der richtigen Proteine«, S. 94).

Für 4 Personen, Zubereitungszeit 20 Min., Kochzeit 15 Min.

Zutaten: 1 EL Olivenöl extra vergine, 2 in Ringe geschnittene mittelgroße Zwiebeln, 1 Stückchen geschälter und fein gehackter Ingwer, 4 fein gehackte Knoblauchzehen, 2 EL Laksa-Paste (malaysische Currypaste), 125 ml Kokosmilch, 750 ml Gemüsebrühe, 500 g enthäutete und gewürfelte Fischfilets, 350 g Miesmuschelfleisch, 350 g rohe, geschälte Garnelen, 100 g fein gehackter Mangold, 1 in feine Streifen geschnittene rote Paprikaschote, 1 große Handvoll in Essigwasser gewaschene Mungbohnensprossen, 1 kleine Handvoll frisches grob gehacktes Koriandergrün, Sauerteigbrot oder 450 g gekochter Basmati-Reis

Zubereitung: Öl in einem großen Topf erhitzen und Zwiebeln mit Ingwer und Knoblauch darin glasig braten. Laksa-Paste und Kokosmilch einrühren, Brühe angießen und das Ganze zum Kochen bringen. Fisch, Muschelfleisch, Garnelen, Mangold und Paprikaschote dazugeben und alles 8–10 Min. zugedeckt köcheln lassen. Vor dem Servieren Bohnensprossen und Koriandergrün unterrühren. Dazu passt geröstetes Sauerteigbrot oder Basmati-Reis.

Pfannengerührtes Gemüse mit Riesengarnelen

Das Gemüse möglichst fein schneiden, damit es schnell gar wird. Wer Koriandergrün nicht mag, kann es durch glatte Petersilie oder Thai-Basilikum ersetzen. Nicht geeignet bei Ekzemen.

Für 4 Personen, Vorbereitungszeit 15 Min., Kochzeit 25 Min.

Zutaten: 1 EL flüssiger Honig (oder Ahornsirup), 1 fein gehackte Knoblauchzehe, 1 in Ringe geschnittene kleine rote Chilischote, Saft von 1 Limette, 800 g rohe, geschälte Riesengarnelen, 350 g brauner Reis, 1 EL Olivenöl extra vergine, 1 in feine Ringe geschnittene rote Zwiebel, 2 schräg in dünne Scheiben geschnittene mittelgroße Zucchini, 100 g fein gehackter Weißkohl, 1 in feine Streifen geschnittene mittelgroße rote Paprikaschote, 4 EL Süße Chilisauce, 3 große Handvoll in Essigwasser gewaschene Mungbohnensprossen, 60 g gehacktes frisches Koriandergrün

Zubereitung: Honig in einer Tasse mit Knoblauch, Chilischote und Limettensaft verrühren. Garnelen damit übergießen und in der Marinade ziehen lassen. In einem Topf reichlich Wasser zum Kochen bringen und Reis 20 Min. kochen. Inzwischen Garnelen mit der Marinade in eine große Pfanne geben und 2–3 Min. anbraten. Pfanneninhalt anschließend in eine Schüssel füllen. Pfanne säubern und Öl kurz darin erhitzen. Zwiebel und Zucchini 1 Min. bei starker Hitze anbraten und dabei laufend umrühren. Kohl und Paprikaschote hinzufügen und ebenfalls 1 Min. unter Rühren anbraten. Garnelen mit der Marinade dazugeben und das Ganze 1 weitere Min. unter Rühren braten. Zum Schluss die Chilisauce einrühren. Herdplatte danach ausschalten und Bohnensprossen und Koriandergrün unterrühren. Reis auf 4 Suppenschalen verteilen und Garnelen mit dem Gemüse darauf anrichten. Nach Belieben noch mit Meersalz bestreuen und sofort servieren.

Gemüsegerichte

Nicht alle der folgenden Gerichte sind streng vegetarisch oder vegan. Rein vegetarische Gerichte sind ausgewiesen.

Kichererbsensalat

Ein leckeres vegetarisches Gericht mit hohem Protein- und Ballaststoffgehalt, das zudem reich an Antioxidantien und anderen Flavonoiden ist. Achten Sie darauf, dass das Mango-Chutney keine künstlichen Zusatzstoffe enthält, oder machen Sie es einfach selbst (S. 355).

Für 4 Personen als Beilage oder leichtes Mittagessen, Vorbereitungszeit 10 Min., Kochzeit 4 Min.

Zutaten: 1 EL Olivenöl extra vergine, 2 schräg in dünne Scheiben geschnittene Zucchini, 1 Dose (400 g) abgespülte Kichererbsen, ½ in feine Scheiben geschnittene rote Zwiebel, 260 g gehackte glatte Petersilie, 50 g Mango-Chutney, 1 EL Zitronensaft, 1 fein gehackte Knoblauchzehe, ½ TL gemahlener Kreuzkümmel, ½ TL gemahlener Koriander, 1 Prise Cayennepfeffer

Zubereitung: Öl bei starker Hitze in einer Pfanne heiß werden lassen und Zucchini unter häufigem Wenden 2 Min. leicht darin anbräunen. Anschließend aus der Pfanne nehmen und auf Küchenpapier abtropfen lassen. Zucchini mit Kichererbsen, Zwiebel und Petersilie in eine große Salatschüssel füllen. In einer kleinen Schüssel Chutney mit Zitronensaft, Knoblauch und Gewürzen verrühren. Salat mit dem Dressing anmachen und sofort servieren.

Avocado-Himbeer-Salat auf Brunnenkresse

Dieser glutenfreie vegetarische Salat ist nicht nur eine köstliche Beilage, er ist auch reich an »hautfreundlichen« Antioxidantien. Die Brunnenkresse ist zudem ein guter Kalziumlieferant.

Für 4 Personen, Zubereitungszeit 15 Min.

Zutaten: 2 geschälte und gewürfelte feste, reife Avocados, 250 g Himbeeren, 1 EL Apfelessig, 2 EL Leinöl, ½ TL Meersalz, frisch gemahlener schwarzer Pfeffer, 1 TL flüssiger Honig, 6 Kästchen Brunnenkresse

Zubereitung: Avocados mit den Himbeeren in eine Schüssel füllen. In einer zweiten Schüssel Essig kräftig mit Leinöl, Salz, Pfeffer und Honig verrühren. Dressing über die Avocados gießen und den Salat vorsichtig durchmischen, damit die Avocados nicht zerdrückt werden. Kresse auf einer Platte verteilen und Salat darauf anrichten.

Bunter Salat mit süß-scharfem Dressing

Dieser vegetarische Salat ist nicht nur ein besonderes Geschmackserlebnis, er ist auch reich an Antioxidantien. Er passt vorzüglich als Beilage zu Fleisch, Tofu oder Fisch. Das Dressing eignet sich für nahezu alle Blattsalate und kann mehrere Wochen im Kühlschrank aufbewahrt werden.

Für 4 Personen (Dressing für 8–10 Portionen), Vorbereitungszeit 20 Min., Kochzeit 6 Min.

Zutaten: 6 EL Leinöl, 4 EL Apfelessig, 2 EL Mango-Chutney (S. 355), 2 TL grobkörniger Senf, 2 TL süße Chilisauce, ½ TL mildes Currypulver, Salz, Pfeffer, 2 EL Sesamsamen, 2 EL Pinienkerne, 4 Handvoll junge Spinatblätter (oder 2 Handvoll Spinatblätter und 2 Handvoll Rucola), 2 mit Schale geraspelte rotschalige Äpfel, ½ in feine Ringe geschnittene rote Zwiebel, 2 geraspelte Möhren, 100 g gehackte Rosinen oder Sultaninen, 50 g gehackte Frühlingszwiebeln

Zubereitung: Backofen auf 200 °C vorheizen. Leinöl, Apfelessig, Mango-Chutney, Senf, Chilisauce, Currypulver, Salz und Pfeffer mindestens 30 Min. vor dem Servieren miteinander verrühren und das Dressing in ein Schraubglas füllen. Sesam und Pinienkerne auf ein Backblech streuen und etwa 4 Min. im Backofen rösten, bis sie leicht gebräunt sind. Dabei darauf achten, dass sie nicht verbrennen. Anschließend aus dem Ofen nehmen und abkühlen lassen. Die restlichen Zutaten in einer Schüssel mischen und unmittelbar vor dem Servieren mit 3–4 EL Dressing anmachen.

Süßkartoffelsalat

Glutenfrei und reich an Mineralstoffen ist dieser sättigende vegetarische Salat, den man als eigenständige Mahlzeit oder als Beilage servieren kann. Schmeckt auch vorzüglich, wenn man ihn noch mit einer festen, in Scheiben geschnittenen grünen Birne garniert.

Für 2 Personen als Mittagessen oder für 4 Personen als Beilage, Vorbereitungszeit 10 Min., Kochzeit 30 Min.

Zutaten: 1 geschälte und in mundgerechte Stücke geschnittene große Süßkartoffel, 1 EL Olivenöl extra vergine, 3 EL Zitronensaft, 1 fein gehackte kleine Knoblauchzehe, ½ TL mildes Currypulver, frisch gemahlener schwarzer Pfeffer,1 Prise Meersalz, 1 EL Leinöl, 2 Handvoll Rucola oder junger Spinat

Zubereitung: Backofen auf 180 °C vorheizen. Süßkartoffel in einer Schüssel im Olivenöl wenden, bis sie vollständig damit überzogen ist. Anschließend auf einem Backblech verteilen und für 30 Min. in den Backofen schieben, bis die Stücke weich (aber nicht zu weich) und angebräunt sind. In einer großen Schüssel Zitronensaft mit Knoblauch, Currypulver, Pfeffer, Salz und Leinöl verrühren. Süßkartoffel sowie Rucola dazugeben und den Salat vorsichtig durchmischen.

Blattsalat mit Rotkohl, Paprika und Tomaten

Ein einfacher, glutenfreier vegetarischer Salat, der Ihrem Hauptgericht nicht die Schau stehlen wird. Wenn Sie unter Hautausschlag leiden, die Paprikaschote und die Tomaten durch Stangensellerie und geraspelte Möhre ersetzen und anstelle des Olivenöls die doppelte Menge Leinöl verwenden.

Für 2 Personen oder als Beilage für 4 Personen, Zubereitungszeit 5 Min.

Zutaten: etwa 200 g gemischte Salatblätter, etwa 120 g in feine Streifen geschnittener Rotkohl, 1 in schmale Streifen geschnittene kleine rote Paprikaschote, 2 in Scheiben geschnittene reife Tomaten, 2 schräg in dünne Ringe geschnittene Frühlingszwiebeln, 1 TL Olivenöl extra vergine, 1 TL Leinöl, 1 EL Zitronensaft, frisch gemahlener schwarzer Pfeffer

Zubereitung: Salatblätter in mundgerechte Stücke reißen und in einer großen Schüssel mit Rotkohl, Paprikaschote, Tomaten und Frühlingszwiebeln mischen. Öle, Zitronensaft und etwas Pfeffer in ein Schraubglas füllen, Glas gut verschließen und kräftig schütteln. Salat unmittelbar vor dem Servieren mit dem Dressing anmachen.

Pikanter Papayasalat

Mit diesem glutenfreien vegetarischen Salat tun Sie Ihrem Darm etwas Gutes, denn er ist reich an Verdauungsenzymen und wirkt antiparasitär. Unreife grüne Papayas sind in chinesischen Lebensmittelgeschäften erhältlich. Die Chilischote können Sie auch weglassen, sollte sie Ihnen zu scharf sein.

Für 3 Personen, Zubereitungszeit 30 Min.

Zutaten: ½ fein gehackte kleine rote Chilischote, 2 zerdrückte und gehackte Knoblauchzehen, 3 EL Tamari (glutenfreie Sojasauce), 2 EL Apfelessig, Saft von 2 Limetten, 250 g in 3 cm lange Stücke geschnittene Spargelbohnen (oder grüne Bohnen), 1 geschälte, entkernte und geraspelte mittelgroße grüne Papaya, 2 Handvoll in Essigwasser gewaschene Mungbohnensprossen, 60 g frische Minzeblätter, 30 g frisches Koriandergrün, 250 g Cocktailtomaten, 50 g geröstete und gehackte Cashewkerne

Zubereitung: Chili, Knoblauch, Tamari, Essig und Limettensaft in ein Schraubglas füllen, das Glas gut verschließen und kräftig schütteln. Etwas Wasser in einem kleinen Topf zum Kochen bringen. Bohnen 1 Min. darin blanchieren, abgießen und danach sofort 1–2 Min. in eiskaltem Wasser abschrecken (dadurch behalten sie ihre schöne grüne Farbe). Anschließend abtropfen lassen und in eine große Schüssel füllen. Übrige Salatzutaten hinzufügen und das Ganze vorsichtig durchmischen. Salat unmittelbar vor dem Servieren mit 2–3 EL Dressing anmachen und mit Cashewkernen bestreuen. Ohne Dressing kann der Salat 2 Tage im Kühlschrank aufbewahrt werden. Das Dressing ist mindestens 1 Woche haltbar.

Mais-Blumenkohl-Cremesuppe

Aufgrund seines hohen Indolgehalts ist Blumenkohl ideal zum Entgiften. Das in den Algen enthaltene Jod wiederum kurbelt den Stoffwechsel an. Ein absolut vegetarisches Gericht wird daraus, wenn man die Anti-Aging-Brühe durch Gemüsebrühe und Wasser ersetzt. Blumenkohl ist nicht geeignet, wenn Sie unter Ekzemen leiden.

Für 8 Personen, Vorbereitungszeit 10 Min., Kochzeit 40 Min.

Zutaten: 2 frische, rohe Maiskolben, 2 fein gehackte rote Zwiebeln, 4 fein gehackte Knoblauchzehen, 1 große in feine Ringe geschnittene Stange Lauch, 2 l Anti-Aging-Brühe (oder 750 ml Gemüsebrühe und 1 ¼ l Wasser), 1 großer in kleine Stücke geschnittener Blumenkohl, 4 getrocknete Lorbeerblätter, 1 Streifen klein geschnittener Kombu (Seetang), ⅛ TL Cayennepfeffer, frisch gemahlener schwarzer Pfeffer, Petersilie zum Garnieren

Zubereitung: Backofen auf 200 °C vorheizen. Körner von den Maiskolben streifen, in einer Backform verteilen und etwa 5 Min. in den Ofen schieben, bis sie leicht gebräunt sind. Zwiebeln mit Knoblauch und Lauch in einen großen Topf geben. 1–2 EL Wasser hinzufügen und das Ganze 2–4 Min. unter häufigem Umrühren erhitzen, bis die Zwiebeln glasig sind. Brühe angießen, Mais, Blumenkohl, Lorbeerblätter und Kombu dazugeben. Aufkochen und unter gelegentlichem Umrühren 30 Min. köcheln lassen. Topf anschließend vom Herd nehmen. Lorbeerblätter herausnehmen und Cayennepfeffer einrühren (Cayennepfeffer weglassen, wenn Kinder mitessen). Suppe im Mixer oder in der Küchenmaschine portionsweise pürieren, pfeffern und mit gehackter Petersilie servieren.

Heilende Gemüsesuppe

Eine leckere Suppe, mit der Sie Ihr Immunsystem stärken. Der Knoblauch und das Gemüse liefern reichlich Flavonoide und die Brühe ist reich an Glycin, Kalzium und Kollagen. Wer unter Hautausschlägen leidet, sollte auf Mais, Blumenkohl und Cayennepfeffer verzichten und stattdessen mehr Kohl, Möhren und Sellerie nehmen. Vegetarier könne die Hühnerbrühe durch eine Gemüsebrühe ersetzen. Eventuelle Reste können portionsweise eingefroren werden und sind so bis zu zwei Monaten haltbar.

Für 8 Personen, Vorbereitungszeit 10 Min., Kochzeit 60 Min.

Zutaten: 250 g getrocknete rote Linsen, 1 in 1 cm große Stücke geschnittener Streifen Kombu (Seetang), 3 l Anti-Aging-Brühe (S. 360), 1–2 fein gehackte rote Zwiebeln, 3 fein gehackte Stangen Sellerie, 2 Maiskolben, ½ gehackter Blumenkohl, 50 g fein gehackter Kohl, 1 gewürfelte Möhre, 6 fein gehackte Knoblauchzehen, ½ TL frisch geriebener Ingwer, 1 Prise Cayennepfeffer, frisch gemahlener schwarzer Pfeffer und Meersalz

Zubereitung: Linsen unter fließendem Wasser abspülen und verfärbte Exemplare aussortieren. Anschließend mit der Hälfte des Kombu

30 Min. in reichlich Wasser kochen. Danach in ein Sieb abseihen und abschrecken. Brühe in einem großen Topf aufkochen lassen. Körner von den Maiskolben streifen. Gemüse, Knoblauch, Ingwer und restlichen Kombu hineingeben und das Ganze 20 Min. köcheln lassen. Linsen hinzufügen und Suppe gegebenenfalls nochmals 10 Min. köcheln lassen. Mit Cayennepfeffer, schwarzem Pfeffer und Salz abschmecken und mit Körnerbrot servieren.

Detox-Dhal

Die Kurkuma, die dieses glutenfreie vegetarische Gericht enthält, ist reich an Flavonoiden, deren Krebs vorbeugende Wirkung durch die Kombination mit schwarzem Pfeffer noch verstärkt wird. Wenn Sie Hülsenfrüchte schlecht verdauen können, die Linsen über Nacht einweichen. Darüber hinaus sorgen die Algen für eine bessere Verdaulichkeit der Hülsenfrüchte.

Für 2 Personen, Vorbereitungszeit 10 Min., Kochzeit 30–40 Min.

Zutaten: 1 EL Ghee (geklärte Butter), 1 fein gehackte rote Zwiebel, 2 TL gemahlene Kurkuma, 2 TL gemahlener Koriander, ½ TL Chiliflocken, 2 fein gehackte Knoblauchzehen, 500 g getrocknete rote Linsen, ½ in Streifen geschnittenes Kombu-Blatt, 2 Stangen fein gehackter Sellerie, 200 g Basmati-Reis oder brauner Reis, frisch gemahlener schwarzer Pfeffer, frisches Koriandergrün oder Petersilie zum Garnieren

Zubereitung: Ghee bei mittlerer Hitze in einem großen Topf heiß werden lassen und Zwiebel etwa 4 Min. darin glasig schwitzen. Gewürze und Knoblauch dazugeben und 2 Min. anbraten. Linsen unter fließendem Wasser abspülen und verfärbte Exemplare aussortieren. 900 ml Wasser in den Topf gießen, Linsen, Kombu und Sellerie hineingeben und aufkochen lassen. Wärmezufuhr danach verringern und das Ganze 25 Min. köcheln lassen, bis die Linsen und der Kombu weich sind. Während des Kochens gegebenenfalls noch etwas Wasser hinzufügen (dabei darauf achten, dass das Dhal nicht zu flüssig wird). Reis kochen (Basmati-Reis 10 Min., braunen Reis 15–20 Min.). Dhal auf dem Reis anrichten, pfeffern und mit Koriandergrün garnieren.

Gemüsesandwich mit cremiger Mayonnaise

Wenn Sie sich vegan ernähren, die Mayonnaise weglassen, denn sie enthält Eigelb. Bei Ekzemen die Avocado weglassen und durch Salatblätter ersetzen.

Für 4 Personen, Zubereitungszeit 10 Min.

Zutaten: 8 Scheiben Rote Bete aus dem Glas (oder 1 große Rote Bete, geschält und geraspelt), 8 Scheiben Körnerbrot (z. B. Leinsamen-Sojabrot), 1 zerdrückte mittelgroße Avocado, 4 TL Cremige Mayonnaise (S. 354) oder Mango-Chutney (S. 355), 1 geraspelte große Möhre, 2 Handvoll Rucola, junger Spinat oder Kopfsalat, 1–2 in feine Ringe geschnittene Schalotten, frisch gemahlener schwarzer Pfeffer

Zubereitung: Rote-Bete-Scheiben zum Abtropfen auf Küchenpapier legen. 4 Brotscheiben mit Avocado, die restlichen 4 mit Mayonnaise bestreichen. Möhre, Blattsalat, Rote Bete und Schalotten auf den mit Avocado bestrichenen Scheiben verteilen und nach Belieben mit Pfeffer würzen. Die mit Mayonnaise bestrichenen Scheiben darauflegen, Sandwichs halbieren und servieren.

Falafel-Wrap

Reich an Antioxidantien ist dieses leichte, gesunde Mittagessen. Die Falafel können Sie frisch zubereiten oder fertig kaufen. Bei Ekzemen die Tomate weglassen bzw. das Tabouleh ohne Tomate zubereiten.

Für 4 Personen, Zubereitungszeit 5 Min. (plus Zubereitungszeit für die Falafel)

Zutaten: 1 mittelgroße Salatgurke, 8 in Stücke gerissene Kopfsalatblätter, 2 Tassen Tabouleh (S. 382), 12–16 Falafel (S. 381), 400 g Vollkorn-Wraps (1–2 Stück pro Person), 4 EL Knoblauchmayonnaise (Aioli; enthält Eigelb) oder Mango-Chutney (S. 355)

Zubereitung: Gurke mit dem Gemüseschäler der Länge nach in Streifen hobeln. Salatblätter, Gurkenstreifen, Tabouleh und Falafel auf die Wraps verteilen und mit Knoblauchmayonnaise oder Mango-Chutney beträufeln. Wraps zusammenrollen und servieren.

Falafel

Es geht einfach nichts über selbst gemachte Falafel – die Mühe lohnt sich in jedem Fall. Wenn Sie keine Dicken Bohnen bekommen, nehmen Sie einfach Kichererbsen aus der Dose. Glutenfrei und vegetarisch.

Ergibt 12 Stück, Vorbereitungszeit 15 Min. (plus 8 Std. Einweichzeit und 1 Std. Ruhezeit), Kochzeit 30–40 Min.

Zutaten: 500 g getrocknete Dicke Bohnen, 1 Handvoll glatte Petersilie, 6 Schalotten, 4 gehackte Knoblauchzehen, Meersalz, ¼ TL Cayennepfeffer, 2 TL gemahlener Kreuzkümmel, 2 TL gemahlener Koriander, 1 TL Backpulver, 2 EL Olivenöl extra vergine

Zubereitung: Bohnen über Nacht in Wasser einweichen. Häutchen entfernen und unter fließendem Wasser waschen, gut abtropfen und auf einem sauberen Geschirrtuch trocknen lassen. Petersilie und Schalotten – am besten in der Küchenmaschine – fein hacken. Bohnen in der Küchenmaschine zu einem glatten Püree verrühren. Knoblauch, Gewürze und Backpulver hinzufügen und alles zu einer homogenen Paste verrühren. Petersilie und Schalotten unterrühren und die Mischung 1 Std. ruhen lassen. 3 cm große Bällchen daraus formen und im heißen Öl rundherum goldbraun braten. Falafel dabei mit dem Pfannenwender etwas flach drücken und danach auf Küchenpapier abtropfen lassen.

Tabouleh

Dieser vegetarische Bulgursalat mit Petersilie, Zwiebel und Tomaten hat eine stark alkalisierende Wirkung und ist reich an Antioxidantien. Bei Hautausschlag die Tomaten weglassen.

Für 4 Personen, Zubereitungszeit 30 Min.

Zutaten: 2 EL Bulgur, 3 gewürfelte feste reife Tomaten (etwa 250 g), 1 Bund fein gehackte glatte Petersilie (etwa 250 g), 2 fein gehackte Frühlingszwiebeln, 2–3 TL Zitronensaft, 2 TL Olivenöl extra vergine

Zubereitung: Bulgur 10 Min. in heißem Wasser einweichen. Anschließend abgießen, abtropfen lassen und mit Küchenpapier trocken tupfen. Mit Tomaten mischen und 20 Min. durchziehen lassen. Zum Schluss Petersilie und Frühlingszwiebeln unterheben und Salat mit Zitronensaft und Olivenöl anmachen. In Wraps, Burgern oder Sandwichs oder als Beilage servieren.

Pasta mit mediterranem Gemüse

Ein sättigendes vegetarisches Gericht mit niedrigem GI. Nicht geeignet für Menschen, die unter Ekzemen leiden.

Für 4 Personen, Vorbereitungszeit 15 Min., Kochzeit 35 Min.

Zutaten: 2 EL Apfelessig, 2 EL Olivenöl extra vergine, 6 halbierte Roma-Tomaten, Meersalz, 1 grob gehackte große rote Zwiebel, 6 Knoblauchzehen, 2 schräg in dünne Scheiben geschnittene mittelgroße Zucchini, 1 in Streifen geschnittene rote Paprikaschote, 1–2 TL getrocknetes Basilikum, frisch gemahlener schwarzer Pfeffer, 500 g bunte Spiralnudeln, 2 EL frisch gehackte Petersilie, ½ Tasse Kalamata-Oliven, 80 ml frisch gepresster Zitronensaft

Zubereitung: Backofen auf 220 °C vorheizen. In einer Schüssel Essig mit 1 EL Olivenöl verrühren. Tomaten dazugeben, mit Salz bestreuen und das Ganze gut durchmischen. Tomaten anschließend in einer großen Auflaufform oder auf einem Backblech verteilen und 10 Min. im

Ofen rösten. Zwiebel mit den ganzen Knoblauchzehen, Zucchini und Paprikaschote in eine Schüssel geben. Mit dem restlichen Öl beträufeln, Basilikum darüberstreuen und mit Pfeffer würzen. Alles gut durchmischen. Gemüse zu den Tomaten geben und das Ganze für weitere 20–25 Min. in den Backofen schieben, bis das Gemüse weich ist und etwas Farbe angenommen hat. Damit es gleichmäßig gart, von Zeit zu Zeit umrühren. Nudeln in reichlich Salzwasser nach Packungsanweisung al dente kochen. Anschließend abgießen, abtropfen lassen und mit dem Gemüse mischen. Zum Schluss Petersilie, Oliven und Zitronensaft unterheben und heiß servieren.

Sämiges Kichererbsen-Curry

Dieses leckere vegetarische Curry ist reich an Flavonoiden, die vor Krebs schützen – eine Wirkung, die durch den schwarzen Pfeffer noch verstärkt wird. Kombu macht die Kichererbsen besser verdaulich. Bei Hautausschlägen oder Rosazea ist das Gericht nicht geeignet. Wenn Sie nicht so gerne scharf essen, die Chilischote einfach weglassen.

Für 2 Personen, Vorbereitungszeit 10 Min., Kochzeit 15 Min.

Zutaten: 1 EL Kokosöl, Ghee oder Olivenöl, 1 gehackte große rote Zwiebel, 2 fein gehackte Knoblauchzehen, 1 TL gemahlene Kurkuma, 1 TL Garam Masala, 1 EL geriebener oder fein gehackter Ingwer, 1 gewürfelte große Möhre, ½–1 gehackte kleine rote Chilischote, 400 g brauner Reis, 1 Dose (400 g) Kichererbsen, 125 ml Kokosmilch, 1 in 1 cm breite Streifen geschnittenes Kombu-Blatt, 1 Dose (400 g) gewürfelte Tomaten oder 300 g Strauchtomaten, 125 ml Gemüsebrühe (oder 1 Gemüsebrühwürfel, in 125 ml heißem Wasser aufgelöst), 1 TL Honig, 1 kleine Handvoll gehacktes frisches Koriandergrün, frisch gemahlener schwarzer Pfeffer

Zubereitung: Öl in einem großen Topf erhitzen und Zwiebel 1 Min. darin anschwitzen. Knoblauch, Ingwer, Gewürze, Möhre und Chilischote dazugeben und 1–2 Min. anbraten. In einem zweiten Topf reichlich Wasser zum Kochen bringen und darin den Reis 15–20 Min. kochen. Kichererbsen, Kokosmilch, Kombu, Tomaten (mit Saft), Brühe und Honig zur Zwiebelmischung geben und das Ganze unter gelegentlichem Rühren 10–15 Min. köcheln lassen. Koriandergrün unterrühren und Curry auf dem Reis anrichten. Mit schwarzem Pfeffer und extra Koriandergrün bestreuen und evtl. mit etwas Mango-Chutney servieren.

Bunter Gemüsereis mit gebratenem Ei

Die gebratenen Eier können auch durch marinierten und gebratenen Tofu ersetzt werden. Dann sollte der Tofu mindestens 10 Min. in Tamari-Sauce mariniert werden. Wenn Sie anstelle von herkömmlicher Sojasauce Tamari verwenden, ist das Gericht glutenfrei. Da weißer Reis einen hohen glykämischen Index hat, ist er hier als Alternative zum Basmatireis nicht geeignet.

Für 4 Personen, Vorbereitungszeit 15 Min., Kochzeit 15 Min.

Zutaten: 400 g Basmatireis, 4 leicht verquirlte Eier oder 250 g gewürfelter fester Tofu, 150 g tiefgekühlte Erbsen, 1 gewürfelte große Möhre, 110 g Maiskörner, 3 mit Grün gehackte Frühlingszwiebeln, 1 gewürfelte kleine Paprikaschote, Tamari (oder Sojasauce), 2 EL frisch gehackte Petersilie, 2 EL süße Chilisauce, frisch gemahlener schwarzer Pfeffer

Zubereitung: 1 l Wasser zum Kochen bringen und Reis 8–10 Min. bei geringer Hitze darin köcheln lassen, bis er das Wasser vollständig aufgesogen hat. Dabei laufend prüfen, ob er das Wasser bereits vor Ende der Kochzeit aufgesogen hat. In diesem Fall Reis umrühren, Deckel auflegen und Reis auf der ausgeschalteten Herdplatte fertig garen. Am Ende der Kochzeit darf der Reis nicht klebrig sein. Hat er das Wasser nach 10 Min. noch nicht vollständig aufgesogen, Reis abgießen, auf einem Backblech oder einem Tablett verteilen und an der Luft trocknen lassen.

Eier portionsweise und ohne Zugabe von Fett in einer beschichteten Pfanne auf beiden Seiten braten. Sie sollten danach aussehen wie Pfannkuchen oder Crêpes. Anschließend aus der Pfanne nehmen und in 3 cm breite Streifen schneiden. Wasser in einem kleinen Topf zum

Kochen bringen und Erbsen 2 Min. kochen. Möhren dazugeben und 1 Min. blanchieren. Gemüse abgießen, abtropfen lassen und zum Reis geben. Der marinierte Tofu kann kurz in der Mikrowelle erhitzt oder 2–4 Min. – ohne Fett – in einer beschichteten Pfanne gebraten werden. Eier (oder Tofu), Mais, Frühlingszwiebeln, Paprikaschote und Petersilie unter den Reis mischen und das Gericht gegebenenfalls noch mit Tamari-Sauce abschmecken. Zum Schluss nach Belieben noch die Chilisauce unterrühren und mit Pfeffer würzen.

Gemüseschmortopf

Dieser schmackhafte Gemüsetopf ist für jedermann geeignet, selbst für Menschen, die unter Ekzemen oder einer Glutenunverträglichkeit leiden. Wichtig ist allerdings, dass Sie eine glutenfreie Brühe verwenden.

Für 4 Personen, Vorbereitungszeit 10 Min., Kochzeit 50 Min.

Zutaten: 1 gehackte Zwiebel, 80 g gehackter Stangensellerie, 100 g gehackter Kohl, 60 g klein geschnittene Süßkartoffeln, 160 g klein geschnittene Möhren, 170 g weiße Bohnen (aus dem Glas, abgespült und abgetropft), 170 g Kidneybohnen (aus der Dose, abgespült und abgetropft), 2 EL Buchweizenmehl oder Maisstärke, 500–750 ml Gemüsebrühe, 4 fein gehackte Knoblauchzehen, 1 TL getrocknete gemischte Kräuter (z. B. Basilikum und Oregano), 30 g fein gehackte Petersilie, 675 g gekochter Basmati-Reis

Zubereitung: Backofen auf 220 °C vorheizen. Gemüse und Bohnen in eine große Kasserolle füllen. In einer Schüssel Mehl mit 125 ml kalter Brühe anrühren. 375 ml Brühe und Knoblauch hinzufügen und die Mischung über das Gemüse gießen, sodass es gerade damit bedeckt ist. Gegebenenfalls noch etwas Brühe dazugeben. Kräuter darüberstreuen, Deckel auflegen und das Ganze 10 Min. bei 220 °C garen. Temperatur danach auf 180 °C herunterschalten und das Gericht weitere 40 Min. garen, bis das Gemüse weich ist. Während des Kochens gelegentlich umrühren. Topf anschließend aus dem Ofen nehmen und Petersilie einrühren. Reis auf 4 Suppenschalen verteilen, Gemüse darauf anrichten und servieren.

Gerichte mit rotem Fleisch

Gesunde Hamburger

Vollkornbrötchen und qualitativ hochwertiges Hackfleisch machen diese Hamburger zu einem gesunden Fast Food. Sehr gut schmecken sie auch mit Ananasscheiben oder mit Rucola anstelle von Blattsalat. Achten Sie darauf, dass der Brühwürfel keine künstlichen Zusatzstoffe enthält.

Für 4 Personen, Vorbereitungszeit 25 Min., Kochzeit 10 Min.

Zutaten: 500 g sehr mageres Rinderhack, ½ fein gehackte mittelgroße Zwiebel, 1 geraspelte große Möhre, 2 Scheiben leicht geröstetes Vollkornbrot werden in der Kaffee- oder Gewürzmühle zu Paniermehl gemahlen, 3 fein gehackte Knoblauchzehen, 1 zerkrümelter Gemüsebrühwürfel, 1 TL gemischte getrocknete Kräuter, 2 EL fein gehackte Petersilie, 1 leicht verquirltes Ei, 1 EL Olivenöl extra vergine, ½ in Ringe geschnittene mittelgroße Zwiebel, 4 große Vollkornbrötchen (ohne Konservierungsstoffe), 2 EL Mango-Chutney (S. 355) oder Tomatensauce, 4 halbierte Kopfsalatblätter, 1 in Scheiben geschnittene Tomate, 1 geraspelte Rote Bete oder 8 Rote-Bete-Scheiben aus dem Glas

Zubereitung: Hackfleisch mit Zwiebel, 2 EL Möhre, Paniermehl, Knoblauch, Brühwürfel, Kräutern, Petersilie und Ei vermengen. Ist der Teig zu fest, 1 EL Wasser hinzufügen. 4 große Fleischküchlein daraus formen und auf jeder Seite 4–5 Min. bei mittlerer Hitze in einer mit Olivenöl eingefetteten Pfanne braten. Zwiebelringe dazugeben und 2–3 Min. glasig schwitzen. Brötchen aufschneiden, mit der Schnittfläche nach oben 1–2 Min. unter den Backofengrill schieben und anschließend mit Mango-Chutney oder Tomatensauce bestreichen. Die unteren Brötchenhälften mit Salatblättern, Fleischküchlein, Zwiebelringen, der restlichen Möhre, Tomatenscheiben und Roter Bete belegen. Die oberen Hälften auflegen und sofort servieren.

Graupensuppe mit Rindfleisch

Diese Suppe ist etwas für alle, die gerne Fleisch essen, und sie ist ideal für kalte Winterabende. Graupen sind glutenhaltig.

Für 4 Personen, Vorbereitungszeit 10 Min., Kochzeit 60 Min.

Zutaten: 1 EL Olivenöl extra vergine, 250 g in mundgerechte Stücke geschnittenes Rindfleisch zum Kochen, 1 gehackte mittelgroße Zwiebel, 2 in dünne Scheiben geschnittene Möhren, 2 fein gehackte Stangen Sellerie, 3 zerdrückte und fein gehackte Knoblauchzehen, 1½ l Anti-Aging-Brühe oder Gemüsebrühe, 100 g Graupen, 2 TL frisch gehackter Thymian

Zubereitung: Die Hälfte des Öls in einem großen Topf erhitzen und Fleisch darin 3–5 Min. bei starker Hitze rundherum anbraten. Aus dem Topf nehmen und auf Küchenpapier abtropfen lassen. Wärmezufuhr verringern, restliches Öl in den Topf gießen und Zwiebel glasig schwitzen. Gemüse und Knoblauch dazugeben und 3 Min. anschwitzen. 250 ml Brühe angießen und den Bratfond damit kochen. Restliche Brühe hinzufügen und das Ganze zum Kochen bringen. Graupen, Fleisch und Thymian dazugeben und 40–50 Min. köcheln lassen, bis Graupen und Fleisch weich sind. Mit getoastetem Körnerbrot servieren.

Lammfleisch mit Süßkartoffeln, Bohnen und Brokkoli

Wenn Sie unter Hautausschlag leiden, die Tamari-Sauce, den Brokkoli und den Mangold weglassen und durch Meersalz und gehackten Kohl ersetzen.

Für 4 Personen, Vorbereitungszeit 20 Min., Kochzeit 25 Min.

Zutaten: 2 geschälte und gewürfelte mittelgroße Süßkartoffeln (etwa 500 g), ½ TL Tamari (oder herkömmliche Sojasauce), 80 ml Sojamilch, frisch gemahlener schwarzer Pfeffer, 500 g mageres Lammfleisch (z. B. magere Koteletts), 1 TL getrockneter Rosmarin, 300 g Wachsbohnen oder Haricots verts, etwa 300 g Brokkoliröschen oder gehackter Mangold

Zubereitung: Backofen auf 250 °C vorheizen. Süßkartoffeln 10 Min. weich kochen, anschließend abgießen, wieder in den Topf füllen und zu einem glatten Püree zerdrücken. Tamari-Sauce und Sojamilch einrühren und Püree mit Pfeffer würzen. Fleisch in eine Auflaufform legen, mit Rosmarin bestreuen und im Backofen auf jeder Seite 8–10 Min. braten. Bohnen und Brokkoli 2–3 Min. (nicht länger, damit sie schön knackig bleiben) dämpfen. Süßkartoffelpüree noch einmal erwärmen und sofort mit Fleisch und Gemüse servieren.

Lammkoteletts mit kurz gebratenem Gemüse

Gerösteter Sesam verleiht diesem glutenfreien Gericht eine leicht nussige Note. Das Gemüse sollte möglichst fein geschnitten werden und wer mag, kann dazu noch etwas braunen Reis servieren.

Für 2 Personen, Vorbereitungszeit 15 Min., Kochzeit 25 Min.

Zutaten: 1 EL Sesamsamen, 4 magere Lammkoteletts (Fett abgeschnitten), 1 TL getrocknete Minze, 1 EL Olivenöl extra vergine, 150 g in dünne Scheiben geschnittene Champignons, 200 g Kohl, 3 schräg in Ringe geschnittene Frühlingszwiebeln, 1 in schmale Streifen geschnittene kleine rote Paprikaschote, 1 der Länge nach halbierte und in dünne Scheiben geschnittene große Möhre, ¼ TL Chiliflocken, 150 g in Essigwasser gewaschene Mungbohnensprossen

Zubereitung: Backofen auf 250 °C vorheizen. Sesamsamen ohne Fett 2 Min. bei starker Hitze in einer Pfanne rösten, bis sie leicht gebräunt sind. Koteletts in eine Auflaufform legen, mit Minze bestreuen und im Backofen auf jeder Seite 8–10 Min. braten. Anschließend herausnehmen und auf Küchenpapier abtropfen lassen. Eine Pfanne erhitzen, Öl hineingießen und Pilze mit Gemüse und Chiliflocken maximal 2 Min. darin anbraten, sodass es schön knackig bleibt. Sprossen und Sesam untermischen, Fleisch darauf anrichten und servieren.

Lammkoteletts mit gedämpftem Gemüse

Für 4 Personen, Vorbereitungszeit 15 Min., Kochzeit 40 Min.

Zutaten: 2 geschälte und in Scheiben geschnittene mittelgroße Süßkartoffeln (etwa 500 g), Olivenöl extra vergine, 1 EL frisch gehackter Rosmarin, Meersalz, 1 EL flüssiger Honig, 2 EL grobkörniger Senf, geschroteter schwarzer Pfeffer, 2 EL gehackte Petersilie, 8 große Lammkoteletts (Fett abgeschnitten), 1 Bund Spargel, 4 gehackte große Mangoldblätter, etwa 250 g Brokkoliröschen

Zubereitung: Backofen auf 220 °C vorheizen. Süßkartoffeln mit 1 EL Olivenöl beträufeln, mit Rosmarin, Salz und Pfeffer bestreuen und alles gut durchmischen. Scheiben auf einem Backblech verteilen und für 20 Min. in den Backofen schieben. In einer Schüssel Honig mit Senf, Pfeffer und der Petersilie verrühren. Eine große Pfanne bei starker Hitze heiß werden lassen und Lammkoteletts 1 Min. darin anbraten. Fleisch aus der Pfanne nehmen und mit Honigmarinade bepinseln. Koteletts auf ein zweites Backblech legen und Ofen auf 150 °C herunterschalten. Fleisch und Süßkartoffeln hineinschieben und 20 Min. braten. Inzwischen Spargel schälen und holzige Enden abschneiden. 3 Min. bevor die Koteletts fertig sind, in einem Topf mit Dämpfeinsatz etwas Wasser zum Kochen bringen und Gemüse bei starker Hitze 2–3 Min. darin dämpfen. Süßkartoffeln und Gemüse jeweils auf einer Servierplatte anrichten, mit Petersilie garnieren und zu den Lammkoteletts servieren.

Desserts und Süßspeisen

Pochierte Äpfel Surprise

Ein leckeres, einfaches glutenfreies Dessert. Achten Sie darauf, dass der Saft keinen Zucker und keine Konservierungsstoffe enthält. Wer Probleme mit dem Blutzucker hat, kann das Dessert auch mit Zimt bestreuen.

Für 2 Personen, Vorbereitungszeit 2 Min., Kochzeit 15 Min.

Zutaten: 500 ml Apfelsaft, 500 ml Wasser, 2 geschälte und entkernte grünschalige Äpfel, 1 TL Ahornsirup, gemahlene Leinsamen

Zubereitung: Apfelsaft und Wasser in einem Topf aufkochen. Äpfel hineingeben und 15 Min. köcheln lassen, bis sie weich sind. In Dessertschalen setzen, mit Ahornsirup beträufeln, mit Leinsamen bestreuen und warm servieren.

Gefüllte Papaya

Einfach fantastisch schmeckt dieses leichte, gesunde Dessert, das obendrein glutenfrei ist. Limette, Banane und Leinsamen haben eine alkalisierende Wirkung. Bei Hautausschlag auf den Limettensaft verzichten.

Für 2 Personen, Zubereitungszeit 2 Min.

Zutaten: 1 in Scheiben geschnittene reife Banane, 1 halbierte und entkernte große, reife Papaya, Saft von 1 Limette, 2 TL gemahlene Leinsamen

Zubereitung: Bananenscheiben in die Papayahälften füllen, mit dem Limettensaft beträufeln und mit den Leinsamen bestreuen.

Gefrorene Mango

Mangos sind ausgesprochen vitaminreich, und man kann daraus ein herrlich erfrischendes Dessert herstellen.

Für 2 Personen, Zubereitungszeit 5 Min., Gefrierzeit mindestens 2 Std.

Zutaten: 2 geschälte und in Scheiben geschnittene große, reife Mangos, 4 TL gemahlene Leinsamen

Zubereitung: Mangoscheiben auf vier kleine Gefrierdosen verteilen und einfrieren. Vor dem Servieren mit Leinsamen bestreuen. Gefrorene Mango eignet sich auch sehr gut für Smoothies.

Rhabarber-Crumble

Einfach ein Gedicht ist dieser Crumble, der nur halb so viel Zucker enthält wie herkömmliche Crumbles. Wenn Sie unter Hautausschlag leiden, den Rhabarber durch Birnen ersetzen. Zimt senkt den Blutzuckerspiegel.

Für 6 Personen, Vorbereitungszeit 10 Min., Backzeit 30 Min.

Zutaten: 1 in Stücke geschnittenes großes Bund Rhabarber, 60 ml Zitronensaft, 2 EL Muscovadozucker, ½ TL Zimt, 50 g Vollkornmehl, 1 EL Weizenkleie oder Weizenkeime, 1 Prise Salz, ¼ TL Backnatron, 75 g Haferflocken, 1 EL Leinsamen, 60 ml Olivenöl extra vergine

Zubereitung: Backofen auf 180 °C vorheizen. Rhabarber in einer quadratischen Backform (20 cm Seitenlänge) verteilen. Mit Zitronensaft und 1 EL Wasser beträufeln und mit 1 EL Zucker und Zimt bestreuen. Für die Streusel Mehl in einer Schüssel mit Weizenkleie, Salz und Backnatron mischen. Haferflocken, 1 EL Zucker, Leinsamen und Öl dazugeben und das Ganze mit den Fingerspitzen zu einem krümeligen Teig verarbeiten. Ist die Mischung zu trocken, noch 1 EL Öl hinzufügen. Streusel gleichmäßig auf dem Rhabarber verteilen und noch mit Zimt bestreuen. Crumble 30 Min. backen, bis der Rhabarber weich ist und die Streusel goldbraun sind. Warm servieren.

Bananenkuchen

Ein leckerer, gesunder Partysnack, der weniger Zucker und dafür mehr Vollkornmehl enthält und der sogar als Geburtstagskuchen für Kindern mit Ekzemen geeignet ist. Um der Säure, die bei der Verdauung von Zucker, Mehl und gesättigten Fetten gebildet wird, etwas entgegenzusetzen, empfiehlt es sich, nach dem Genuss ein Glas Green Water zu trinken.

Für 8 Personen oder etwa 12 kleine Muffins, Vorbereitungszeit 10 Min., Backzeit 10–20 Min.

Zutaten: 125 g weiche ungesalzene Butter, 90 g Muscovadozucker, 2 verquirlte Freilandeier, 3 zerdrückte mittelgroße, sehr reife Bananen, 200 g Vollkornmehl, 2 TL Backpulver, 1 Prise Salz, ½ TL Backnatron, 3 EL mit Kalzium angereicherte Sojamilch, Puderzucker zum Bestäuben

Zubereitung: Backofen auf 180 °C vorheizen. Butter mit dem Zucker cremig aufschlagen. Dann nacheinander Eier und Bananen sorgfältig unterrühren. In einer zweiten Schüssel Mehl mit Backpulver, Salz, Backnatron und Zucker mischen. Mehlmischung unter die Bananenmischung heben, Sojamilch hinzufügen und alles zu einem weichen Teig verrühren. Zwei kleine (eine große Form ist für diesen Kuchen ungeeignet) Kastenformen (18 cm) einfetten und mit Mehl ausstäuben. Teig auf die Formen verteilen und 20–25 Min. backen. Oder Sie backen daraus kleine Muffins. Die Backzeit verkürzt sich dann auf 10 Min. Um die Garprobe zu machen, in der Mitte mit einem Spieß hineinstechen. Kuchen vor dem Servieren noch mit Puderzucker bestäuben. In einem gut verschlossenen Behälter im Kühlschrank aufbewahren.

Möhrenkuchen

Lecker und gesund ist dieser Möhrenkuchen, der ganz ohne Milchprodukte auskommt. Dennoch sollten Sie auch hier, wie immer nach dem Genuss von Zucker und Mehl, danach ein Glas Green Water trinken.

Für 8 Personen, Vorbereitungszeit 10 Min., Backzeit 30 Min.

Zutaten: 100 g Vollkornmehl, 90 g Muscovadozucker, 1 TL Backnatron, 1 TL Backpulver, 1 Prise Salz, 1 TL Zimt, 125 ml Olivenöl extra vergine, 2 verquirlte Freilandeier, 1 TL Vanille-Essenz, 260 g geraspelte Möhren, 130 g geraspelter grünschaliger Apfel

Zubereitung: Backofen auf 150 °C vorheizen. Mehl in einer Rührschüssel mit Zucker, Backnatron, Backpulver, Salz und Zimt mischen. Öl, Eier und Vanille-Essenz hinzufügen und die Zutaten zu einem glatten Teig verrühren. Zum Schluss Möhren und Apfel unterheben. Ist der Teig zu trocken, noch 2 EL Wasser unterrühren. Kastenform (23 × 13 cm) einfetten, Teig einfüllen und 30 Min. auf der unteren Schiene des Backofens backen. Nach 20 Min. die Garprobe machen, indem Sie den Kuchen in der Mitte mit einem Spieß einstechen. Den fertigen Kuchen etwas in der Form abkühlen lassen und danach herausnehmen. In einem luftdicht verschlossenen Behälter im Kühlschrank aufbewahren.

Danksagung

Viele haben mir bei der Ausarbeitung dieses Buchs geholfen, und ich bin ihnen allen außerordentlich dankbar für ihre Zeit, ihr Know-how und ihre Unterstützung. Ganz besonders möchte ich meiner Agentin Selwa Anthony und dem Exisle-Verlag dafür danken, dass sie an mich und mein Buch geglaubt haben. Ohne ihre Hilfe hätte ich dieses Projekt nicht realisieren können. Ich danke meinen Lektorinnen Anouska Jones und Karen Gee für die großartige Arbeit, die sie geleistet haben. Für die Unterstützung bei der ersten Überarbeitung des Manuskripts danke ich Sue Tierney, Joy Fischer, Alice Hocking, Katie Ashton und Louise Roberts. Danke Mädels. Ich weiß eure wertvollen Tipps wirklich zu schätzen! Sophie Gabriel, die Autorin des Buchs »Breathe for Life«, hat viel Zeit und Mühe in die Überarbeitung des Kapitels – »Mit richtiger Atmung zu einer gesunden, schönen Haut« investiert, und ich werde ihr ewig dankbar sein, dass sie so großzügig war, ihr fundiertes Wissen über das Atemtraining mit mir zu teilen, und ich habe, was meine eigene Gesundheit und Ausdauer angeht, auch persönlich enorm davon profitiert. Ich danke meiner Biochemielehrerin Helen Stevenson für die Informationen zu den Prostaglandinen. Für die wertvollen Informationen zum Thema Hautpflege danke ich Dr. Van Huynh-Park, Snezna Kerekovic, Bahar Etminan und Ray Thatcher. Es gibt viele hundert beeindruckende Studien zur Hautpflege und Hautgesundheit, und ich bin den Wissenschaftlern, die der Veröffentlichung ihrer Ergebnisse im Internet zugestimmt haben, sehr zu Dank verpflichtet.

Danken möchte ich auch der Autorin Tara Moss, die mich und mein Buchprojekt ihrer Agentin Selwa empfohlen hat. Und ich danke Jon, Ayva und dem Rest meiner Familie für ihre Geduld und ihre unermüdliche Unterstützung.

Für Mum und Dad, danke für alles.

Service

Verwendete Literatur

Ein ausführliches Quellenverzeichnis finden Sie hier:
https://extras.thieme.de/trias.htm

Sachverzeichnis

A

B

C

D

E

Energiegeladen & **selbstbewusst**

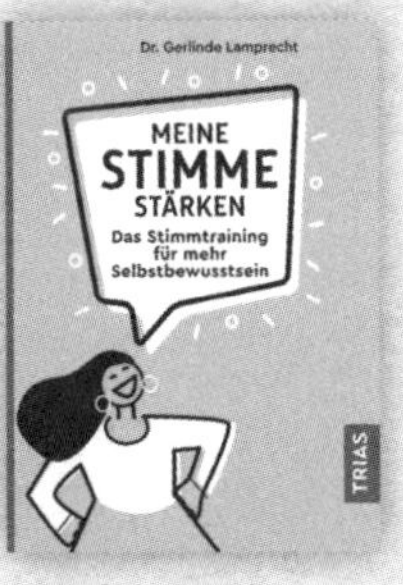

Gerlinde Lamprecht
Meine Stimme stärken

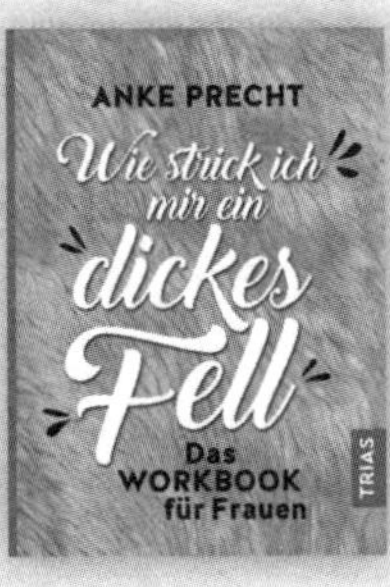

Anke Precht
Wie strick ich mir ein dickes Fell

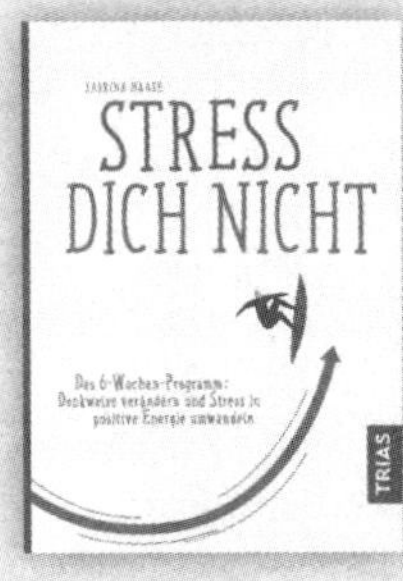

Sabrina Haase
Stress dich nicht

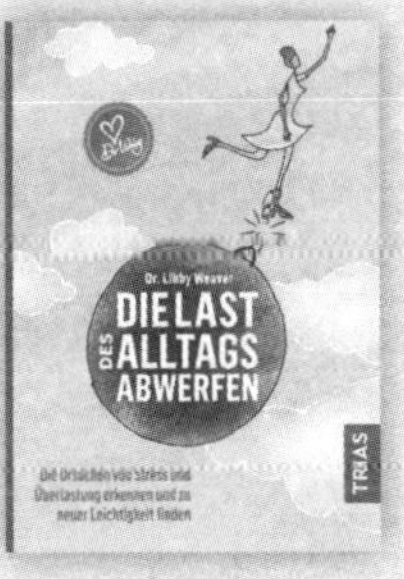

Libby Weaver
Die Last des Alltags abwerfen

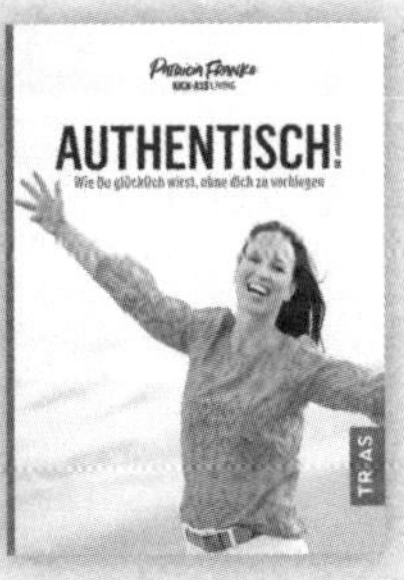

Patricia Franke
Authentisch!

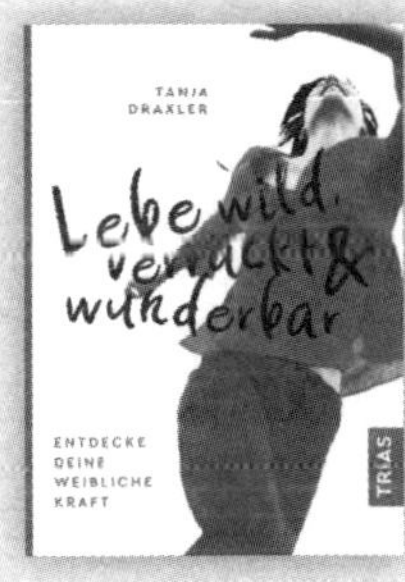

Tanja Draxler
Lebe wild, verrückt und wunderbar

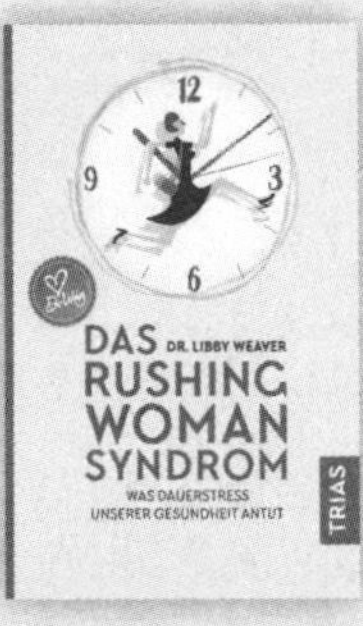

Libby Weaver
Das Rushing Woman Syndrom

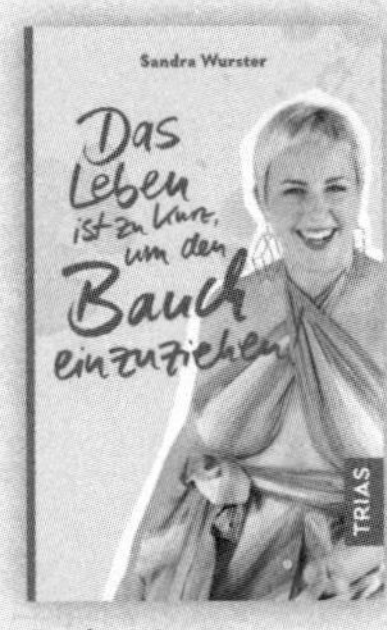

Sandra Wurster
Das Leben ist zu kurz, um den Bauch einzuziehen

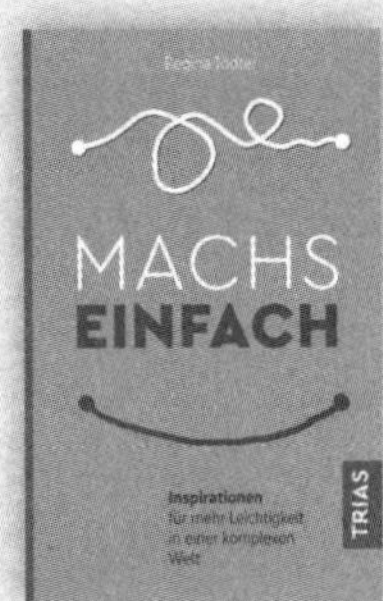

Regina Tödter
Machs einfach

TRIAS

Auch erhältlich als E-Book!

Mehr Bücher finden Sie hier:
www.trias-verlag.de